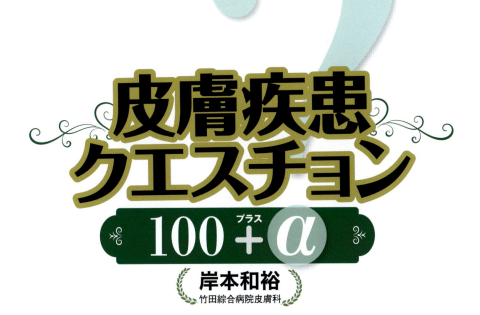

皮膚疾患クエスチョン 100+α

岸本和裕
竹田綜合病院皮膚科

中外医学社

はじめに

　医療の現場では皮膚疾患に遭遇する機会が非常に多く，また，些細なことも含めると患者からたびたび相談を受けます．時を移さず臨機応変に……適切な診立て，処置，指導やアドバイスができれば，患者は喜び"笑顔"になり，担当した医療者の遣り甲斐や充実感も格別です．そんな皮膚科医療を目指して，教本，アトラス本，皮膚病理本，国内外の皮膚科専門誌を読みふけり，コツコツと臨床（研究）論文を執筆し，理論と実践を繰り返しながら現場主義で20年以上倦むことなく練磨を重ねてきましたが，皮膚科学の奥深さは底なしで未だに底がみえません．

　しかしながら一つ言える事は，「皆さんはそんなことをしなくても皮膚のことで辛い思いをしている目の前の患者を"笑顔"に変えることができる」ということです．なぜなら，私が臨床現場で格闘しながら培ってきた診断の"コツ"や治療の"ノウハウ"を出し惜しみすることなく本書を通して全て伝授するからです．「エッ！　こんなことまで教えてくれるの？」という内容も数多く盛り込みました．「全国の医療現場で活躍されている一人でも多くの医療人のお力になりたい！」という一心で，心を込めて執筆しました．

　本書は，臨床現場で実際に役立つ"3つの実践能力"を身につける「皮膚診療の実学書」です．第一に……「病態を見抜く眼＝イーグルアイ」，第二に……「的確で無駄のない思考法」，第三に……「実用的な対処法」です．身近な皮膚疾患から少し専門的な皮膚疾患まで幅広く100以上の実例に取り組むことにより，一つ一つ着実に"自分の引き出し"を増やせます．診断の決め手となるピンポイントの問診，見逃してはならない臨床所見を見抜く眼，困ったときの知恵や工夫，最短で治癒に導く適切な処置，患者が納得する説得力のある指導やアドバイス，など"引き出し"に入りきれない程です．

　一般的に皮膚科の本を読むのは骨が折れるものです．そのため，みなさんが興味を持って読み進められるように工夫を凝らしました．難易度が表示された5択のクエスチョン形式となっていますので，まずは問題を眺めて「実際にこんな患者が目の前に現れたら，自分ならどうするだろう？」とイメージしながら少し緊張感を持って考えてみます．そして，ページをめくり裏面の解答を確認して，解説をじっくりとお読みください．みなさんの皮膚疾患対応力を高めるための情報を散りばめてあります．1問ごとに内容が完結し5分で読み切れますので，隙間時間を利用しながら毎日コツコツと読み進めれば，随時，臨床現場に還元できます．「皮膚疾患クエスチョン」って，楽しい！　面白い！　役に立つ！と実感できたら，ぜひ読み返してください．すると，読み返すたびに新たな気付きが生まれ，さらに臨床力が向上します．途中に「番外編」も挿入しましたので，お楽しみください．

　さあ，気楽に始めましょう．"皮膚疾患対応力"がパワーアップしたみなさんが末永く医療現場でご活躍されることを心より祈念申し上げます．

2018年9月

岸 本 和 裕

目 次

Case		難易度	
1	四肢が進行性に黒色化．診断は？	★★★★★	1
2	蜂窩織炎を起こしている趾間の足白癬に適切な外用薬は？	★★★★	3
3	全身型金属アレルギーの発症誘因となるビタミン剤は？	★★★	5
4	口唇に繰り返す皮膚症状．診断は？	★★★★	7
5	幼児の手首に皮膚病変が出現し難治．診断は？	★★★	9
6	頭部の黄白色皮膚潰瘍が悪化．便潜血陽性，るい痩著明．適切な治療法は？	★★★	11
	番外編　日常診療に役立つ雑学 1/3		14
7	「コンビニ弁当を食べてから蕁麻疹がでてきた」と来院．診断は？	★★	15
8	口唇・四肢・外陰部に皮疹が出現．発熱，眼球結膜充血あり．診断は？	★★★★	17
9	角質水分量を低下させる外用薬は？	★★	19
10	慢性心不全，糖尿病，認知症あり．朝，左手掌に湿疹を見つけた．診断は？	★★★	21
11	1歳児に高熱，顔と腕に発疹が出現．診断は？	★★★	23
12	高年男性，瘙痒を伴う紅皮症で見逃してはならない所見は？	★★	25
13	乳児の熱傷．心配している親への適切な説明は？	★★★	27
	番外編　日常診療に役立つ雑学 2/3		30
14	肥満・多汗あり．自覚症状のない褐色斑が出現．診断は？	★★★	31
15	マグロの刺身を食べた後に蕁麻疹が出現．原因は？	★★	33
16	足水虫に市販薬を外用しているが改善しない．診断は？	★★★	35
17	足に突然水疱が出現．診断は？	★★★★★	37
18	指爪の甲が凸凹に．適切なアドバイスは？	★★★	39
19	右足の湿疹治療後も両下肢・体幹へと拡大．適切な治療は？	★★	41
	番外編　日常診療に役立つ雑学 3/3		44
20	12歳児の足背に皮疹が出現し難治．診断の確定にまず何をする？	★★★	45
21	手足に皮膚病変が出現．問診で聴取すべき事項は？	★★★	47
22	急性蕁麻疹に有効な速効性の抗ヒスタミン薬は？	★★★★	49
23	下腿に皮疹を繰り返す8歳児．スキー後に有痛性皮疹．診断は？	★★★★	51
24	足底に痛みを伴う皮膚病変が出現．診断は？	★★★★	53
25	湯たんぽの低温熱傷で効果的な治療法は？	★★★★	55
	番外編　研修医指導に役立つ雑学 1/4		58

········● 目 次

Case　　　　　　　　　　　　　　　　　　　　　　　　　　　　難易度

26	右顔面と耳の発赤・腫脹が出現し治療抵抗性．診断は？	★★★	59
27	8歳児の体幹・四肢に白色丘疹が多発．適切な指導は？	★★★★	61
	番外編　研修医指導に役立つ雑学 2/4		64
28	てんかん加療中に顔面・上肢に生じた皮疹が治療抵抗性．診断は？	★★★★	65
29	第1指の爪が変色．診断は？	★★★	67
30	6歳児で感冒後に顔面・四肢に痒みを伴う皮疹が出現．診断は？	★★★	69
31	体に痒みを伴う特徴的な皮疹が出現．診断は？	★★	71
32	アトピーで妊娠・出産後のアドバイスのうち適切なものは？	★★★	73
33	乳児の顔面に皮疹が出現し全身へ拡大．適切な治療薬は？	★★★	75
34	頬部・頸部に有痛性皮疹．発熱・関節痛あり．注意すべき合併症は？	★★★	77
35	アトピーでフィラグリン遺伝子変異と相関する臨床所見は？	★★★	79
36	痒みを伴う赤いデキモノが出現．診断は？	★★★	81
37	アトピー患者の耳介に囊腫様腫脹が出現．適切な治療法は？	★★★★	83
	番外編　研修医指導に役立つ雑学 3/4		86
38	全身に痒みを伴う紅斑，手に皮疹．全身倦怠感・関節痛あり．診断は？	★★	87
39	鼻部が腫脹．検索すべき項目は？	★★	89
40	1カ月前から徐々に鼻が腫れてきた．診断は？	★★★	91
41	落葉状天疱瘡治療中に下肢に皮疹が生じた．診断は？	★★	93
42	頸部・腋窩・臍窩・鼠径部に特徴的皮疹．視力障害あり．注意すべき所見は？	★★★★	95
43	両下腿のしびれと皮疹．血液検査で異常なし．診断は？	★★★	97
44	上背部に自覚症状のない皮疹が出現．診断は？	★★★	99
45	半年前から体幹部に痒みを伴う皮疹が出現．検索すべき項目は？	★★★★	101
46	6歳児の顔面・上肢に紅斑が出現．該当する項目は？	★★	103
47	ぬるま湯に"何分間"浸かった後に外用すると効果的？	★★★★	105
48	頬部にデキモノが出現し排膿．診断は？	★★★	107
49	重複癌で首の周りにデキモノが出現し悪化．診断は？	★★★	109
50	多血症治療中に外果に皮膚潰瘍が出現し難治．診断は？	★★	111
51	特徴的な皮膚所見を示す疾患．注意すべき合併症は？	★	113
52	全身に痒みを伴う発赤．高熱あり．優先すべき事項は？	★★	115
53	1歳幼児の体幹・四肢，腋窩・鼠径部，手掌・足底に皮疹が出現．診断は？	★★★	117
54	抗がん剤内服中に手足に皮膚病変が出現し難治．診断は？	★★★	119
55	アトピー治療中の7歳児の顔面・口唇に皮疹．経口摂取困難．診断は？	★★★	121
56	下腿の皮疹出現後に急性腹症．原因は？	★	123

Case 難易度

57 熱湯をこぼして大腿に熱傷．跡が残る可能性が高い部位は？ ★★★★ 125

番外編 研修医指導に役立つ雑学 4/4 128

58 関節症性乾癬の発症リスクが高い乾癬病変は？ ★★★ 129

59 痙攣歴のある乳児に蕁麻疹が出現．適切な抗ヒスタミン薬は？ ★★★ 131

60 コンタクトレンズ装用患者に適切な抗アレルギー点眼薬は？ ★★ 133

61 多剤投薬中に全身に瘙痒を伴う皮疹が出現し難治．診断は？ ★★★ 135

62 朝食後にショック症状．確認すべき項目は？ ★★★ 139

63 臍部に腫瘤が出現．問診で重要な事項は？ ★★ 141

64 乳児の左上腕・左腋窩に皮下結節が出現．適切な対応は？ ★ 143

65 帯状疱疹で脳炎・髄膜炎の合併が懸念される症例は？ ★★★★ 146

66 左耳下部に紅斑・腫脹が出現，特徴的な病理所見．本疾患の特徴は？ ★★★★ 149

67 膝関節痛，発赤，腫脹が出現．皮下結節，傷跡のような皮疹あり．診断は？ ★★★ 151

68 両下肢に浮腫性紅斑・紫斑が出現し歩行不能に．診断は？ ★ 154

69 出生時より出現した褐色斑が増えてきた 10 歳児．検索すべき合併症は？ ★★★ 157

70 リドカインアレルギーと言われている小手術希望患者への対応は？ ★★ 161

71 足のしびれ・感覚鈍麻あり．趾に悪臭を伴う皮膚病変が出現．診断は？ ★★★ 163

72 シクロスポリン投与中に体幹に皮膚病変が出現．診断は？ ★★ 165

73 両下腿に水疱・びらんが拡大．まず実施すべき項目は？ ★★ 167

74 紫外線とサンスクリーン剤について適切なアドバイスは？ ★ 169

75 左下腿に悪臭のあるデキモノが出現．診断は？ ★★ 171

76 肝・腎機能障害のある蕁麻疹患者に安全性の高い抗ヒスタミン薬は？ ★★ 173

77 顔面に浸潤を触れる紅斑が散在し難治．診断は？ ★ 175

78 日光照射で増悪する顔面の紅斑．念頭に置くべき項目は？ ★★★ 178

79 左顔面に皮疹が出現し ballooning cell を確認．注意すべき合併症は？ ★★★ 181

80 敏感肌の患者から化粧品の相談．適切なアドバイスは？ ★★★ 183

81 銀白色雲母状鱗屑を伴う紅斑．念頭に置くべき疾患は？ ★★★ 185

82 2 歳児に擦ると変化する特徴的な皮疹が出現．適切な項目は？ ★★ 187

83 足背に強い痒みを伴う皮疹が出現．新たに左耳にデキモノ．診断は？ ★ 189

84 乳児の腰部に皮膚腫瘍が出現し増大傾向．適切な対応は？ ★ 191

85 発熱・咽頭痛に抗菌薬と解熱鎮痛薬を投与された後に全身に
皮疹が出現．診断は？ ★★ 194

86 口唇に有痛性皮疹が出現し腫脹．適切な治療薬は？ ★ 197

87 待合所では無症状，診察室へ入室後に突然皮疹が出現．本疾患の特徴は？ ★★★ 199

88 右上肢に生じた広範囲のスキンーテア．適切な処置は？ ★ 201

目次

Case		難易度	
89	紅斑，発熱，関節痛が出現．検索すべき項目は？	★★★	203
90	長距離トラック運転手に蕁麻疹が出現．安全性の高い抗ヒスタミン薬は？	★★★	205
91	陰股部から体幹や大腿へ皮疹が拡大．検索すべき疾患は？	★	207
92	上腕外側に自覚症状のない皮疹が出現．診断は？	★	209
93	ヒゼンダニの検出率が高い疥癬の皮膚病変は？	★★★★	211
94	右耳介〜下顎に痛みを伴う皮疹が出現．注意すべき事項は？	★★	213
95	術後，腹部に発疹が出現し急速に全身に拡大．診断に有用な所見は？	★★★	216
96	治療抵抗性のピリピリ感・突っ張り感．効果的なアドバイスは？	★★★	219
97	服薬中に上肢・手背・下腿に皮疹が出現．診断は？	★	221
98	種々の治療に抵抗性を示す上肢の皮疹．診断は？	★	223
99	抗ヒスタミン薬1剤投与で改善しない蕁麻疹．次の一手は？	★★	225
100	左大腿部に痒み・皮疹が出現し研修医が苦慮．診断は？	★	227
101	下眼瞼・頬部が腫脹し開眼困難．診断は？	★	229
102	下腿に熱感・圧痛を伴う皮下結節が出現．長い立ち仕事歴．診断は？	★★★	231
103	両側下腿に圧痛・熱感を伴う硬結性紅斑が出現．病因は？	★★★	233
104	左下腿に圧痛を伴う皮下硬結が出現．発赤・腫脹・熱感あり．診断は？	★	235
105	海水浴後に右下腿に発赤・腫脹が出現し治療抵抗性．診断は？	★★★★	237
106	種々の皮膚病変と回腸潰瘍．診断は？	★	239
107	ナッツアレルギーの発症率を高める項目は？	★★★	241
108	若年者の左手に強い瘙痒を伴う皮疹が出現．診断は？	★★★	243
109	下口唇に出現した難治性皮疹．本疾患の特徴は？	★★	245
110	多剤服用中で「お薬手帳」不参の蕁麻疹患者．適切な抗ヒスタミン薬は？	★★★	247
111	腹部の痛みに湿布．診断は？	★	249
112	皮膚に発疹がないのに全身に瘙痒が出現．原因は？	★★★	251
113	口唇・口腔内に有痛性粘膜病変が出現し進行性に拡大．診断価値の高い検査は？	★★★	253
114	右膝部に白色調に透見できる小結節が出現．基礎疾患は？	★★★	257
115	両側頬部に黒いデキモノが多発．本疾患の特徴は？	★★★	259

索 引 ………………………………………… 263

※クエスチョンの難易度は★の数で示しています．
　★が一番やさしく，★★★★★が一番難しくなります．

Case 1

四肢が進行性に黒色化．診断は？

難易度 ★★★★★

　75歳，男性．慢性関節リウマチ，高血圧症，慢性閉塞性肺疾患などがあり，複数の診療科で加療中である．慢性関節リウマチのコントロールが悪くなり，食欲不振，日常生活動作（activities of daily living, ADL）の低下もあり，転院となった．「3年前から四肢が黒くなってきて徐々に拡大する」ため総合病院皮膚科を受診したところ，アスコルビン酸を投与された．初診時臨床像を示す 図1．原因として最も考えられるものはどれか？

A：薬疹
B：デルマドローム
C：アミロイドーシス（による紫斑）
D：ヘモクロマトーシス（による色素沈着）
E：加齢性変化または副腎皮質ステロイド薬の長期投与（による皮下出血）

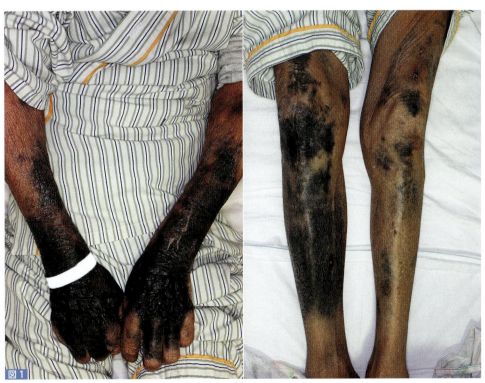

図1　左：前腕〜手背／右：下肢

Answer 1

正解は A「薬疹」

　転院前の皮膚科の見解は,「皮下出血？　原因不明」「特に命に別状ないから様子をみるように」ということで, アスコルビン酸を投与されている. 転院後に, 主治医や看護師が「まるで墨汁を入れたかのような真っ黒な皮膚」に驚き,「皮下出血ではないだろう」「鉄の沈着？」と疑心暗鬼となり,「さっぱり診断がつきません」ということで相談を受けた症例である.

　前腕〜手背および下肢伸側に青みを帯びた黒色斑がびまん性〜点状・島状・地図状にみられる 図1 . この特徴的な臨床所見より「ミノサイクリン塩酸塩による色素沈着型薬疹」と診断し,"ミノサイクリン塩酸塩の内服歴"をチェックする.

　服用中の多数の薬剤（デキサメタゾン, ランソプラゾール, レバミピド, アルファカルシドール, ニフェジピン, ドキサゾシンメシル酸塩, ロサルタンカリウム, クレンブテロール塩酸塩, モンテルカストナトリウム, ミノサイクリン塩酸塩, モサプリドクエン酸塩水和物, タンドスピロンクエン酸塩）の中に予想通り「ミノサイクリン塩酸塩」を確認し, しかも数年来の長期間にわたり内服（200mg/日）していたことが判明し, 臨床診断を裏付けた.

　皮膚科の日常診療において本症は比較的頻度の高い皮膚疾患であるが, 程度の差が大きく, 本例のように原因不明のまま経過観察され進行した症例では少なからず医療者に衝撃を与えるようである. 典型的な臨床例を一見しておくことにより, 今後, 同様の症例に遭遇した際には疑心暗鬼が一瞬で氷解するであろう.

　なお, ミノサイクリン塩酸塩による色素沈着は, 色調, 主な沈着物質, 好発部位, 発症までの期間, 投与中止に対する反応性の違いによりⅠ型〜Ⅳ型に病型分類されている.

　「ミノサイクリン塩酸塩による色素沈着型薬疹」の他症例を提示する 図2 .

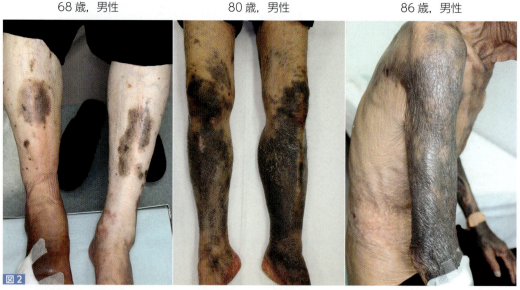

図2　「ミノサイクリン塩酸塩による色素沈着型薬疹」の他症例

Case 2 蜂窩織炎を起こしている趾間の足白癬に適切な外用薬は？

難易度 ★★★★

　73歳，女性．右趾間に生じた足白癬から細菌感染を生じ蜂窩織炎を起こしている 図1．蜂窩織炎には抗菌薬を投与するが，趾間の足白癬にはいずれの外用薬が最も適切か？

A：抗真菌薬（液）
B：抗真菌薬（軟膏）
C：抗真菌薬（クリーム）
D：抗菌薬（軟膏）
E：亜鉛華単軟膏

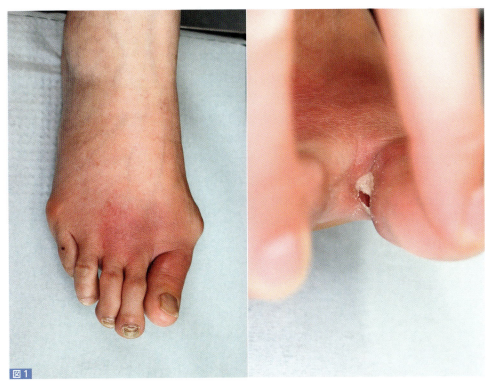

図1
左：右足／右：趾間

Answer 2

正解は E「亜鉛華単軟膏」

　第1趾基部〜趾間・足背にかけてみられる紅斑は蜂窩織炎の所見であり 図1左 ，抗菌薬を投与し2日後には症状が改善し 図2 ，5日目にCRPは陰性化した．臨床的に症状が改善した後もCRPが陰性化するまで抗菌薬を投与することが望ましい．足に生じる蜂窩織炎は趾間の足白癬から細菌が侵入し発症することが多い．そのため，蜂窩織炎の治療だけでは根本的とは言えず趾間の足白癬も完治させることが肝要となる．趾間は亀裂を生じたり湿潤状態となりやすいため，刺激性のある液剤やクリーム剤は避け軟膏基剤を選択する．

　真菌感染に細菌感染を合併している場合には，緊急性の高い細菌感染の治療を優先させるため，抗真菌薬軟膏より抗菌薬軟膏の方が適切である．ただ，亀裂・湿潤趾間より細菌が侵入したことで蜂窩織炎が発症することを考えると，上皮化・乾燥させることが先決であり，最も適切な外用薬は「亜鉛華単軟膏」である．亜鉛華単軟膏に含まれる酸化亜鉛には保護や消炎効果，浸出液を吸収して乾燥させる効果がある．

　本例では，亜鉛華単軟膏10g＋アクロマイシン末0.1g（混合）を外用することで2日後 図3左 ，5日後 図3中 と順調に改善した．この時点で抗真菌薬の開始を検討するが刺激性のある液剤やクリーム剤を避け軟膏基剤を選択する．趾間の乾燥状態も維持するために抗真菌薬軟膏＋亜鉛華単軟膏（等量混合）を2カ月間外用したところ略治状態となった 図3右 ．この状態に達すれば抗真菌薬クリームへの変更は可能である．

　ここで，足白癬を完治させるための5つの工夫を紹介する．①糸状菌は一見正常に見える部位にも付着しているため，足背・足縁・足底・趾間にくまなく外用する．②外用薬の塗り方は薄くて構わないので毎日欠かさず外用する．③家族内感染も多くみられるため，足白癬の疑いがある家族も同時に治療することで完治後の再感染を予防する．④臨床的に軽快したと思ってもプラス1カ月間は外用を継続する．⑤梅雨や夏季に発症・悪化した場合は軽快後も秋季までは根気よく外用する．

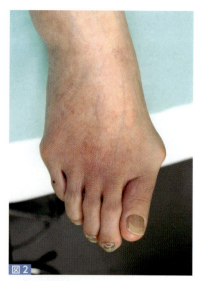

図2　治療2日後

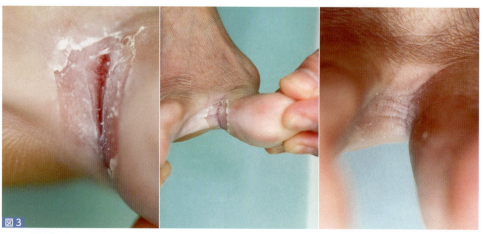

図3　左：2日後／中：5日後／右：2カ月後

Case 3 全身型金属アレルギーの発症誘因となるビタミン剤は？

難易度 ★★★

24歳，女性．顔面，手掌，足底を含めて全身に痒みを伴う皮疹が出現した 図1 図2．金属パッチテストでニッケル，クロム，コバルトが陽性を示したため，全身型金属アレルギーと考え，歯科金属の換装を行う予定である．患者によると"あるビタミン剤"を投与されているという．本症の発症誘因となる可能性があるビタミン剤はどれか？

A：ビタミンB2剤　B：ビタミンB6剤　C：ビタミンB12剤　D：ビタミンC剤　E：ビタミンE剤

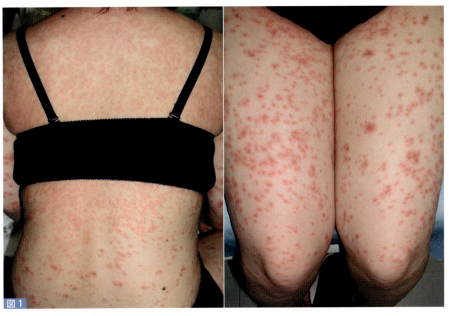

図1　左：背部／右：大腿

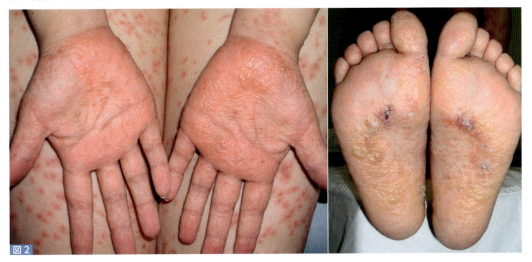

図2　左：手掌／右：足底

Answer 3

正解は C「ビタミン B12 剤」

　「全身型金属アレルギー」は，金属が生体内に吸収されることにより種々の皮膚症状を生じる．本例のように「亜急性痒疹」図1，「汗疱様湿疹」図2 のほか，多形慢性痒疹，貨幣状湿疹，偽アトピー性皮膚炎，掌蹠膿疱症，扁平苔癬，紅皮症などがある．

　本疾患は，原因となる金属の摂取を制限することにより軽快するため，金属パッチテストを施行し原因となる金属をある程度絞り込み，疑われる金属の摂取を制限するよう患者指導を行うことが重要である．

　本疾患の原因となる金属の摂取ルートは，主に「歯科金属」と「食品」である．本例の金属パッチテストで陽性を示したニッケルとコバルトは歯科金属に含まれていることが多いため，歯科医と相談のうえ換装を進めた結果，皮疹は軽快し再燃はみられない．多くの食品中に金属が含まれているため嗜好品があるようであれば患者指導が必要である．ニッケル（缶詰，牡蠣，緑黄色野菜，ココア，チョコレート，紅茶，ナッツ類，豆類，海苔など），クロム（海藻，魚介類，肉類，玉葱，紅茶，ココア，チョコレートなど），コバルト（キャベツ，レバー，ビール，香辛料，貝類，チョコレート，ココア，豆類，ナッツ類など）と多岐にわたる．実際には金属の制限食は煩雑となるため，クロモグリク酸ナトリウムの投与を検討する．本剤は，消化管のマスト細胞が脱顆粒しないよう安定化させ，腸管内透過性亢進を抑えることで金属アレルゲンの吸収を抑制する作用がある．

　全身型金属アレルギーに関連のあるビタミン剤として，「ビタミン B12 剤」を念頭に置いておく．ビタミン B12 剤であるメコバラミン（メチコバール®）には，"コバ"から連想されるように金属の「コバルト」が含有されており，全身型金属（コバルト）アレルギーを生じ得るからである．

　「金属アレルギー」の他症例を提示する 図3．

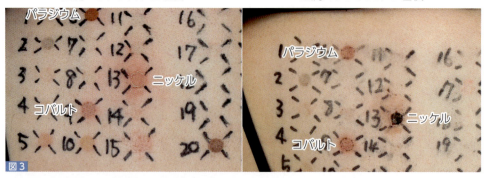

「金属アレルギー」の他症例（21 歳，女性）

Case 4 口唇に繰り返す皮膚症状．診断は？

難易度 ★★★★

　31歳，女性．半年前から月1〜2回程度の頻度で症状を繰り返している 図1．ヒリヒリ感があり，いた痒い感じがする．1週間ぐらいで自然に治る．診断はどれか？

A：固定薬疹
B：クインケ浮腫
C：口唇ヘルペス
D：接触性皮膚炎
E：金属アレルギー

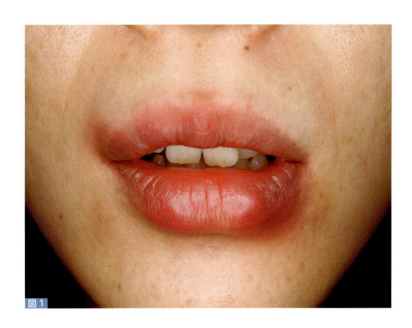

図1

Answer 4 正解は A「固定薬疹」

本例は，数件の医療機関で「ヘルペス」と診断され，抗ウイルス薬を投与されてきたが，効果がないために受診となった．臨床的に「ヘルペス」を疑わせる所見はなく，右上口唇外側と左下口唇外側に暗赤色調紅斑が見られる 図1 ．これは，「固定薬疹」を強く疑う所見である．自覚的には痒いような，痛いような症状で，皮膚粘膜移行部や四肢に好発する．固定薬疹は"多発"することもあるので，その他の好発部位を診察していくことが重要となる．

本例では，右手首内側に円形の暗赤色紅斑を確認した 図2 ．患者は自覚していたものの，口唇病変は「ヘルペス」と思い込んでいたので，関連はないものと考え申告していなかった．

固定薬疹の決め手となるのが，特定の薬剤（解熱鎮痛薬，抗菌薬など）を内服した後に，"毎回同じ部位に"繰り返し生じる発疹の確認である．31歳と若い女性なので，「皮膚の症状が出現する前に頭痛や生理痛で解熱鎮痛薬を内服しませんでしたか？」と質問してみた．すると，「偏頭痛があり，市販の頭痛薬を内服します．そう言われると，夜，頭痛薬を内服した翌朝に，"毎回同じ場所に"症状がでます」と診断価値の高い情報を聞き出すことができた．さらに，病理組織学的所見，薬剤パッチテスト，薬剤添加リンパ球刺激試験（drug lymphocyte stimulation test：DLST），内服テストなどの検索をすることもあるが，日常診療では一般的に上記の臨床所見と問診情報により診断は可能と考える．

「多発型固定薬疹」の他症例を提示する 図3 ．

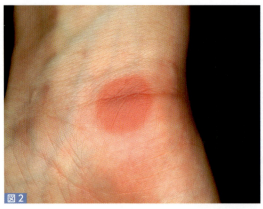

図2 右手首内側にある円形の暗赤色紅斑

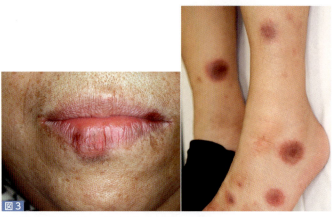

図3 「多発型固定薬疹」の他症例（53歳，女性）

Case 5

幼児の手首に皮膚病変が出現し難治．診断は？

難易度 ★★★

3歳，女児．12月初旬，右手首に皮膚病変が出現し徐々に拡大してきたため，2件の医療機関を受診し加療を受けたがさらに悪化してきた 図1．金魚を飼育している．血液検査所見に異常なし．診断はどれか？

（図1〜図3は，皮膚科の臨床．2008; 50(7): 833-838 より転載許可を得て掲載）

A：蜂窩織炎
B：蚊アレルギー
C：悪性リンパ腫
D：スポロトリコーシス
E：皮膚非結核性抗酸菌症

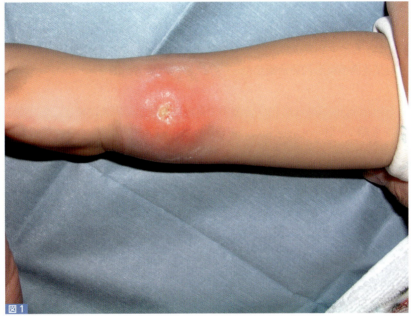

図1
右手首

Answer 5

正解は E「皮膚非結核性抗酸菌症」

　右手首に中心部が黄白色調の壊死となった紅色結節がある 図1．「蜂窩織炎」が指や手に発赤・腫脹を呈することはあるが手首に壊死を伴う紅色結節を生じることは考えにくい．また既に前医で抗菌薬による加療を受けていることは十分に予想可能であり，無効であることより否定的である．蚊に刺された時に発熱，肝機能障害などの全身症状を生じ，腫脹後に潰瘍化がみられる「蚊アレルギー」は，慢性活動性 EB ウイルス感染症が潜んでいる場合があるので注意が必要である．本例では全身症状はなく冬季発症であるため除外する．「スポロトリコーシス」は土に接する機会の多い農業，園芸業，子供に多く，単発する「固定型」は小児の顔面，リンパ管に沿って飛び石状に多発する「リンパ管型」は成人の上肢に好発する．「皮膚非結核性抗酸菌症」は "fish tank granuloma" とも呼ばれており，魚を扱う人や水槽に手を入れる人に多い．「限局型」と「リンパ管型」とがあり，上肢に多発する場合にはスポロトリコーシス（リンパ管型）との鑑別を要する．

　本例は，スポロトリコーシスとしては非典型的であり，金魚飼育歴も含めて「皮膚非結核性抗酸菌症」と考える．病理組織学的に検討し抗酸菌染色にて皮下組織中に多数の短桿菌がみられた 図2．皮膚組織の抗酸菌培養が陽性となり，菌株より提出した抗酸菌同定 18 菌種検査（DNA-DNA ハイブリダイゼーション法）にて「Mycobacterium marinum」を同定した．「Mycobacterium marinum による皮膚非結核性抗酸菌症」と診断し，クラリスロマイシンの投与および使い捨てカイロによる局所温熱療法を併用したところ 3 カ月で皮膚潰瘍も含め治癒した．

　尋常性天疱瘡（pemphigus vulgaris, PV）治療中で免疫抑制状態の患者に発症した「皮膚非結核性抗酸菌症」を提示する 図3．「Mycobacterium chelonae」を同定した．本菌は日和見感染を起こすことや注射部位に生じる膿瘍の原因菌として知られており，免疫抑制状態の患者では常に念頭に置く．

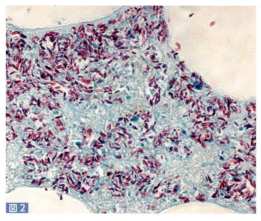

図2　抗酸菌染色

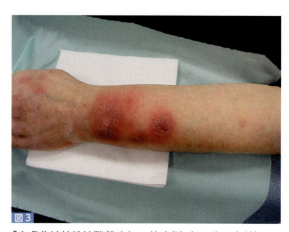

図3　「皮膚非結核性抗酸菌症」の他症例（53 歳，女性）

Case 6

頭部の黄白色皮膚潰瘍が悪化. 便潜血陽性, るい痩著明. 適切な治療法は?

難易度 ★★★

　74歳, 女性. 1カ月前より頭部に湿疹が出現したため, 近医で加療 (セファクロル内服およびゲンタマイシン硫酸塩軟膏, クリンダマイシンリン酸エステルゲル, スルファジアジン銀クリームの外用) を受けたが, どんどん悪化してくるとのことで紹介を受けた 図1 . 検査所見は, 白血球数:7500/μL (4,000-8,000), 好中球:86.7% (55.0-75.0), リンパ球:8.4% (20.0-40.0), CRP:2.09mg/dL (≦0.30), 赤血球数:328×10^4 (400-500×10^4), 赤色素量:9.1g/dL (12.0-15.0), 総蛋白:5.3g/dL (6.4-8.3), アルブミン:1.8g/dL (3.7-4.8), 血糖値:374mg/dL (70-109), HbA1c:8.3mg/dL (4.6-6.2), 抗核抗体:320 (Speckled & Homo) (<39倍), IgA:479mg/dL (98-410), 便潜血(+), 頭部膿汁の細菌・真菌培養検査(-). 病理組織学的所見を示す 図2 . ファモチジン, イルソグラジンマイシン酸塩, クエン酸第一鉄ナトリウム, メサラジン, ミルタザピン, シタグリプチンリン酸塩水和物を内服中. Body Mass Index (BMI) = 16.8. 次のうち最も適切な治療法はどれか?

A:シクロスポリン　**B**:抗TNF-α阻害薬　**C**:高用量免疫グロブリン　**D**:副腎皮質ステロイド薬
E:デブリードマン＋植皮術

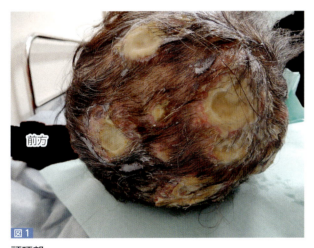

図1 頭頂部

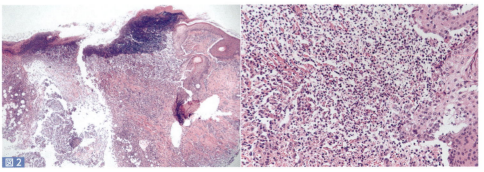

図2 病理所見 (左:弱拡大像 / 右:強拡大像)

Answer 6

正解は B「抗 TNF-α 阻害薬」

　臨床所見は，黄白色の壊死組織を伴う噴火口状潰瘍がみられ，その辺縁は潮紅しており 図1，「壊疽性膿皮症」を強く疑う．病理所見では，潰瘍形成とともに真皮〜皮下脂肪組織に広範な膿瘍形成（稠密な好中球浸潤）を伴う炎症性肉芽がみられた 図2．また，膿汁の細菌培養検査が陰性であったことも合わせて，「壊疽性膿皮症」と診断した．

　「壊疽性膿皮症」は半数以上で種々の疾患を合併することで知られている．大動脈炎症候群，潰瘍性大腸炎，クローン病が多く，その他，関節リウマチ，白血病，多血症，IgA 異常蛋白血症，骨髄異形成症候群，骨髄腫，単クローン性高ガンマグロブリン血症，糖尿病などもみられる．

　本例では，内服薬に「メサラジン」が含まれており，「潰瘍性大腸炎」の治療中であることが伺える．ただ，貧血，低蛋白血症，便潜血陽性，BMI：16.8 と日本肥満学会の肥満基準（2011）で低体重（痩せ型）がみられ，潰瘍性大腸炎の活動性が十分にコントロールされているとは考えにくい．CT 所見で，胸・腹水，胃や腸管に粘膜下浮腫がみられ，低蛋白血症による影響と思われた．下部消化管内視鏡検査では，広範囲粘膜脱落型の形態を示し，潰瘍性大腸炎の活動性が重度であることを確認した 図3．以上より，本例は「重度活動性の潰瘍性大腸炎を合併した壊疽性膿皮症」と診断される．

　診断が確定するまでの期間は，ミノサイクリン塩酸塩の内服および局所処置〔デブリードマン（debridement）＋潰瘍辺縁の潮紅を圧迫することによる膿汁の排出＋洗浄＋外用〕を継続した．潰瘍底は膿苔・壊死塊で被われ易出血性であり 図4左，4日後には再び潰瘍底は黄白色の膿苔に覆われ 図4右，膿汁の排出も続いた．

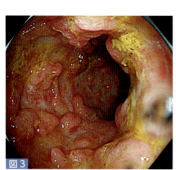

図3
下部消化管内視鏡検査所見：
広範囲粘膜脱落型潰瘍性大腸炎

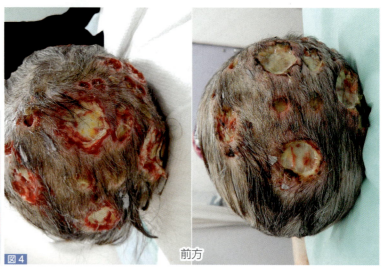

図4　左：初診時デブリードマン（debridement）直後 ／ 右：4日後

「壊疽性膿皮症」の治療の基本は，副腎皮質ステロイド薬であり，シクロスポリン，ミノサイクリン塩酸塩，ジアフェニルスルホン，クロファジミンの有効例も報告されている．ただし本例は，「重度活動性の潰瘍性大腸炎」と「糖尿病」を合併していることより，副腎皮質ステロイド薬ではなく「抗TNF-α阻害薬」を第一選択とすべきである．初診の3週間後に抗TNF-α阻害薬を開始したところ，1週間後には臨床的に著明な改善がみられ，膿汁の排出も消失した 図5左 ．その後も順調に軽快し，抗TNF-α阻害薬開始4カ月後には略治状態となった 図5中・右 ．

本例は，「潰瘍性大腸炎」の治療を受けていたもののコントロールが不良であり，医療者に気付かれることなく病状が進行していた．そのことを「潰瘍性大腸炎」という疾患が，強烈な皮膚症状という形で周囲にメッセージを発信していた．「腸の中も頭のような状態なんです！ 誰か助けて！」と．疾患は何も喋らないけれど，疾患の発する無言の声に耳を傾け，種々の徴候に気付き，その一つひとつの"点"を……導かれるままに丁寧に"線"で結んでゆけば……　パッと"絵"が浮き上がってきて，自然と解決の糸口が見えてくるのが臨床の醍醐味と言える．

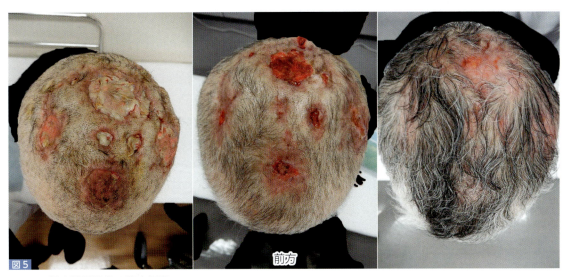

図5 TNF-α阻害薬開始後の臨床経過
左：1週間後 / 中：2カ月後 / 右：4カ月後

番外編 日常診療に役立つ雑学 1/3

ある日，皮膚疾患で通院中の年配の男性患者が夫婦で来院しました．

妻：「先生からお酒がこの病気に悪いんだって言ってください！」

医師：「どうされたんですか？」

妻：「主人は日本酒が好きなんですが，飲み過ぎて悪酔いすんですよ．次の日も頭痛がするってなかなか起きてこないし……ホントに困ってるんですよ，もう！」

診療をしていると，夫婦で来院して妻が夫の酒をやめさせるために，医師の口から酒を控えるように言わせようとするケースに度々遭遇します．

もし医師が，

「この病気にはお酒が毒ですから禁酒してください」

と言えば，妻はここぞとばかりに，

「ほらぁ，先生がこう言ってるんだから，もうお酒はダメだからね！」

と凄む．ただ，楽しみの晩酌を取り上げられた夫の立場がなくなってしまう……．こんな場合に，両者の顔を立ててうまくとりなす説明の一例をクエスチョン形式で紹介してみましょう．

医師：「奥さん，体に良い日本酒の飲み方があるってご存知ですか？」

妻：「エッ？！」

医師：「気持ちよく酔って，しかも飲み過ぎない方法があるんですよ」

妻：「そんな方法があるんですかぁ，本当に？」

医師：「それではまず，体に一番良い温度ってご存知ですか？」**(問1)**

A：冷やして

B：常温

C：熱燗

妻：「それは，冷やして飲むのが一番美味しいからAですよ．だって"お勧めの飲み方"によくそう書いてありますもの」

医師：「確かに，そう書いてあるのが多いかもしれませんね．でも，健康のことを考えて飲むのなら断然，C：熱燗なんです」

妻：「そうなんですかぁ．そもそも同じお酒なのにどうして飲む温度によって健康に良いとかあるんですか？」

医師：「実は，アルコールって体温と同じぐらいの温度にならないと胃腸から吸収されないんです」

妻：「それが健康とどう関係してるんですか？」

医師：「たとえば，熱燗にするとアルコールが胃腸から早く吸収されるので，飲み始めてすぐに心地よく酔いが回ってきます．酔いが回れば，当然飲み過ぎる程の量を飲む必要もなくなるので，これはとても体にやさしい飲み方ということになります．これならチビチビ飲みながら，ほろ酔い気分で長く晩酌を楽しめますよ」

妻：「なるほど……．すると，冷酒で飲むとどうなんでしょう？」

医師：「冷酒は胃腸からのアルコール吸収が遅いですから，なかなか酔いません．酔わないですから，いくらでも飲めるんだと勘違いしてグビグビあおるように飲んでしまいがちです．そして，かなりの量を飲み続けてようやく胃腸の中のアルコールが体温と同じぐらいになった時が，さあ大変です．過量摂取されたアルコールが一気に吸収されるので，急激に酔っ払います．これが悪酔いにつながるというわけなんです」

妻：「なるほど～．同じ日本酒なのに，こういう飲み方をすると体に毒なんですね」

医師：「熱燗でゆっくりとほろ酔い気分を楽しめば，飲み過ぎることもないですし，悪酔いもしません．ご主人の仕事の疲れやストレスも解消されますよ，きっと」

妻：「へぇ～，そうなんですね」

30ページへ続く

Case 7

「コンビニ弁当を食べてから蕁麻疹がでてきた」と来院．診断は？

難易度 ★★

　61歳，男性．主訴は，コンビニ弁当を食べてから蕁麻疹がでてきた 図1 ．痒い．全身状態は良好であり，皮疹以外の症状はない．診断はどれか？

A：薬疹
B：皮膚筋炎
C：急性蕁麻疹
D：接触性皮膚炎
E：シイタケ皮膚炎

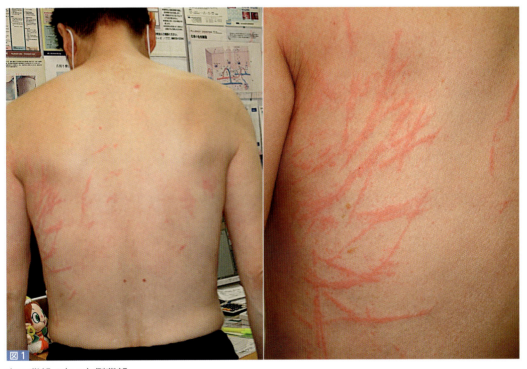

左：背部／右：左側背部

Answer
7 正解は E「シイタケ皮膚炎」

　体幹に境界明瞭で鮮紅色の線状紅斑が多数みられる 図1．この特徴的な紅斑は，「flagellate erythema」（むち打ち様紅斑），別称：flagellate dermatitis, scratch dermatitis と呼ばれており，以下の5疾患に出現することが知られている．つまり，（1）シイタケ皮膚炎，（2）ブレオマイシン／ペプレオマイシンによる薬疹，（3）皮膚筋炎，（4）成人Still病，（5）サイトメガロウイルス感染症──にみられることがある．（2）は，化学療法中であることが前提である．（3）〜（5）は，全身状態に何らかの異常を生じる．そのため，flagellate erythema を呈する患者が来院した場合にはまず，「この症状がでる前にシイタケを食べなかったですか？」と聞いてみることが重要である．

　本例では，「シイタケを栽培していてシイタケを焼いて食べました」と診断に直結する重要な情報を聞き出すことができた．治療は，シイタケの摂食を中止し，抗ヒスタミン薬の内服および外用ステロイド薬にて症状は速やかに軽快し，その後再燃はみられない．

　患者の訴えに耳を傾けることは診療の基本ではあるが，「コンビニ弁当を食べてから蕁麻疹がでてきた」という訴えに引きずられることなく，特徴的な皮疹より必要な問診をピンポイントに行うことで早期に問題が解決できる．

　Case 7 と同様に，「flagellate erythema」を主訴に来院した他症例を提示する 図2．問診にて"シイタケ摂食歴"はなく，「腕や脚をちょっと動かしただけでだるい．筋肉痛もある」とのことであったため，「皮膚筋炎」を疑った．筋原性酵素CK：1,337IU/L（≦229），アルドラーゼ12.7IU/L（≦2.7-5.9）と高値を示し，追加検索の結果，「食道癌を合併した皮膚筋炎」と診断した．

　「flagellate erythema」に遭遇した際には，まずは「シイタケ皮膚炎」を念頭におく．ただし，これに該当しない場合には適宜，問診や検査を追加し診断に結びつけることが重要である．

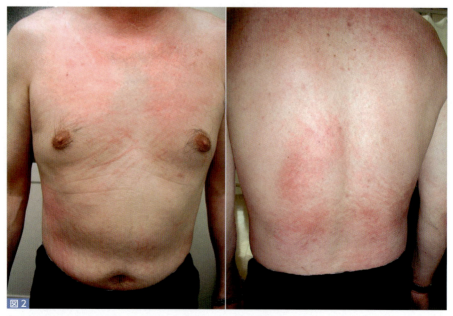

「flagellate erythema」を呈した他症例（45歳，男性）

Case 8 口唇・四肢・外陰部に皮疹が出現．発熱，眼球結膜充血あり．診断は？

難易度 ★★★★

　18歳，女性．1週間前に口唇・口腔内に皮疹が出現し，4日前に四肢に水疱を伴う紅斑，および外陰部に痛みを伴う皮疹が出現したため，産婦人科を受診した．2日前に発熱，眼球結膜の充血もみられ，口腔内の痛みが強く摂食できない状態となったため，内科を受診した．症状出現前の前駆症状および薬剤使用歴はない．初診時臨床像を示す 図1．最も考えられる疾患はどれか？

（図は，竹田綜合病院医学雑誌．2008; 34: 48-52 より転載許可を得て掲載）

A：水痘
B：尋常性天疱瘡
C：ベーチェット病
D：ウイルス性中毒疹
E：Stevens-Johnson 症候群

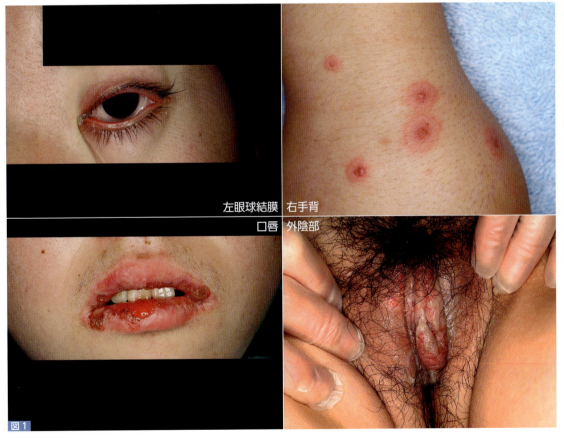

図1 初診時臨床像

Answer

8 正解は E「Stevens-Johnson 症候群」(SJS)

　SJS は，"発熱"を伴う眼粘膜，口唇，外陰部などの"皮膚粘膜移行部における重症の粘膜疹"および皮膚の紅斑で，しばしば"水疱"，表皮剥離を認める．本疾患は，失明などの重い眼後遺症を残したり，進行に伴い死亡率の高い中毒性表皮壊死症（toxic epidermal necrolysis, TEN）に進展することがあるため，発症早期に的確に診断し，早期に適切な治療を行うことが重要である．

　SJS の初期症状を正確に把握し，病理組織 図2 確認前の早い時期に眼科と連携して治療を進めることにより，身体的負担の少ない治療で改善し，後遺症を残すリスクも軽減される．

　SJS の診断は難しい面もある．本例のように小水疱を伴う滲出性紅斑の場合には「水痘」と診断される場合がある．また，眼球結膜の充血と皮疹のみで診断すると「ウイルス性中毒疹」の多くが SJS となってしまう危険もある．本例のように皮膚科以外の複数の診療科を受診し診断の確定に至らないケースもあるため，より広く認知される必要がある．

　SJS の原因の多くは「薬剤」であるが，本例には薬剤使用歴がなかったため，「感染症」を検索した．マイコプラズマは否定的であった．口唇・口腔内より初発したことより，単純ヘルペスウイルス（herpes simplex virus, HSV）感染を疑い，Tzanck 試験，HSV 特異抗原，ペア血清による抗体価の検索を行ったところ，HSV 感染の特定には至らなかったものの，それを完全に否定することもできなかった．A 群溶血レンサ球菌抗原が陽性を示したことより，稀ではあるが溶連菌感染による SJS と考えた．抗菌薬，抗ウイルス薬，および中等量の副腎皮質ステロイド薬〔プレドニゾロン（prednisolone, PSL）40mg/日〕により治療を開始したところ，3 日後には皮疹，自覚症状ともに軽快傾向を示したため，PSL の減量を開始した．1 週間後には粘膜病変はほぼ上皮化し，痛みも消失し通常の食事が可能となった．その後 PSL を漸減し，6 週間後に中止するまで再燃なく完治した．初診時に眼科へ紹介したところ，軽度の角膜・結膜上皮障害がみられたが，幸い後遺症を残さず治癒した．

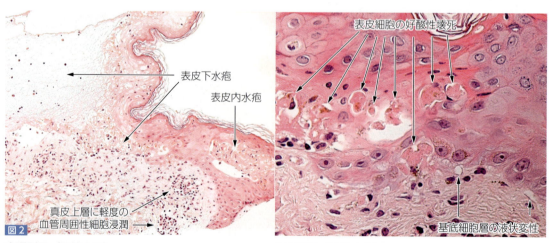

図2　病理所見（弱拡大像）　　　病理所見（強拡大像）

Case 9 角質水分量を低下させる外用薬は？

難易度 ★★

アトピー性皮膚炎患者（40歳，男性）から「これまでにいろいろな外用薬を処方されてきましたが，外用薬によって角質水分量に与える影響は違うのでしょうか？」と質問を受けた．角質水分量を低下させる外用薬はどれか？

（図1 図2 は，岸本和裕．アトピー実戦テキスト．健康ジャーナル社; 2013. p.61-p.62 より転載許可を得て掲載）

A：ワセリン
B：尿素軟膏
C：ステロイド軟膏
D：タクロリムス軟膏
E：ヘパリン類似物質

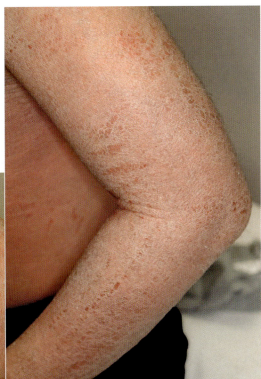
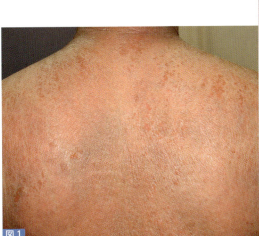

図1
初診時（左：上背部／右：左上肢）

Answer 9

正解は C「ステロイド軟膏」

　乾燥肌（ドライスキン）の患者に外用薬を処方する場合，皮膚の水分量をどの程度上げるのかを把握しておくことは大切である．特に，下げてしまう外用薬には注意を払う．

　「白色ワセリン」や「プロペト」は「エモリエント製剤」と呼ばれ，角質表面に脂の膜を作って水分の蒸散を防ぐ作用があるが，角質水分量を増加させる効率は高くない．

　「尿素軟膏」と「ヘパリン類似物質」は「モイスチャライザー製剤」と呼ばれ，水分結合能を有するため角質水分量を増加させる．ただ，前者を連用しても保湿作用は疑問的との見方もある．後者は，分子量が大きいため角層内に留まり，水を強く吸着することで角質水分量を増加させる．さらに発汗促進作用も有するため最も優れた保湿効果を示す．ただし，後者の後発品は明らかに保湿作用が劣り，連用しても角質水分量をあまり増加させない．

　アトピー性皮膚炎（atopic dermatitis, AD）などの乾燥肌（ドライスキン）では，バリア機能が障害されているだけでなく角質水分量も低下しているためモイスチャライザー製剤（ヘパリン類似物質）が適している．一方，顔面の皮膚はバリア機能障害があるものの角質水分量は高いためエモリエント製剤（プロペト）が適している．その適否は，患者の使用感や好みにも配慮する必要があり一概には言えないものの，エモリエント製剤とモイスチャライザー製剤の使い分けの一助となる．

　「ステロイド軟膏」は角質水分量を著明に低下させてしまうため，乾燥肌や AD 患者に使用する際には必ずヘパリン類似物質などの保湿薬を併用する．

　「タクロリムス軟膏」はワセリンと有意差がない．

　本例の初診時は，重症の紅皮症状態で 図1 ，血清 TARC（thymus and activation-regulated chemokine）値値 19,100pg/mL（＜ 450）と異常高値を示していた．AD 診療の本質さえ身に付ければ，初診時の重症度の如何にかかわらず外来診療にて十分対応可能である．11 日後には著明に改善し 図2 ，その後も皮膚はツルツル＆血清 TARC 値が正常という長期寛解を維持している 図3 ．

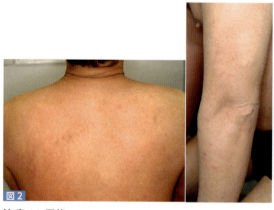

図2　治療 11 日後

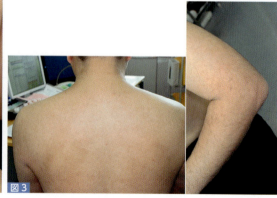

図3　治療 1 年 5 カ月後

Case 10

慢性心不全，糖尿病，認知症あり．
朝，左手掌に湿疹を見つけた．診断は？

難易度 ★★★

　慢性心不全，糖尿病，認知症の既往がある82歳，女性．朝，左手掌に湿疹を見つけ来院した 図1．
痒みや痛みはない．デイサービスに通所中．診断はどれか？

A：Ⅱ度熱傷
B：帯状疱疹
C：リンパ管腫
D：接触性皮膚炎
E：糖尿病性水疱

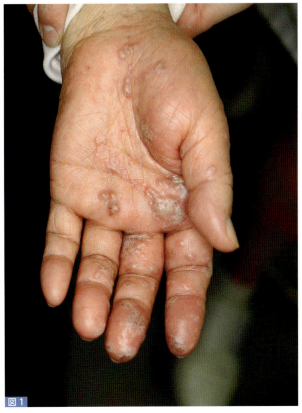

図1　左手掌の皮疹

Answer 10 正解は B「帯状疱疹」

「朝，見つけた」との情報から，慢性疾患ではなく，急性疾患が候補に挙がり，「リンパ管腫」は考えにくい．「左手掌に限局している」との情報から，「帯状疱疹」は考えにくい．患者が皮疹を「湿疹」と表現しても的を射ないことが多いため，実際に「湿疹」か否かは十分に吟味する必要がある．

本例のように糖尿病（性神経障害）や認知症がある場合には，重要な自覚症状である"痒み"や"痛み"の訴えが曖昧となることがある．もし，"痒み"が主体であれば，「接触性皮膚炎」を，"痛み"が主体であれば，「II度熱傷」，「帯状疱疹」を考えるが，本例ではそれができない．臨床所見は，左手掌に限局して，紅斑を伴う小水疱が集簇し，一部癒合傾向がみられる．「朝，見つけた」との情報および糖尿病，認知症があることより，「II度熱傷」を念頭に置く必要がある．ただ，一般的には，I度熱傷の紅斑とII度熱傷の水疱が混在し，正常皮膚との"境界が明瞭"であるため，本例は考えにくい．

「糖尿病性水疱」は，小水疱ではなく大きめの水疱であり，紅斑を伴わない場合が多く，下腿や足の刺激を受けやすい部位に繰り返し生じるため，考えにくい．ウルシによる「接触性皮膚炎」は，水疱を形成することがあるが，炎症が強く広範囲に及ぶ．その他の接触源は想起しにくく，認知症があるとなおさら困難である．このままでは診断を確定することができない．

ここで，「はたして本当に"左手掌に限局"しているのだろうか？」との視点に立って，患者に一言「洋服を脱いでみせてください」と告げた．すると，左上肢にも同様に紅斑を伴う小水疱がみられ 図2，その分布は神経の支配領域に一致していた．Tzanck試験でballooning cell（multinucleated epithelial giant cell）を確認し 図3，「帯状疱疹」と診断した．結果的に左手掌の所見は，帯状疱疹の部分症状であった．

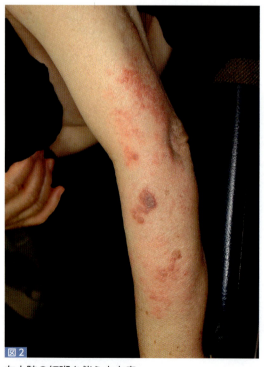

図2 左上肢の紅斑を伴う小水疱

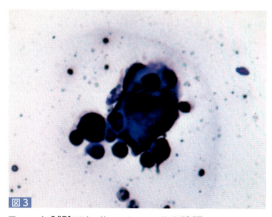

図3 Tzanck試験でballooning cellを確認

Case 11

1歳児に高熱，顔と腕に発疹が出現．診断は？

難易度 ★★★

1歳，女児．1週間前に 39℃の発熱および顔と腕に発疹が出現した．解熱したが発疹が持続している 図1 図2．血液検査所見は，白血球数：10,400/μL（4,000-8,000），好中球：24.0%（50.0-60.0），リンパ球：72.0%（20.0-40.0），CRP：0.03mg/dL（≦ 0.30），AST：31IU/L（≦ 35），ALT：16IU/L（≦ 34），LDH：327IU/L（110-220）であった．診断はどれか？

A：伝染性紅斑　　**B**：接触性皮膚炎　　**C**：Gianotti 症候群
D：アトピー性皮膚炎　　**E**：全身性エリテマトーデス

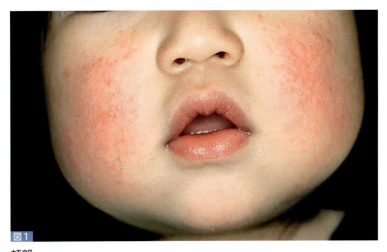

図1　頬部

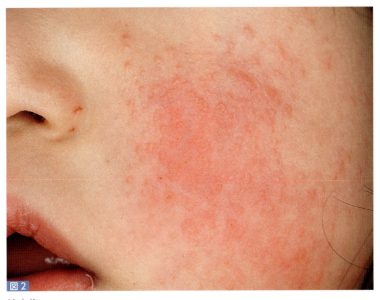

図2　拡大像

Answer 11 正解は c「Gianotti 症候群」

皮膚所見を確認すると，両側頬部に集簇する紅色丘疹と紅斑が左右対称性に分布している 図1．そして，充実性丘疹は部分的に掻破痕があり痒みを伴うことが伺える 図2．これは，「Gianotti 症候群」(小児丘疹性肢端皮膚炎) に特徴的な皮膚所見である．1 週間前に高熱とともに発症していることより何らかの感染症が契機となっていることが推測される．Gianotti 症候群の原因となり得る病原体として，Epstein-Barr virus（EBV），cytomegalovirus（CMV），hepatitis virus B（HBV），hepatitis virus C（HCV），hepatitis virus A，humanherpesvirus-6，adeno virus，coxackie virus，echovirus，parainfluenza virus，respiratory syncytial virus，human immunodeficiency virus，parvovirus B19，streptococcus group A などが知られている．

保険収載の観点から日常診療においてすべてを検索することは困難であるため，臨床的頻度も加味して EBV，CMV，HBV，HCV を検索した．すると，EBV が VCA-IgM 抗体陽性，VCA-IgG 抗体陽性かつ EBNA 抗体陰性となり，「EBV 初感染」を確認した．CMV，HBV，HCV は陰性であった．最終的に本例を「EBV 初感染により生じた Gianotti 症候群」と診断した．

1～2カ月の経過で自然に消退するため，全身状態および血液検査所見に異常がなければ無治療で経過観察とする．ただ保護者の不安感が強くドクターショッピングをしているケースに遭遇するため，本症の病態と経過を十分に説明しておく必要がある．無治療で不安感が強い場合には，抗ヒスタミン薬の内服およびミディアムランクのステロイド外用薬による対症加療を行う．本例でも対症加療を行い 3 週間後には消退した 図3．

「EBV 初感染により生じた Gianotti 症候群」の他症例を提示する 図4．（図4左 は，皮膚科の臨床．2005; 47（9）: 1229-1232 より転載許可を得て掲載）

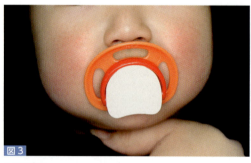

図3
3 週間後

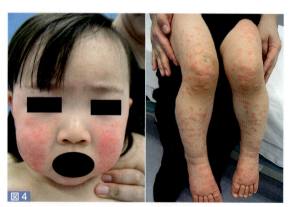

図4
「EBV 初感染により生じた Gianotti 症候群」の他症例（1 歳，女児）

Case 12

高年男性，瘙痒を伴う紅皮症で見逃してはならない所見は？

難易度 ★★

63歳，男性．4カ月前から全身に瘙痒を伴う皮疹が出現し，紅皮症化している 図1．診断はどれか？

- **A**：薬疹による紅皮症
- **B**：尋常性乾癬による紅皮症
- **C**：アトピー性皮膚炎による紅皮症
- **D**：皮膚T細胞性リンパ腫による紅皮症
- **E**：丘疹－紅皮症症候群（苔癬様続発性紅皮症）

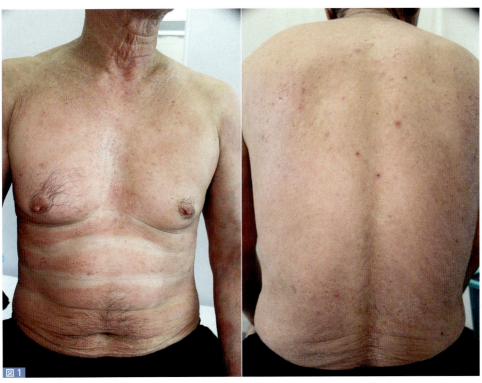

図1

左：体幹前面 / 右：背部

Answer 12 正解は **E** 「丘疹－紅皮症症候群（苔癬様続発性紅皮症）」

　高年男性の瘙痒を伴う紅皮症患者で見逃してはならない重要な所見がある．本例では，全身にびまん性紅斑がみられるにも関わらず，腹部のシワの部分を避けているのが明瞭にわかる 図1．その他に腋窩や四肢関節窩（肘窩，膝窩）のシワの部分にも皮疹はみられず，これは"deck-chair sign"と呼ばれており，「丘疹－紅皮症症候群」（苔癬様続発性紅皮症）に特徴的な所見である．

　本症は，末梢血好酸球増多がみられ，内臓悪性腫瘍の合併率が高いことで知られている．前者は特異的所見ではないが，本例でも，好酸球数 10.6%（≦3.0%），実数値 328.6/μL と末梢血好酸球増多がみられた．また，念のため，内臓悪性腫瘍のスクリーニングを行ったところ，S状結腸に tubular adenoma，および，肝右葉 S5 に 12mm の結節がみられた 図2．C型慢性肝炎があり，AFP, PIVKA 高値を示し，肝細胞癌であった．なお，本例は完全内臓逆位である．

　高年男性の紅皮症患者が来院した場合には，腹部や四肢関節窩に deck-chair sign がみられるかどうかを必ずチェックするようにする．この徴候は，内臓悪性腫瘍発見の契機となる可能性があるため見逃してはならない．

　deck-chair sign を呈した「丘疹－紅皮症症候群」の他症例を提示する 図3．全身にびまん性紅斑がみられるにも関わらず，腹部，腋窩，膝窩のシワの部分を避けているのが明瞭にわかる．

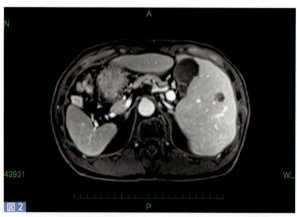

CT 所見：肝右葉の結節

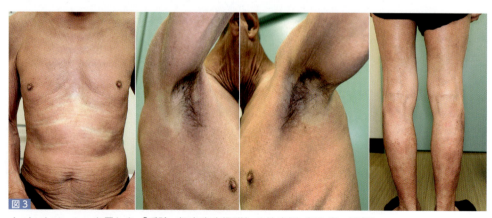

deck-chair sign を呈した「丘診 - 紅皮症症候群」の他症例（72歳，男性）

Case 13

乳児の熱傷．心配している親への適切な説明は？

難易度 ★★★

生後6カ月，男児．味噌汁がかかって受傷した．10分間冷却した後に夜間救急を受診し，抗菌薬配合ステロイド軟膏で処置を受け，翌日，受診した 図1．両親は気が動転しており，「先生，火傷の跡は残りますか？」と心配している．以下の説明のうち最も適切なものはどれか．

A：「2週間以内に治癒すれば跡が残らない可能性が高いです」
B：「上皮化が完了するまでは，入浴およびシャワー浴は控えてください」
C：「左手背の水疱は，細菌感染のリスクが高くなるので絶対に破らないようにします」
D：「左前腕の破れている水疱蓋は，感染源となるため早期に全て除去する必要があります」
E：「創傷被覆材を使用すると密閉され細菌感染を誘発するため，抗菌薬軟膏で処置します」

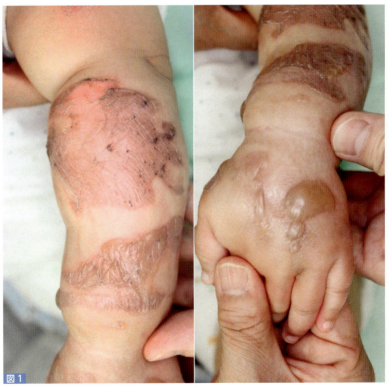

図1
左：左前腕／右：左手背部

Answer 13

正解は A 「2週間以内に治癒すれば跡が残らない可能性が高いです」

本例は水疱を形成しているので 図1 ,「Ⅱ度熱傷」である．Ⅱ度熱傷を受傷した患者・家族が心配して,「先生,火傷の跡は残りますか？」とたびたび質問を受ける．Ⅱ度熱傷には,「浅達性」(superficial dermal burn, SDB)と「深達性」(deep dermal burn, DDB)があり,SDBは瘢痕を残さず治癒するが,DDBは瘢痕を残す．仮に初診時にSDBと診断したとしても,この段階で「Ⅱ度熱傷ですが浅いので跡は残りませんよ」と不用意な説明はしない．初診時にSDBであっても,細菌感染などによりDDBへ進行し瘢痕を残す可能性がある．一般的に,SDBは2週間以内に瘢痕を残さず治癒するが,DDBは3〜4週間で瘢痕を残して治癒する．そのため,初診時の説明としては,「火傷の跡が残るかどうかは現段階で何とも言えませんが,2週間以内に治癒すれば跡が残らない可能性が高いので,しっかりと治療をしましょう」と伝えるのが望ましい（選択肢 A）．

「入浴」や「シャワー浴」を行い,泡立てた石鹸で愛護的に創面を洗浄することにより付着した痂疲や細菌を除去することができる（選択肢 B）．「水疱の処理」については,可能な限り破疱しないことが望ましいが,本例のように水疱が大きく緊満性となった場合には痛みが強くなるため18G注射針や剪刀を用いて一部切開し水疱内容液を圧出する（選択肢 C）．ここで,「水疱蓋を除去するかどうか？」迷うかもしれないが,温存した場合と除去して湿潤環境で治療した場合では明らかな治癒期間の差がないこと,除去することにより強い疼痛を生じ,特に乳幼児では連日の処置に多大な苦痛を伴うことより,明らかな細菌感染の徴候がない限りは,水疱蓋をそのままドレッシング材として活用し固定する（選択肢 D）．

本例では,手背の緊満性水疱を破疱し,水疱内容液を圧出後に水疱蓋を温存した．前腕の水疱蓋も細菌感染の徴候がみられないため温存し,創傷被覆材（ハイドロコロイド）を貼り包帯で固定した 図2 （選択肢 E）．創傷被覆材下に滲出液が貯留してきたため,3日後に創傷被覆材を交換した．

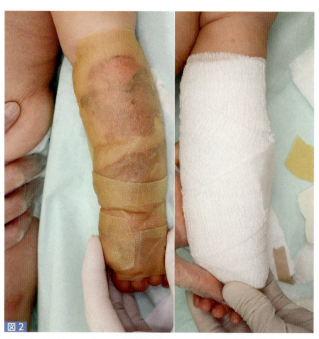

図2　左：水疱蓋を温存し創傷被覆材を貼る / 右：包帯で固定

6日後には全ての創面が上皮化していたため 図3 , ヘパリン類似物質の外用に切り替えた. この段階で初めて「火傷の跡は残らない可能性が高いです. 良かったですね」と両親に説明した. その後, 順調に経過し予想通り瘢痕を残さず治癒した 図4 .

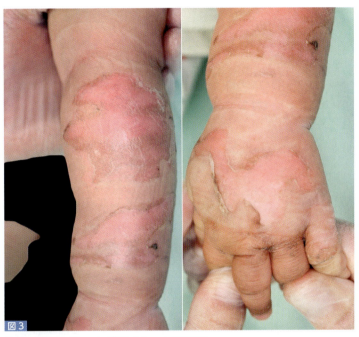

図3 治療6日後（左：左前腕／右：左手背部）

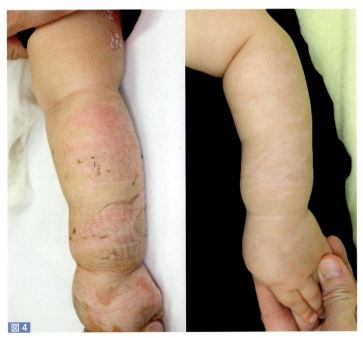

図4 左：13日後／右：3.5カ月後

番外編 日常診療に役立つ雑学

（隣でニコニコして話を聞いている男性患者を横目に……）

妻：「でも，先生．日本酒って，気持ち悪くなったり，次の日に頭痛がして起きれなかったり，仕事に身が入らなかったりするじゃないですか！やっぱりそれは困りますよ！」

医師：「そうですかぁ．では，体のためにはどんな種類の日本酒が良いでしょう？」（問2）

- A：吟醸酒
- B：大吟醸酒
- C：純米酒
- D：本醸造酒

妻：「それくらいのことは私だって知っていますよ．B：大吟醸酒です．瓶のラベルにデカデカと書いてあるし，値段も高めですもの」

医師：「体にやさしい日本酒は……C：純米酒なんです」

妻：「ええッ〜？！」

医師：「純米酒は，米と米麹と水だけから造られているので，体のためには一番良いですよ」

妻：「でも日本酒の原料が米って，当たり前なんじゃないんですか？」

医師：「実は，そうでもないんですよ．純米酒以外の日本酒には醸造用アルコールが入っていて，アルコール臭が浮いて感じることがあります．これを熱燗にすると，余計にその臭いが目立ちやすくなってしまうから，お勧めの飲み方が必然的に冷やして飲むことになるわけです．醸造用アルコール入りの冷えた日本酒を飲むと，結果的に悪酔いや翌日の頭痛につながりやすいです」

妻：「へぇ〜，そうなんですね．でも先生，吟醸酒ってよく書いてありますよ」

医師：「それは，吟醸づくりがされているお酒のことです．吟醸酒は米を低温で長期間発酵させた香りのよいお酒なので美味しいです．でも純米酒の記載がなければ，大吟醸酒でも醸造用アルコールが入っています」

妻：「へぇ〜，それなら，純米吟醸酒なら体のためにもよくて美味しい日本酒ってことですか？」

医師：「その通りです．奥さん，飲み込みが早いですね．それに純米吟醸酒は，熱燗にすると旨みやまろやかさが増して燗映えしますから言うことなしですよ」

妻：「純米吟醸酒を熱燗にして，ほろ酔い気分でチビチビと適量を楽しむ」

医師：「パーフェクトです！」

男性患者は満面の笑みで帰宅しました．
しばらくして，また夫婦仲良く来院されました．

妻：「先生，あれから主人，とても調子がいいんですよ．純米吟醸酒って少し割高ですけど，今までのように冷酒をグビグビ飲み過ぎて悪酔いしたり，翌日頭痛で起きて来ないよりはよっぽどましですわ．ほろ酔いで適量になったことで，体の負担も随分減ったような気がするんです」

医師：「純米吟醸酒は原料の価格が高くて手間暇もかかっているのですから，少しばかり割高なのはある意味当然なんです」

妻：「でも先生，家計のためにはもう少し酒代を減らしたいんですけど……」

医師：「そうですか……，ないこともないですが….では，少しだけですが酒代を減らせる方法はどれでしょう？」（問3）

- A：飛びきり燗（55℃〜）にする
- B：水を足す
- C：純米酒ではない日本酒を足す

44ページへ続く

Case 14

肥満・多汗あり．自覚症状のない褐色斑が出現．診断は？

難易度 ★★★

34歳，男性．176cm，103.5kg．高血圧症の既往あり．1年前の8月より左側体幹部に褐色斑が出現し拡大傾向である 図1 ．瘙痒などの自覚症状はない．仕事で発汗が多い．診断はどれか？

A：癜風
B：扁平母斑
C：点状集簇性母斑
D：癒合性細網状乳頭腫症
E：レックリングハウゼン病のカフェオレ斑

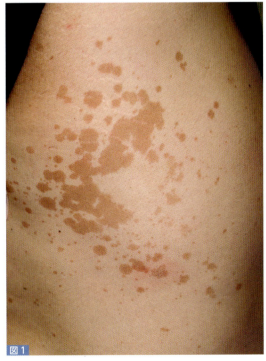

図1
左側体幹部の褐色斑

Answer 14　正解は A「癜風」

　夏季に多汗のある青壮年の患者が来院し，体幹に境界明瞭な褐色斑をみた場合には，まず「癜風」を考える．本例では左側体幹部に生じているが，一般的には上胸部・上背部に好発する．褐色斑は，初発時には"淡い"色調であるが無治療で放置すると本例のように"濃く"なってくるため，母斑を鑑別として挙げる．ただし，「カンナ屑現象」(Hobelspan phenomenon) を確認できれば，高い確率で癜風と診断し得る．この徴候は，一見するとほとんど鱗屑を伴わない色素斑をセッシやメスで軽くこすると，多量の粃糠様鱗屑を生じる現象で 図2，診断価値が高い．採取した鱗屑を KOH 直接鏡検すると，短冊状の短い菌糸と球状胞子を確認できる 図3．好染するパーカーインクやズームブルー®で染色するとより確認しやすい．

　癜風は，Malassezia 属真菌による感染症であるため，抗真菌薬の外用が有効である．短期間の外用では再発しやすいため，夏季に発症した場合には秋季まで念入りに外用を継続する．また，治療効果を上げることと再発予防を目的に，可能な限り多汗を避け，皮膚の清潔を保つよう心がける．毎年夏季に繰り返すような患者には，指導のもと抗真菌外用薬を梅雨頃から予防的に外用するのも一法である．

　なお，本例のように褐色斑を示すものは黒色癜風と呼ばれており，逆に脱色素斑を示す白色癜風もある．ともにカンナ屑現象（Hobelspan phenomenon）は診断価値があるので，疑った場合には最初に試みるべきである．

　"カンナ屑現象"を呈した「癜風」の他症例を提示する 図4．

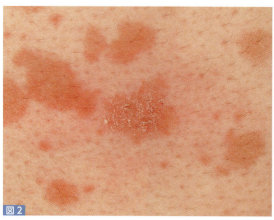

図2　カンナ屑現象（Hobelspan phenomenon）

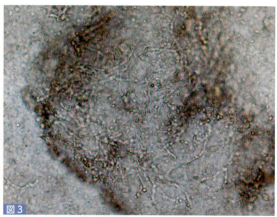

図3　鱗屑の KOH 直接鏡検所見

他症例1（14歳，女性）　　　他症例2（66歳，男性）

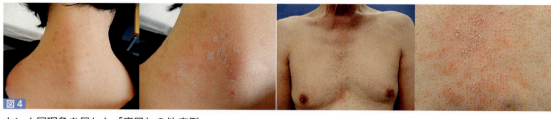

図4　カンナ屑現象を呈した「癜風」の他症例

Case 15	マグロの刺身を食べた後に蕁麻疹が出現.原因は？	難易度 ★★

20歳，女性．マグロの刺身を食べた後に全身に蕁麻疹が出現したため来院した．魚介類が好物なので普段からいろいろな魚を食べているが蕁麻疹が出現したことはない．手湿疹，アトピー性皮膚炎の既往はない．原因として最も可能性が高いのはどれか？

A：魚アレルギー
B：アレルギー様食中毒
C：アニサキスアレルギー
D：花粉 - 食物アレルギー症候群
E：食物依存性運動誘発性アナフィラキシー

Answer

15　正解は B「アレルギー様食中毒」

　魚を食べた後にアレルギー症状が出現した場合には，「魚アレルギー」「アレルギー様食中毒」「アニサキスアレルギー」の鑑別が必要である．

　「魚アレルギー」の代表的なアレルゲンである「パルブアルブミン」は，ほぼ全ての魚の筋肉に含まれているため抗原交差性を持ち，通常は複数の魚に対してアレルギー症状を示すことが多い．「血合筋」（ちあいすじ）にはパルブアルブミンの含有量が低いため，血合筋の割合が高いマグロはパルブアルブミンの含有量が少ない．つまり，マグロは魚アレルギーのアレルゲンの含有量が少ない魚種である．また，「魚アレルギー」患者は経皮感作の感作経路として通常は基礎疾患に「手湿疹」や「アトピー性皮膚炎」（atopic dermatitis, AD）を有しており，アレルギー症状は顔面・頸部中心の蕁麻疹または口腔アレルギー症候群（oral allergy syndrome, OAS）を示すことが多い．以上より本例の原因が「魚アレルギー」である可能性は低い．

　「アニサキス」は，ほぼ全ての海産魚や海産動物の腹腔内に存在するが，魚肉内への侵入のしやすさが違うため，魚肉中の寄生率は魚種により大きく異なる．魚は死後温度が上昇するとアニサキスが内臓から筋肉内へ移動するが，通常マグロは捕獲後速やかに船上で内臓が除去される．また，マグロが生きている間にアニサキスは腹膜を貫通して筋肉内へ移行しづらいため，アニサキス幼虫のマグロへの寄生率は0%であり，本例が「アニサキスアレルギー」とは考えにくい．

　魚の鮮度が落ちると，筋肉内に含まれている「ヒスチジン」が魚表面に付着した細菌が持つヒスチジン脱炭酸酵素によって「ヒスタミン」に分解される．そのヒスタミンが多量に蓄積した魚を食べることによってアレルギー症状が現われるのが「アレルギー様食中毒」である．「赤身魚」は，遊離ヒスチジンの含有量が高いため，鮮度の落ちたマグロを食べると高濃度のヒスタミンを含んでいる可能性があり，「アレルギー様食中毒」（全身の蕁麻疹）を生じる可能性が高い．

Case 16 足水虫に市販薬を外用しているが改善しない．診断は？

難易度 ★★★

79歳，女性．糖尿病にて治療中である．HbA1c：9.0%（4.6〜6.2）．足水虫に市販薬のクリームを外用しているが改善しないため，8月中旬に受診した 図1．診断はどれか？

A：蜂窩織炎
B：接触性皮膚炎
C：足白癬の増悪
D：diabetic foot
E：汗疱（異汗症性湿疹）

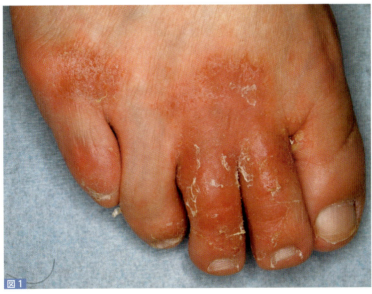

図1
右足

Answer 16 正解は B「接触性皮膚炎」

趾，趾間，足背に漿液性紅色丘疹がみられ，浸出液・痂疲・落屑を伴う紅斑，びらんを形成している 図1 ．これは，「接触性皮膚炎」に特徴的な皮膚所見であり，その他の選択肢にある疾患は，臨床所見および分布より否定する．

足白癬に水虫用スイッチ OTC（over the counter drug）を外用している患者は多い．特に趾間はびらん・亀裂などを形成し浸軟しやすく接触性皮膚炎を起こしやすいため，抗真菌薬の剤型と添加物には注意が必要である．剤型は刺激が強い液剤やクリーム剤を避け，軟膏基剤を選択する．より良い方法として，「亜鉛華単軟膏」を外用し趾間にガーゼをはさんでおくと乾燥状態となるので，その後に抗真菌薬へ切り替えるとスムーズに治すことができる（Case 2 参照）．もう一つの注意点は，水虫用スイッチOTC には抗真菌薬以外に多数の添加剤が含まれていることである．本例では，抗真菌薬テルビナフィンの他にクロタミトン，グリチルリチン酸，メントール，尿素が含まれていた．クロタミトンは鎮痒作用，グリチルリチン酸は抗炎症作用，メントールは鎮痒作用と爽やかな使用感，尿素は角質を柔らかくし薬剤の浸透を助ける作用がある．しかしながら，足白癬の治療には殺真菌効果のある抗真菌薬のみで十分であり，むしろ湿潤趾間にはこれら刺激性のある添加剤は不要であり接触性皮膚炎の誘引となる．

本例では，念のため KOH 直接鏡検をしたが 2 回とも糸状菌はみられなかった．持参した市販薬の成分を確認し，臨床所見と直接鏡検の結果より「接触性皮膚炎」と診断した．ミディアムランクのステロイド軟膏＋亜鉛華単軟膏（等量混合）を外用したところ，1 週間後には略治状態となった 図2 ．浸軟状態や抗真菌薬外用中は KOH 直接鏡検が偽陰性となりやすいため，もう一度施行したが糸状菌は検出されなかった．その後再燃はみられていない．

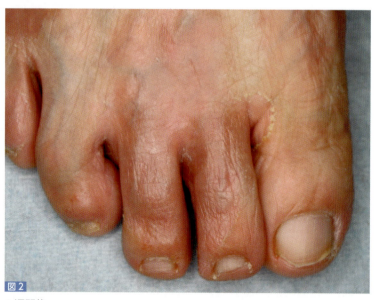

図2
1 週間後

Case 17

足に突然水疱が出現．診断は？

難易度 ★★★★★

70歳，女性．7月中旬に右足外側に突然水疱が出現したため，4日後に当科を受診した ．既往歴に特記事項はなく，治療中の疾患はない．独歩入室．診断はどれか？

- **A**：熱傷
- **B**：足白癬
- **C**：糖尿病性水疱
- **D**：水疱性類天疱瘡
- **E**：機械的刺激による水疱

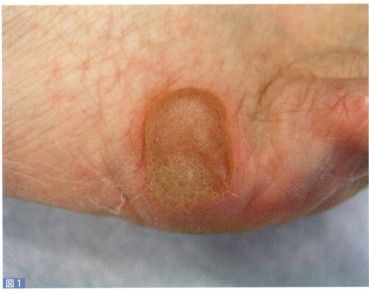

図1
右足外側

Answer 17 正解は B「足白癬」

「足白癬」で足縁や足底に緊満性水疱を生じることがある．特徴的な2つの所見より臨床診断は可能である．つまり，①水疱蓋に汗疱様の小水疱が集簇する所見と，②水疱に近接する落屑である 図1 ．実際に数例経験すれば診断に迷うことはない．

さらに入念に足全体を診察すると，足白癬を疑わせる落屑や汗疱様小水疱がみられることが多い 図2 ．水疱蓋から検体を採取してKOH直接鏡検を行い糸状菌を確認すれば，診断を確定できる 図3 ．落屑でも同様の所見が得られた．水疱部の治療は接触性皮膚炎や細菌感染を起こしやすいため注意が必要である．糸状菌が感染している水疱蓋を形成剪刀で除去し，湿潤したびらん面に亜鉛華単軟膏をガーゼにのばし貼る．上皮化して乾いたら抗真菌薬クリームに切り替える．

「機械的刺激による水疱」（靴擦れや褥瘡）と「熱傷」は，突然水疱が出現する場合もあるため，疑わしい場合には詳しく問診を追加する．前者であれば，窮屈な新しい靴で長時間歩行したか，装具を身に付けているか，寝たきり状態であるか，など，後者であれば，熱湯や暖房機器，カイロを扱ったかどうかを確認する．

「糖尿病性水疱」は，一般的に糖尿病性神経障害を伴い，突然，下腿や足に出現し再発を繰り返すことが多い緊満性水疱であるが，足白癬の水疱とは臨床所見が異なる．糖尿病患者で足白癬が悪化することが多いので間違わないように注意する．

「水疱性類天疱瘡」（bullous pemphigoid, BP）は，高齢者に好発し緊満性水疱を特徴とする自己免疫性水疱症である．痒みの強い紅斑を伴う場合が多く水疱が多発する．必要に応じて自己抗体である抗BP180抗体を測定する．保険収載となっているため採血にて簡単に確認できる．通常の測定では"血清"を検体として使用するが，より簡便かつ非侵襲的に検体を採取するツールとして"水疱内容液"を注射器で吸い取って提出することも可能であり，血清に準じた信頼性がある（岸本和裕. 日本皮膚科学会雑誌. 2003; 113: 1835-1840）．在宅診療などで疑いのある場合のスクリーニングに有用である．

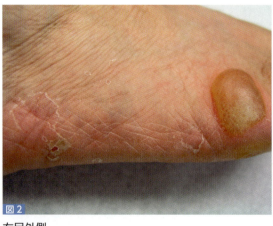

図2 右足外側

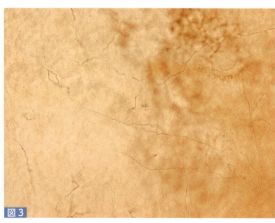

図3 KOH直接鏡検所見

Case 18

指爪の甲が凸凹に．適切なアドバイスは？

難易度 ★★★

　32歳，女性．「右手の中指の爪の甲が凸凹になってきたんですが，どうしてでしょう？　何か良い治療法はありますか？」と相談に来られた 図1．最も適切なアドバイスはどれか？

A：「血液検査をしてみましょう」
B：「ネイルサロンに相談してみましょう」
C：「新しい爪に生え変わるまで待ちましょう」
D：「グラインダーで削ってツルツルにしましょう」
E：「爪の根元を保護しながら根元にステロイド薬を外用しましょう」

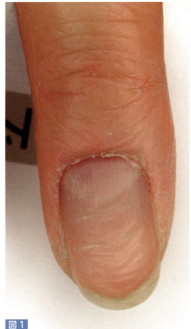

図1
第3指の爪部

Answer 18

正解は E 「爪の根元を保護しながら根元にステロイド薬を外用しましょう」

日常診療で爪に関する相談を受けることがある．本例は比較的ありふれた爪疾患の一つであるが，皮膚科で相談しても適切な病態の説明や治療が施されていないために悩んでいる患者が多い．

まず，第4指の正常な爪を確認する 図2左．「後爪郭」の下に埋まっている「爪母」で「爪甲」が形成され，遠位側へ（点線矢印の方向へ）向けて徐々に伸長していく．「爪上皮」は爪母を外的刺激から守っている．爪母が病的な状態に陥ると，受けたダメージに応じて爪甲に異常をきたすことになる．

ここで，改めて相談を受けた第3指の爪を観察してみる 図2右．爪母を外的刺激から守っているはずの爪上皮が欠損しており，後爪郭に鱗屑と紅斑がみられる．そして，爪甲には横走する数本の溝が形成されている．つまり本例の病態は，①指の湿疹病変が爪甲を形成する上で重要な役割を果たしている爪母に及んだ．②爪母が障害を受けた分だけ爪甲に異常をきたし，それが遠位側へ伸長した．③時間差でその障害が爪甲に現れた結果，患者のいうように爪の甲が凸凹になってしまったものと考えられる．

手掌側の指の状態を確認すると，爪甲に異常がある第3指に湿疹病変が著明であり 図3，爪甲が正常な第4指はほぼ正常に保たれていることがわかる．

以上を患者に説明した上で，治療法を提案する．爪甲を正常化させるためには，①爪母の炎症を沈静化させるため後爪郭に重点的にステロイド外用薬を塗布する，②爪母を外的刺激から保護する，③合わせて手湿疹を治療しておくことで，将来的に他の爪に新たな異常をきたさないよう先手を打っておく．マニキュアをする際には正常な爪上皮を剥がさないよう注意する．なお，成人の指爪の成長速度は約0.1mm/日であるため，爪甲全体の再生には約6カ月を要することも患者に伝えておく．

すべての爪甲のほぼ同じ位置に形成された横走する溝を「Beau's lines」（ボー線条）と呼び，種々の原因により爪母の細胞分裂が一時的に停止することで生じる．本例のように1指の爪甲のみに限局している横走する溝も爪母の障害が契機となる点で類似している．

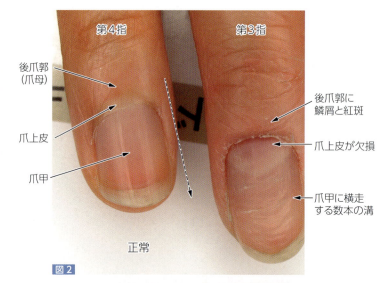

図2

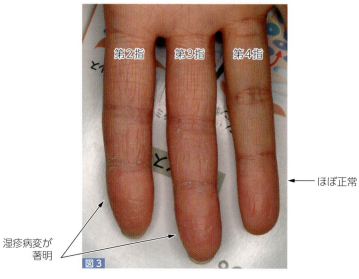

図3

Case 19 右足の湿疹治療後も両下肢・体幹へと拡大. 適切な治療は？

難易度 ★★

　28歳，女性．半年前に右足首～足背に湿疹が出現したため，医療機関を受診した 図1 図2．半年間，種々の治療を施されたが難治であり，さらに両下肢・体幹へと拡大してきたため，相談を受けた 図3．次のうち最も適切な治療はどれか？

A：ステロイド軟膏を単純塗布する
B：ステロイドクリームを単純塗布する
C：消毒後，抗菌薬含有軟膏を外用する
D：ステロイド軟膏と亜鉛華単軟膏を合わせて貼布する
E：ステロイド軟膏と抗菌薬含有軟膏を合わせて貼布する

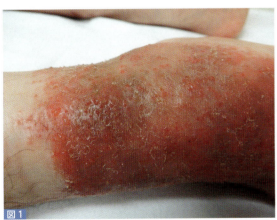
図1　右足首（初発部位）

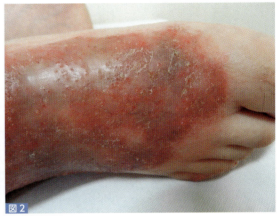
図2　右足背（初発部位）

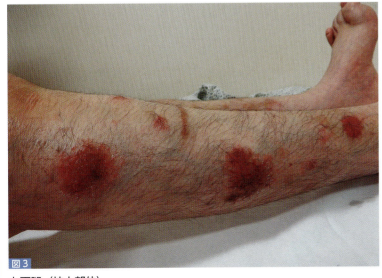
図3　右下腿（拡大部位）

Answer
19

正解は D
「ステロイド軟膏と亜鉛華単軟膏を合わせて貼布する」

　湿疹は診療科を問わず日常診療で頻度の高い common disease である．しかしながら，慢性・難治化している症例が多いため，その治療のコツについて取り上げる．

　本例の原発巣は「滲出液を伴う湿潤性紅斑局面」を形成しており，経過が遷延しているため，右足首と足背に「苔癬化」もみられる 図1 図2 ．さらに，右下腿に皮疹の性状が似ている類円形の「貨幣状湿疹」も散在している 図3 ．

　一般的に滲出液を伴う湿疹より細菌培養検査を施行すると，黄色ブドウ球菌などの細菌を検出することが多い．しかしながら，通常は「infection」ではなく「colonization」であり，消毒薬や抗菌薬は“不要”である．むしろ，それを使用することでメチシリン耐性黄色ブドウ球菌（Methicillin-resistant Staphylococcus aureus, MRSA）などの「耐性菌」が出現する恐れや，感作を起こし「接触性皮膚炎」を生じるという弊害が懸念される．

　湿疹・皮膚炎群の標準的治療は「ステロイド外用薬」である．ただ，皮疹に応じて“適切な剤型”を選択し，“正しい外用療法”を行わないと期待する成果は得られない．

　「クリーム」は，サラッとして使用感は良いが，びらん・湿潤面には刺激性があり不適である．「軟膏」は，べたついたり衣類を汚したりする欠点はあるものの刺激性が少なくどんな皮疹にも安全に使用できる．そのため，本例のような「滲出液を伴う湿潤性の湿疹」には“軟膏”が適している．

　次に，ステロイド軟膏を「単純塗布」するか，「貼布」するかを考える．湿疹が“滲出液を伴い慢性・難治化”している場合には，バリア機能の破綻，表皮の肥厚，真皮内の炎症性細胞浸潤が目立つ．そのため，外用療法により外界からの刺激を遮断しつつ，肥厚した表皮，さらにはその奥の炎症の強い真皮内にまで“ステロイド薬を十分に浸透させる”必要がある．そう考えると，「単純塗布」では明らかに効果が不十分であり，「ガーゼに厚く伸ばして貼る」などの処置をして，しっかりと「貼布」しなければ十分な効果は期待できない．

　さらに，「酸化亜鉛」は“湿潤面を乾燥化させる”作用があるため，滲出液を伴う湿潤性湿疹では D「ステロイド軟膏と亜鉛華単軟膏を合わせて貼布する」ことにより，高い効果を発揮する．実際に本例では，クロベタゾールプロピオン酸エステル軟膏（ストロンゲストランクのステロイド軟膏）と亜鉛華単軟膏を合せてガーゼに伸ばして貼るという処置を1日1回継続したところ，8日後には表面はツルツルとなり色素沈着化した 図4 ．

　なお，初診時に提出した細菌培養検査で MRSA（2＋）を検出した．しかしながら，消毒薬，抗菌薬含有軟膏，抗菌内服薬を使用しなくとも急速に治癒しているという事実は，湿疹病変における細菌の「colonization」に対して“消毒薬や抗菌療法は不要”であることを臨床的に裏付けている．

　最後に，患者が自宅で同様の処置を行えるように丁寧な処置指導が不可欠であることを申し添えたい．ガーゼ，包帯，テープは薬局で，軟膏を伸ばすためのまな板や大きめのバターナイフは百円ショップで購入し代用可能である．具体的な処置方法の詳細は，「アトピー卒業ブック」p.162-p.172（健康ジャーナル社）に記載されているので，日常診療における外来処置および患者指導にご活用ください．

　滲出液を伴い苔癬化している難治性「慢性湿疹」の他症例を提示する 図5 ．細菌培養検査で Staphylococcus aureus（黄色ブドウ球菌）（3＋）を検出したが，colonization と判断し消毒薬や抗菌薬は使用せず，Case 19 と同じ外用処置を施行したところ，5日後には著明に軽快した 図6 ．

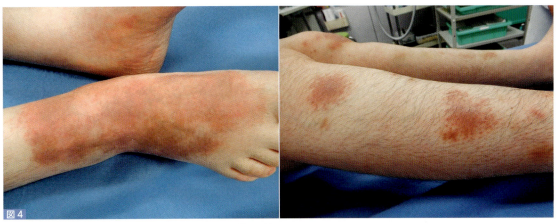

治療 8 日後（左：初発部位 / 右：右下腿の貨幣状湿疹）

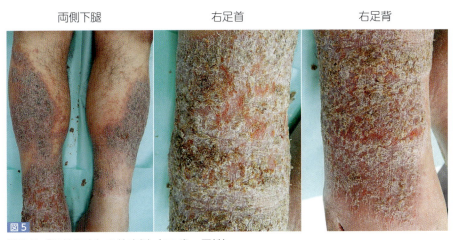

難治性「慢性湿疹」の他症例（62 歳，男性）

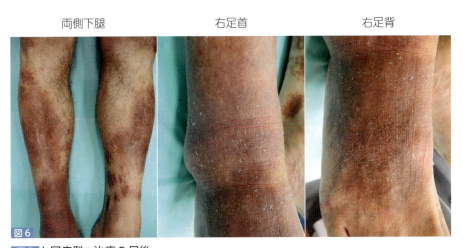

図5 と同症例：治療 5 日後

番外編 日常診療に役立つ雑学

妻：「せっかくの純米酒ですもの，醸造用アルコール入りの日本酒を混ぜては意味がないし，水を足したら台無しですもの．すると，早く吸収するようにA：飛びきり燗ですよね」

医師：「ちょっと難しかったかなぁ．正解はB：水を足すです」

妻：「ええッ？！そんなことしちゃっていいんですか！ホントに！」

医師：「ええ．日本酒って，ほとんどはアルコール度数の高い原酒のままではなくて，原酒に割り水を足して濃度を調整してから出荷されているんですよ．ですから，アルコール度数の高い純米酒に自分で少し割り水を足して調節したって味は崩れません．熱燗にすると味や香りが引き立つこともありますから」

妻：「つまり……水を足した分，日本酒の消費量が減って家計にやさしいってことですね」

医師：「まあ，そういうことです．その分，いつもより少し余計に飲めるってことでもありますが……」

妻：「ところで，先生．飛びきり燗って何か良いことあるんですか？」

医師：「では，健康のことはさておいて，料理がより美味しく感じられる温度はどれでしょう？」
(問4)

A：キンキンに冷えた冷酒
B：ぬる燗（40℃〜45℃）
C：飛びきり燗（55℃〜）

妻：「健康にいいのは熱燗でしたわね．でも料理が美味しく感じるってことだと，やっぱりA：キンキンに冷えた冷酒が一番料理に合うんじゃないですか．だって"よく冷やしてお飲みください"ってよくラベルに書いてありますもの」

医師：「ええっと……正解は，B：ぬる燗です」

妻：「えッ〜，どうしてなんですか？」

医師：「たとえば同じ糖度の果物やスイーツでも，より冷たい方が甘く感じないってことないですか？」

妻：「そういえば……確かにそうですね．逆に言うと，温かいとより甘く感じる……」

医師：「そう，ぬる燗ぐらいの温度が一番旨味や甘みを感じやすいですから，料理もより美味しく感じられると思います」

妻：「そう言えば，主人，以前は日本酒ばかり飲んで食が細かったんですけど，熱燗にしてから私の作った料理を『美味い』『美味い』って言ってちゃんと食べてくれるようになったし，不思議と会話も弾むんですよ」

医師：「料理を楽しむのなら，日本酒は冷やし過ぎても熱過ぎても良くありません．『美味い』『不味い』というより，『冷たい』『熱い』ということが先に来てしまいますから，味覚が鈍くなってしまいます．それに熱燗にすることで純米吟醸酒が本来持っている米の旨味，味わい，香りが膨らんで，口当たりも軟らかくなります」

妻：「だから，料理との相性も広がって食が進むんですね．先生，晩酌用にいくつか純米吟醸酒を試してみたんですけど，手頃な値段で主人のお気に入りのお酒が見つかったんです！」

医師：「それは何よりですね．奥さんが心を込めて作った手料理を，ご主人がお気に入りの純米吟醸酒をぬる燗にしてほろ酔い気分で食す．そして一緒に会話も楽しむなんて……羨ましい限りです」

夫婦揃ってニコニコ笑顔で診察室をあとにされました．

Case 20

12歳児の足背に皮疹が出現し難治. 診断の確定にまず何をする？

難易度 ★★★

12歳，女児．1月初旬より足背に皮疹が出現し消退しないため，3月に受診した 図1．発熱，関節痛などはなく全身状態は良好で，皮疹に痛みや痒みはない．手足にやや冷感はあるが，Raynaud 症状はない．診断を確定するためにまず最初に行うべきものはどれか？

A：クリオグロブリンを測定する
B：赤外線照射歴がないかを確認する
C：白血球数，赤血球数，血小板数を測定する
D：抗核抗体，免疫グロブリン，膠原病関連自己抗体を測定する
E：抗カルジオリピン抗体，抗カルジオリピンβGP1複合体抗体を測定する

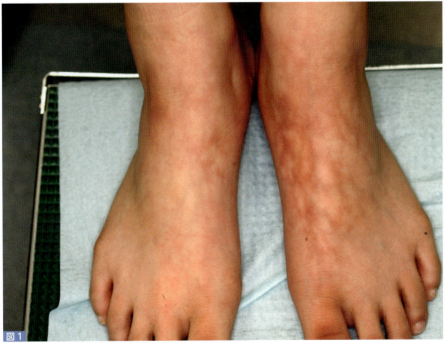

図1 足背

Answer 20 正解は B「赤外線照射歴がないかを確認する」

　小児の足背に紫紅色〜褐色調斑が網の目状に配列している 図1．これは「網状皮斑」と呼ばれ，種々の原因により生じる．全身症状を伴わない冬季発症例では，まず「温熱性紅斑」(erythema ab igne)，いわゆる"火だこ"を第一に考える．これは，熱傷を生じない程度の「赤外線（温熱）照射」に，長時間あるいは反復して曝露されることで生じる物理的皮膚障害である．温熱性紅斑は薄着や素足で過ごすことが多い小中学生の下腿に多く，男性よりもスカートを着用する女性に多い．赤外線の熱源としては，ストーブ，こたつ，ヒーターが多く，その他にもホットカーペット，24時間風呂，ラジエーター，ノート型パソコン，パン焼きオーブン（手背），製鉄所の溶鉱炉（顔面），焼き鳥屋の炭火（頬部），カイロ（腹部）などが見られる．そこで，「"こたつ"や"ストーブ"に長時間あたる習慣はないですか？」と聞いてみたところ，「寒がりなので，自宅では椅子に座って足のすぐ近くに"温風ヒーター"を置いて素足に直接当てていることが多いです」との有力な情報を得た．本例は，全身症状を伴わず典型例であることより，生活指導のみで経過観察とした．

　万が一，何らかの全身症状がみられたり，赤外線照射歴を確認できなかった場合には，多岐にわたる鑑別を進める必要がある．つまり，血液疾患（白血病，多血症，血小板増多症，悪性リンパ腫など），凝固亢進（抗リン脂質抗体症候群，深在性動静脈血栓症など），膠原病（全身性エリテマトーデス，全身性強皮症，皮膚筋炎など），血管炎（多発性結節性動脈炎，バージャー病，リウマチ性血管炎，ウエゲナー肉芽腫症，顕微鏡的血管炎など），薬物，感染症，悪性腫瘍，その他（クリオグロブリン血症，高グロブリン血症，コレステロール血栓症，原発性アミロイドーシスなど）などを鑑別し診断を確定する．検査には多大な労力を要するため，冬季に小中学生（特に女性）の下腿に網状皮斑がみられた場合には，まず最初に，赤外線を照射する"こたつ"や"ストーブ"の使用習慣歴を確認することがポイントとなる．温熱性紅斑と診断すれば，その後の多岐にわたる精査は不要となり適切な生活指導を行うことにより症状は軽快する．

　「温熱性紅斑」の他症例を提示する．「網状皮斑」は，網目が閉じており持続性であることが特徴である．

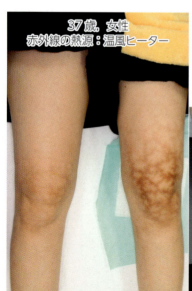
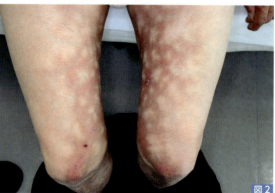

図2

「温熱性紅斑」の他症例

Case 21 手足に皮膚病変が出現．問診で聴取すべき事項は？

難易度 ★★★

63歳，女性．半年前より手足に皮膚病変が出現した 図1 図2 ．問診で聴取すべき事項はどれか？適切でないものを一つ選べ．

A：う歯　**B**：喫煙歴　**C**：歯科金属　**D**：骨関節痛　**E**：悪性腫瘍歴

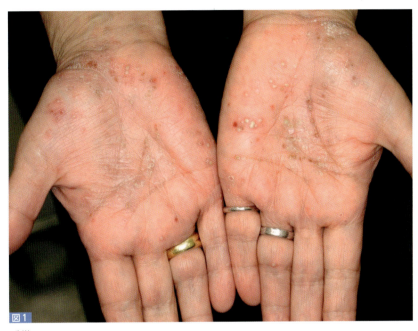

図1 手掌

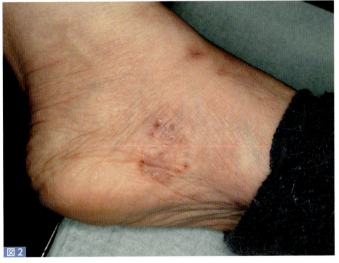

図2 左足

Answer 21 正解は E「悪性腫瘍歴」

　皮膚所見は，手掌に紅斑落屑性局面および紅暈を伴う膿疱が多発してみられる 図1．左足土踏まずにも程度は軽いが同様の所見を確認した 図2．これは「掌蹠膿疱症」に特徴的な所見である．可能であれば，膿疱内容が無菌性であることと，KOH 直接鏡検にて糸状菌が陰性であることを確認しておく．本疾患の病因で最も重要なものは「病巣感染」であり，う歯・歯肉炎などの歯性病巣，慢性扁桃腺炎，中耳炎，副鼻腔炎，虫垂炎，胆嚢炎などが知られている．臨床的には「歯性病巣」および「扁桃腺炎」が多く，歯性病巣の治療や扁桃摘出術を行うことにより症状が著明に軽快し治癒することもある．報告により有効率にばらつきはあるものの，前者は約 6 〜 8 割，後者は約 7 〜 9 割と，ともに高い効果を示す．その際，病巣感染の治療直後に軽快するというよりは，徐々に新生が減り数カ月の経過で軽快する場合が多い．

　次に検索すべき病因は，「歯科金属アレルギー」である．金属パッチテストを施行し陽性となった歯科金属を使用している場合には除去することで改善が期待できる．

　本疾患ではほとんどの患者が「喫煙」している．手掌と足底の皮膚はニコチン受容体の発現が他の皮膚より強いためタバコの影響を受けやすいとされており，「禁煙」で皮疹が軽快する場合もある．ただ，実際には病巣感染ほど治療効果は期待できない．

　本疾患の約 10 〜 30％に「骨関節炎」を合併する．胸肋鎖骨間骨化症，ほかに脊椎，仙腸関節，末梢関節にも生じ「掌蹠膿疱症性骨関節炎」(palmoplantar pustulotic arthro-osteitis, PAO) と呼ばれる．本例でも自覚的に右鎖骨〜胸骨あたりに痛みがあり，骨シンチグラフィでも胸骨（胸鎖関節）に集積があった 図3．う歯があったため歯性病巣の治療を行ったところ，皮疹および骨関節炎が著明に改善した．

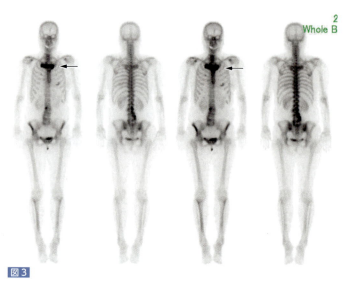

図3　骨シンチグラフィ

Case 22	急性蕁麻疹に有効な速効性の 抗ヒスタミン薬は？	難易度 ★★★★

35歳，男性．突然，蕁麻疹が出現したため外来を受診した患者が，「全身の痒みが強いので直ぐに効く薬をください！　注射は嫌いなので，飲み薬でお願いします」と訴えている．患者の要望に答えるための非鎮静性抗ヒスタミン薬のうち適切でないものはどれか？

A：ビラスチン（商品名：ビラノア）

B：エバスチン（商品名：エバステル）

C：オロパタジン塩酸塩（商品名：アレロック）

D：レボセチリジン塩酸塩（商品名：ザイザル）

E：ルパタジンフマル酸塩（商品名：ルパフィン）

Answer
22 正解は B「エバスチン」（商品名：エバステル）

　非鎮静性抗ヒスタミン薬は日常診療で使用頻度の多い薬剤である．そのため，疾患，年齢，痙攣・てんかん，肝・腎機能障害，併用薬，妊婦・授乳婦，自動車運転などを加味して臨機応変に選択する必要がある．

　本例のポイントは，急性蕁麻疹で外来を受診した患者が，「全身の痒みが強いので直ぐに効く薬をください！」と訴えている点である．つまり，キーワードは「速効性」である．

　「速効性」を期待する際には，非鎮静性抗ヒスタミン薬の薬物動態の特性を理解し，より効果的な薬剤を選択する必要がある．「最高血漿中濃度到達時間」（Tmax）が短いほど速効性が期待できる．

　ビラスチン，オロパタジン塩酸塩，レボセチリジン塩酸塩，ルパタジンフマル酸塩のTmaxは，いずれも1時間と非常に短く速効性が期待できる．その一方で，エバスチンのTmaxは，5.2時間と長いため速効性を希望する本例には適さない．

　実際には，速効性を期待し得るビラスチン，オロパタジン塩酸塩，レボセチリジン塩酸塩，ルパタジンフマル酸塩の中から，さらに痙攣・てんかん，肝・腎機能障害，併用薬，自動車運転などの有無を加味して適切な非鎮静性抗ヒスタミン薬を選択することになる．

Case 23

下腿に皮疹を繰り返す8歳児．スキー後に有痛性皮疹．診断は？

難易度 ★★★★

　8歳，女児．1カ月前より下腿に皮疹が出現・消退を繰り返している．「長く歩いたり，走った日に皮疹が出現するような気がする」とのこと．今回はスキーに行った後に有痛性皮疹が出現した 図1．皮疹以外に発熱，咽頭痛，眼や口の乾燥症状などの自覚症状はない．白血球数 4,600/μL（4,000-8,000），好酸球：3.9%（≦3.0），IgE（RIST）：300IU/mL（≦170），ASO：298IU/mL（≦200），抗核抗体≧×2,560（Speckled）（≦39），抗SS-A抗体：256倍，抗SS-B抗体：64倍，その他，抗カルジオリピン抗体，抗カルジオリンピンβGP1複合体，ループスアンチコアグラント，クリオグロブリン，MPO-ANCAに異常なし．次のうち最も考えられる疾患はどれか？

- **A**：IgA血管炎
- **B**：温熱性紅斑
- **C**：抗リン脂質抗体症候群
- **D**：高ガンマグロブリン血性紫斑
- **E**：好酸球性多発血管炎肉芽腫症

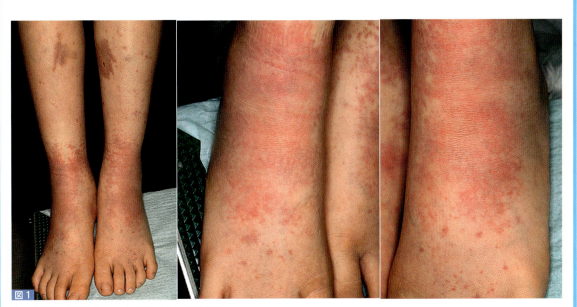

図1

左：下腿〜足背／中：右足背／右：左足背

Answer 23　正解は D 「高ガンマグロブリン血性紫斑」

B「温熱性紅斑」(erythema ab igne)，いわゆる"火だこ"は，薄着や素足で過ごすことが多い小中学生の下腿に多く，特にスカートを着用する女性に多い．本例はスキーに行く冬季でもあり考慮する必要があるが，"網状皮斑"が見られないため除外する．

臨床所見は，下腿，特に足首〜足背にかけて紫斑がみられる 図1 ．この紫斑が，①再発性で繰り返していること，②運動負荷で誘発されること，が臨床的に重要となる．つまり，これらは「シェーグレン症候群」でみられる「高ガンマグロブリン血性紫斑」に特徴的な所見である．眼科検査，口腔検査，口唇腺生検病理組織検査は，小児でもあり施行できなかったが，角膜上皮障害があり，抗核抗体，抗SS-A抗体，抗SS-B抗体が高値を示しており，「シェーグレン症候群」と考えられる．また，IgG：6,386mg/dL（875-1,850）と異常高値を示し，「高ガンマグロブリン血性紫斑」と診断した．なお，皮膚生検の病理所見では，軽度の白血球破砕性血管炎（leukocytoclastic vasculitis, LV），赤血球の血管外漏出がみられた．

A「IgA血管炎」(IgA vasculitis) では，先行する溶連菌の上気道感染が特徴的であり，ASO高値より疑いはあるが，発熱や咽頭痛の前駆症状がなく考えにくい．また，A群溶血レンサ球菌抗原も陰性であった．**C**「抗リン脂質抗体症候群」は，膠原病に続発し紫斑を呈することがあるため念頭に置く．ただし，特に全身性エリテマトーデス（systemic lupus erythematosus, SLE）での合併率が高く，主に網状皮斑，皮膚潰瘍，血栓性静脈炎を呈する．また，抗カルジオリピン抗体，抗カルジオリンピンβGP1複合体，ループスアンチコアグラントが陰性であったことより否定する．**E**「好酸球性多発血管炎肉芽腫症」（Eosinophilic granulomatosis with polyangiitis, EGPA）は，成人発症の喘息やアレルギー性鼻炎の先行があり，高好酸球血症，多発性単神経炎を呈するため否定する．

ここで，シェーグレン症候群の診断に重要な「口唇腺生検病理組織検査」を紹介する．下口唇を外側へ伸展させ固定し30秒間ほど待てば，唾液が点状に分泌してくる 図2左上 ．その周囲をマーキングしておき局所麻酔後に2-3mm切開を加えると，直下に2mm程度の小さな口唇腺を確認できる 図2左下 ．口唇腺を愛護的に摘出し，6-0ナイロン糸などで縫合し終了となる．手技的には簡便であるが，切開後に「口唇腺が見当たらない……」ということのないよう唾液の点状分泌部位を確実に同定しておくことがポイントとなる．そして，口唇腺組織で4mm^{2}あたり1focus（導管周囲に50個以上のリンパ球浸潤）以上の有無を確認する 図2右下 ．

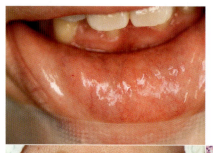

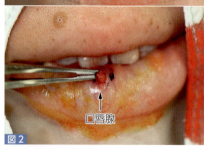

図2　口唇腺生検病理組織検査

Case 24

足底に痛みを伴う皮膚病変が出現．診断は？

難易度 ★★★★

74歳，女性．3日前に右足底に痛みを伴う皮膚病変が出現した 図1．診断はどれか？
（図は，竹田綜合病院医学雑誌．2005; 31: 16-20 より転載許可を得て掲載）

- A：汗疱
- B：血管腫
- C：足白癬
- D：帯状疱疹
- E：リンパ管腫

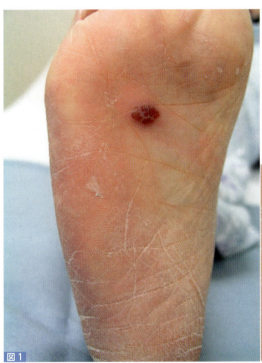
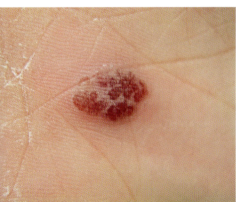

図1
左：右足底 / 右：拡大像

Answer 24 正解は D「帯状疱疹」

臨床所見は，右足底に汗疱様の小水疱が多房性に集簇し軽度の紅暈を伴っている 図1．

「汗疱」は手指・手掌・足底に小水疱〜水疱が多発する点，水疱が破れると落屑となるが襟飾り状に環状を呈する点で本例とは合致しない．「血管腫」のうち単純性血管腫は出生時に赤色斑（まれに思春期頃より隆起），苺状血管腫は生後数カ月で表面が顆粒状で赤色扁平隆起性局面〜半球状結節となり学童期までに自然退縮する．その他の被角血管腫，くも状血管腫，老人性血管腫は，いずれも紅色丘疹を呈する．また血管腫の結節は水疱・血疱ではなく充実性である．「足白癬」による水疱は，もともと足白癬がある患者の足底や足縁に突然，"緊満性"水疱を生じる（Case 17 参照）．「帯状疱疹」は唯一痛みを伴う点で合致しているが足底に単発性に生じることはない．「リンパ管腫」のうち限局性リンパ管腫は小水疱が集簇して不規則な局面を形成し蛙の卵様となり，ときに出血して血疱となる．ただし，小児期に生じ，頸部，腋窩，肩，外陰部に好発する点で合致しない．

診断に苦慮したため，皮膚生検を行い病理組織学的に検討した．棘融解性の表皮内水疱があり，その内部には角化細胞の球状変性および多核上皮性巨細胞（multinucleated epithelial giant cell）を確認し 図2左，「ヘルペスウイルス感染症」であった．足底の水疱が右下肢に生じた「帯状疱疹」の部分症状であった可能性を考え，改めて患者の診察を行った．すると，右臀部から下腿上部にかけて集簇性または列序性に痂皮・落屑を伴う紅斑と色素沈着がみられ 図2右，帯状疱疹の治癒過程に矛盾しない所見であり，「L5〜S1 領域に生じた帯状疱疹」と診断した．たとえ個疹であったとしても初診時の皮膚所見よりヘルペスウイルス感染症を疑わなければならない．そして，一言「右のお尻や肢に同じような水疱ができていませんか？」と聞いて視診を進めていれば，不要な皮膚生検を行うことなく低侵襲のTzanck 試験により簡単に診断を確定できたはずである．

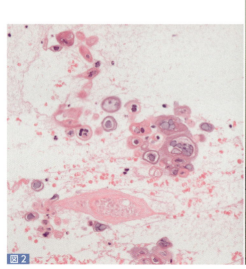
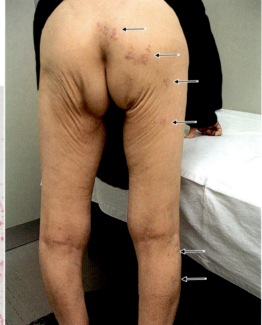

図2 左：水疱の病理所見 / 右：右臀部〜下肢

Case 25

湯たんぽの低温熱傷で効果的な治療法は？

難易度 ★★★★

28歳，女性．「2日前に湯たんぽを使って低温やけどを起こしました」と来院した 図1．効果が期待される治療法はどれか？

A：陰圧閉鎖療法
B：トラフェルミンの使用
C：創傷被覆材による湿潤環境下療法
D：保存的治療に関わらず，デブリードマンが必要となる
E：アルプロスタジルアルファデクスやブクラデシンナトリウムによる湿潤環境下療法

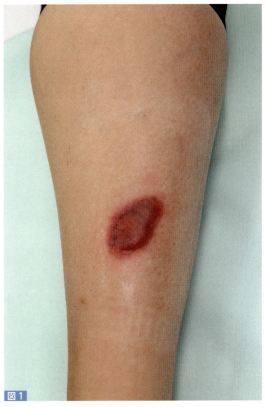

図1
右下腿後面

Answer

25 正解は D 「保存的治療に関わらず，デブリードマンが必要となる」

　熱傷の「深達度」を決定する要因は，熱源の「温度」と「接触時間」である．そして，受傷直後に適切な"冷却"が行われなかった場合や"細菌感染"を合併した場合には，初期の深達度よりもさらに深く進行する．

　44℃の低温でも6時間以上接触することで「低温熱傷」（moderate temperature burn）を起こし（臼田俊和. MB Derma. 2002; 57: 63-69），44℃以上であれば6時間以下でも生じる．低温熱傷の熱源は，湯たんぽ，電気あんか，使い捨てカイロ，電気毛布，ストーブ，こたつなどの暖房器具が多く，熟睡（泥酔），神経障害・知覚鈍麻・循環障害（高齢，糖尿病），意識消失（一酸化炭素中毒），運動麻痺（脳障害），寝返りができない（新生児・乳児）などにみられる．

　日常診療では，湯たんぽを愛用している若年女性の下腿発症例が目立つ．湯たんぽをタオルや専用の袋に包んで用心して使用しても一晩中接触することにより，翌朝，低温熱傷を起こしてしまうことがある．そのため，湯たんぽは就寝前に布団の加温目的に使用し就寝時には取り出すようにする．

　熱湯などによる通常の熱傷は，熱源の温度が高く接触時間が非常に短い．一方，低温熱傷は，熱源の温度は低いが接触時間が非常に長いため，例外なく熱傷の深達度は深くなる．真皮は血流に富み低温熱源の熱をある程度は放熱できるが，皮下脂肪は血流が乏しいため組織変性を強く受ける．そのため，通常，本例のような水疱形成をしていればII度熱傷と考えるが，これは表面上の真皮の変化を見ているに過ぎず，実際には深部の皮下脂肪組織では壊死が起こっており，III度（皮下）熱傷の状態である．

　通常の熱傷治療では，「湿潤環境下療法」（moist wound healing）をベースに種々の薬剤を駆使することにより高い効果が期待できる．特に「トラフェルミン」は，熱傷病変の上皮化を促進し瘢痕形成を抑制することから，II度熱傷には早期から使用することが日本熱傷学会熱傷診療ガイドラインで推奨されている．しかし残念ながら，低温熱傷では来院時にII度熱傷に見えても既にIII度（皮下）熱傷を起こしているため，いかに適切な保存的治療法を駆使しても皮膚の壊死が確実に進行し，残念ながらそれを防ぐことができない．そのため，細菌感染源となる壊死組織を外科的に除去〔デブリードマン（debridement）〕し，広範囲であれば植皮術が必要となる．

　本例でも6日後までは水疱を形成したII度熱傷，そして潰瘍底が鮮紅色であるため浅達性II度熱傷（superficial dermal burn, SDB）にみえる 図1 図2左〜中 ．しかし徐々に潰瘍底の色調が暗赤色〜白色へと深達性II度熱傷（deep dermal burn, DDB）の形相を呈し 図2右 図3左 ，さらには黒色焼痂（eschar）に変化し 図3中 ，明らかなIII度熱傷となった．壊死組織をデブリードマン（debridement）した後，保存的治療を行うこともあるが，肉芽組織を形成し周囲からの上皮化を待つには長期間を要すること，また治癒した熱傷瘢痕が将来的に瘢痕癌（有棘細胞癌）の発生母地になることより，本例では一期的に垂直マットレス縫合による縫縮術を行った 図3右 ．

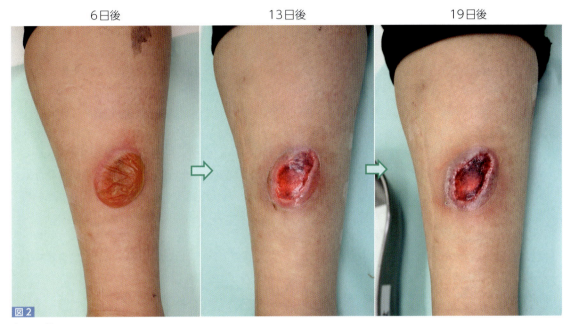

図2 右下腿後面

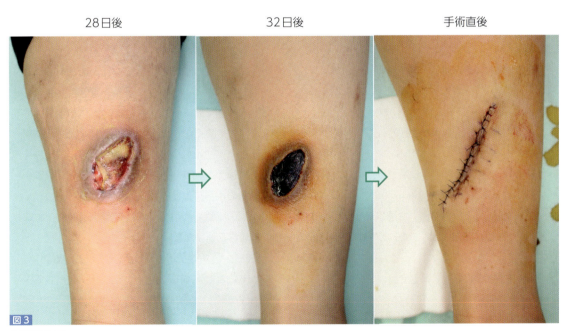

図3 右下腿後面

番外編 研修医指導に役立つ雑学 1/4

学生の頃とは違い，研修医になると美味しいお酒を覚え始めます．割烹料理店などで食事をすると必ず"日本酒リスト"があります．また，仲居さんが実際に日本酒の瓶を持って来てラベルを見せてくれることもあります．こんな時，先輩医師として少し予備知識があると心強いものです．

研修医：「先生，あの夫婦，体に良い日本酒の飲み方を覚えてから夫婦円満って感じですね．それに，私も勉強になりました．学生の頃，日本酒を飲んで良い思い出が一つもなかったですから．実は私も，日本酒って，悪酔いして翌日ひどい頭痛がするイメージしかありませんでした」

先輩医師：「そうなんだ……，でも研修医になってからは良い日本酒に出会って『美味しい』って思える機会も少しは増えてきたかな？」

研修医：「ええ．日本酒って不思議だなぁと思うんです．温度によって味わいも変わるような気がするんです」

先輩医師：「その通り．結構鋭いね〜君．ホントのこと言うと，飲み方なんて自分の好みで決めればいいんだよ．でも知識がないばっかりに悪いイメージを持ってしまうのは何とも悲しい気がするんでね」

研修医：「先生，ちなみに冷酒で飲むのが美味しい日本酒ってありますか？」

先輩医師：「そうだなぁ．冷酒じゃないと美味しくない日本酒ならあるよ．さあ，どれかな？」**(問1)**

A：生酒（なまざけ）
B：無濾過酒
C：火入れした酒

研修医：「正直，BとCの意味はよくわからないです．ただ，A：生酒は生っていうくらいだから，冷酒じゃないとダメなんじゃないでしょうか」

先輩医師：「そうだね．生酒は熟成されていない完成前の未熟な若い酒だから，まだ酵母が生きていて冷蔵庫で保管してそのまま冷酒で飲むしか方法はないんだ」

研修医：「生鮮食品みたいですね」

先輩医師：「まあ，そんな感じ．生酒は独特のフレッシュ感があって最近人気がある．炭酸ガスを多く含んでいてシャンパンのような活性清酒なんて面白い日本酒もあるね．ただし，開封後は劣化が進んでいくから，開けたら飲み切るのがベスト！」

研修医：「やっぱりそうなんですね．前に飲みきれなかった生酒をしばらくしてからまた飲んだら，味も香りも落ちたように感じました」

先輩医師：「よくわかったね．生酒が古くなってくると生老ね香（なまひねか）という異臭を発生するんだ」

研修医：「そう言えば，先生．火入れってどういうことなんですか？」

先輩医師：「そうそう．大事なことを言い忘れていた．火入れというのは，残存する酵素を失活させるため，そして，火落ち菌という悪玉乳酸菌による腐敗を防ぐために行う加熱処理のことなんだ」

研修医：「へぇ〜．加熱処理しちゃうんですかぁ」

先輩医師：「まあ，加熱処理といっても純米酒や吟醸酒の場合には60℃前後だけどね．火入れは，日本酒の安定した供給，保存管理や流通のためには大切な工程なんだ」

研修医：「すると……さっきの生酒は，火入れなしってことなんですね．だから，デリケートで保存管理が難しいのかぁ」

64ページへ続く

Case 26 右顔面と耳の発赤・腫脹が出現し治療抵抗性. 診断は？

難易度 ★★★

77歳，女性．右顔面と耳の発赤・腫脹が出現したため近医を受診した．バラシクロビル塩酸塩とセフジトレンピボキシルを3日間投与されたが，さらに悪化してきたため相談を受けた 図1 図2．自覚的にほてり感がある．頭痛なし．KT：36.4℃．白血球数 4,200/μL（4,000-8,000），好中球：44.5%（55.0-75.0），CRP：0.52mg/dL（≦0.30），その他の一般生化学検査に異常なし．変形性股関節症のためロキソプロフェンナトリウム水和物の長期投与を受けている．最も考えられる徴候・疾患はどれか？

（図1 は，整形・災害外科. 2015; 58（12）: 1583-1591 より転載許可を得て掲載）

A：丹毒　**B**：帯状疱疹　**C**：接触性皮膚炎　**D**：Hutchinson's sign　**E**：Ramsay Hunt 症候群

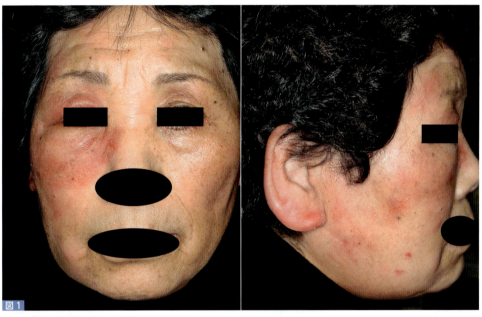

図1　顔面（左：正面 / 右：右側）

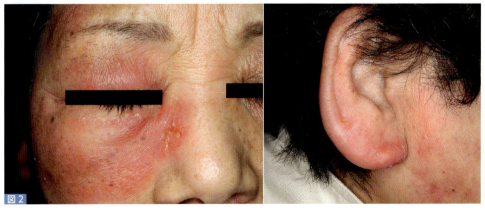

図2　左：右眼瞼〜頬部 / 右：頬部〜右耳介

Answer 26 正解は A「丹毒」

　顔面に片側性の発赤・腫脹がみられたことより,「帯状疱疹」または「丹毒」が疑われ, "抗ウイルス薬"と"抗菌薬"を併用投与されたものと推察される. 当科受診時には痛みや発熱はなく, 血液検査所見でも, 白血球数の上昇はなく, CRPは軽度上昇に留まっている. 本例では, 非ステロイド性抗炎症薬 (non-steroidal anti-inflammatory drugs, NSAIDs)(連用), および抗ウイルス薬と抗菌薬 (3日間) を投薬されている影響を踏まえて判断する必要がある.

　臨床所見を観察すると, 右眼瞼～頬部～耳介・耳垂にかけて鮮紅色紅斑がみられ,「帯状疱疹」を想起するかもしれない 図1. たださらに注意深く観察すると, 紅斑は鱗屑を伴うのみで, 小水疱や水疱形成後の痂疲はみられず 図2, 帯状疱疹は否定的である. そして, 皮膚病変の"分布"をみても, 三叉神経の第2枝領域に留まらず, 第1枝領域 (右こめかみ部の紅斑) や第3枝領域 (下顎部周辺の散在性小びらん) にも及んでおり 図1, 帯状疱疹には適合しない.

　本例は, 痛みや発熱はなく, 好中球優位の白血球増多もなく, CRPの軽度上昇がみられるのみであるが, "既に投薬中"であることを考慮すると, 特徴的な臨床所見より「丹毒」と診断する. "抗ウイルス薬を中止"した上で, 抗菌薬 (セファゾリンナトリウム, クリンダマイシンリン酸エステル) を点滴静注したところ, 3日後には著明な改善がみられ 図3, CRPも0.12mg/dLと正常化し, 臨床診断を裏付けた.

　実臨床では, 教本のような典型例ばかりではなく, むしろ様々な修飾が加わった後に受診するケースが多い. すると, 臨床所見や検査データも変化してしまい, 診断に迷うことも少なくない. そのような場合でも, 病態の把握に努め, シンプルな投薬で治療効果を検証しフィードバックして再考する, という地道な作業を1例1例丁寧に積み重ねることにより, 着実に「病態を見抜く眼」(イーグルアイ) を養うことができる.

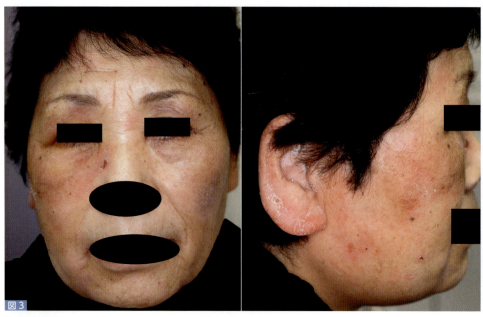

図3 治療3日後

Case 27

8歳児の体幹・四肢に白色丘疹が多発．適切な指導は？

難易度 ★★★★

8歳, 男児. 体幹・四肢に白色丘疹が多発してきたため来院した 図1. 肘窩の丘疹は部分的に炎症を伴っている 図2. 最も適切な指導はどれか？

- A：「自然に治るまで待ちましょう」
- B：「伝染する皮膚病ではありません」
- C：「今後は徹底的にスキンケアをしましょう」
- D：「数が多いので少しずつ何回かに分けて摘出しましょう」
- E：「学校やスイミングスクールでプールを控える必要はありません」

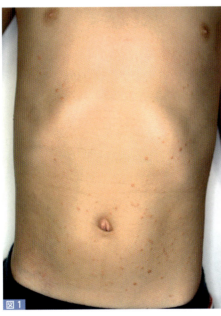
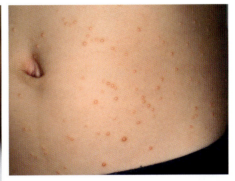

図1　左：体幹前面 / 右：左腹部

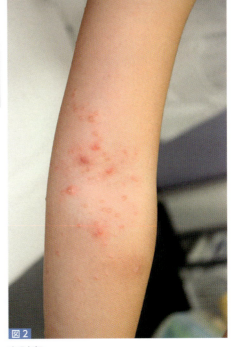

図2　左肘窩

Answer

27 正解は C「今後は徹底的にスキンケアをしましょう」

本例は「伝染性軟属腫」（水イボ）が全身に無数に多発している 図1 図2 ．数件の医院で「自然に治るから大丈夫」と言われたので信用して放置していたところ，悪化する一方で心配になり来院した．

ポックスウイルスの接触感染で生じるため"伝染する"皮膚疾患である．皮膚の直接的な接触のみではなく，プールのビート板や入浴後のタオルの共用など間接的な接触でも感染する．そのため，拡大防止および社会通念上の常識として，治るまでは「学校やスイミングスクールでプールを控えるべき」である．治るまでの期間はプールを禁止されて過ごすことになるため，患児は少なからず精神的・肉体的な苦痛を被る．もし，放置療法を選択し「自然に治るまで待つ」とすると，早くて半年，遅いと2〜3年もの長期間を要する．「放置療法」の最大の欠点は，他者への感染の拡大と患児の苦痛が長期間に及ぶこと，さらには，本例のように自家接種により無数に増数してしまうと整容面の悪さが際立ってくる．そして，最終的に治療を行う医師と介助する看護師，および治療を受ける患児と付き添う親，すべての人々が多大な労力を費やし，苦痛に苛まれることになる．

伝染性軟属腫患児に遭遇した場合，本例のような不幸な例を生み出さないためにも「早期に軟属腫摘出術を施行すべき」である．軟属腫摘出術は診療報酬を伴い厚生労働省が認可している有力な治療法であり，施術前の痛み軽減のために局所麻酔薬リドカインテープの使用も保険で認可されている．

鋭匙ピンセット 図3 を用いると，確実に短時間に摘出できる 図4 ．ただこの時，「数回に分けた治療スケジュール」を組んでしまうと，患児が次回の来院を拒否して治療が不十分に終わり，残存する軟属腫が自家接種により再び増数してしまう．これを避けるために，「診断したその日に全ての軟属腫を摘出し1回の施術で完治に導く」のが原則である．

「軟属腫摘出術は患児が可哀そうなのでやらない」「摘出に時間がかかるし暴れる患児を押さえつけるのが面倒なので，忙しい診療の合間にやりたくない」という理由で，安易に放置療法を選択すべきではない．患児が再診しないのは自然に治ったからではなく，むしろ増悪してしまい心配になった親が病院を転々とし，最終的に良心的な後医が摘出して治してくれたに過ぎない．放置療法を推奨された結果，気の毒な経過を辿っている例にたびたび遭遇するのは悩ましい．

乾燥肌（ドライスキン） 図5 はバリア機能が障害されており，伝染性軟属腫に感染しやすいため，「徹底的なスキンケアによりバリア機能を修復して感染を予防すること」が大切である．また，プールは塩素により皮脂が除去されるため，プールに入る直前に全身にくまなく保湿薬を外用するよう親に指導しておくことも忘れない．

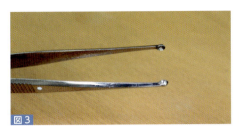

図3 鋭匙ピンセット

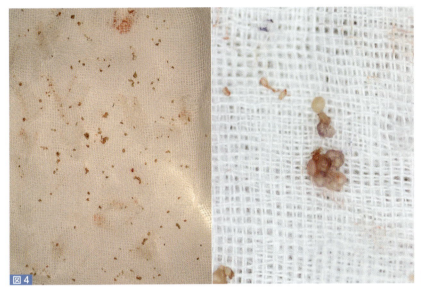

図4 摘出した軟属腫

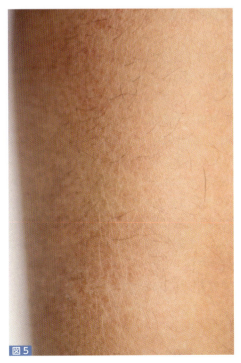

図5 乾燥肌（ドライスキン）

番外編　研修医指導に役立つ雑学

2/4

先輩医師：「エクセレント！　上出来.生酒は火入れされていなくて,生々(なまなま),本生(ほんなま)とも言われている.それじゃあ,生貯蔵酒と生詰めの火入れの回数はどうかな？」(問2)

A：なし
B：1回
C：2回

研修医：「生がついているから,これも火入れなしだと思います」

先輩医師：「そうかな？　それではまず予備知識として,通常の日本酒は,醪(もろみ)を搾ったあと貯蔵する前に1回火入れをして,出荷直前の瓶詰め前にもう1回火入れをするんだ」

研修医：「すると……火入れを2回するってことですか」

先輩医師：「そう,通常は2回.生酒は火入れなし.すると,生貯蔵酒と生詰めは何回？」

研修医：「よくわからないけど,間を取って1回！」

先輩医師：「そう,1回なんだ.生貯蔵酒の生の意味は,生のまま貯蔵する,つまり火入れしないで貯蔵するってこと.生詰めの生も同じく生のまま瓶詰めする,つまり火入れしないで瓶詰めするってこと.でもどちらも,もう1回の火入れはちゃんとするから半生ってとこかな」

研修医：「へぇ～,生にもいろいろあるんですね.そう言えば先生,この前,ラベルに"無濾過生原酒"って書いてあるのを見たんですが,どういう意味なんでしょうか？」

先輩医師：「それはね,無濾過・生・原酒と区切って考えるとわかりやすいよ.生酒も原酒も前に説明したからわかるよね.念のために言うと,原酒は割り水を足していないアルコール濃度の高い酒だ.残るは無濾過酒だね.無濾過とは,活性炭素

濾過していないという意味だよ.それでは,無濾過と炭濾過仕上げとではどちらが美味しいだろうか？」(問3)

A：無濾過
B：炭濾過仕上げ

研修医：「何となく無濾過のような気もするんですが,仕上げっていうくらいだからB：炭濾過仕上げにします」

先輩医師：「う～ん,本当の意味がわからないと表現方法に釣られて思い込んじゃうことってあるよね.一般の日本酒は,醪を搾って出て来た清酒を1回目の火入れをして貯蔵し熟成させる.そして,濾過,割り水,2回目の火入れをしてから瓶詰めをする.つまり,濾過は通常の工程に含まれているから,わざわざ炭濾過仕上げなんて記載はしない.むしろ,普通やることを敢えてやらない無濾過を記載することに何か造り手の意志を感じないか？」

研修医：「意志……ですか……」

先輩医師：「活性炭素濾過は,酒の雑味を削って飲みやすくするための手法なんだ.水のように飲みやすい酒って言えばイメージしやすいかな.ただ,雑味だけではなく旨味まで削られてしまうから,無濾過で済めばそれに越したことはない.つまり,『我々の造った酒は濾過しなくても雑味のない旨味のある美味い酒なんだ』という造り手の意思表示ともとれる」

研修医：「そうだったんですかぁ,せっかくの意思表示を取り間違えてしまうなんて……失礼しました.表現方法のイメージだけで誤った先入観を持って勝手に思い込んじゃうのって怖いですね……気を付けないと」

86ページへ続く

Case 28

てんかん加療中に顔面・上肢に生じた皮疹が治療抵抗性．診断は？

難易度 ★★★★

19歳，男性．難治性てんかん，最重度知的能力障害があり，長期加療中である．4カ月前より顔面に皮疹が出現し，抗菌薬，抗真菌薬，ステロイド薬による外用療法を行われたが，徐々に悪化し 図1 図2 ，さらに左上肢にも出現してきた 図3 ．この原因不明の皮疹について相談を受けた．最も考えられる疾患はどれか？

- **A**：臭素疹
- **B**：アカツキ病
- **C**：集簇性ざ瘡
- **D**：炎症性角化症
- **E**：SAPHO 症候群

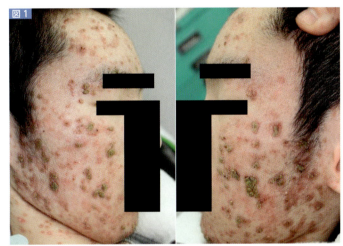

左：右顔面〜頸部 / 右：左顔面

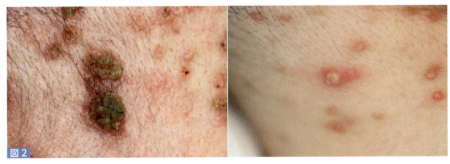

拡大像（左：右頬部 / 右：右頸部）

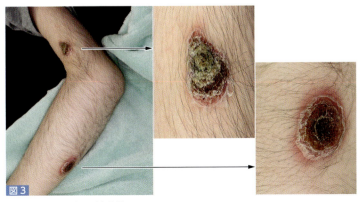

左：左上肢 / 右：拡大像

Answer 28 正解は A「臭素疹」

　顔面全体〜頸部にかけて膿疱と紅色丘疹，また黄色痂皮〜増殖性角化性結節を伴う紅斑性局面が散在性〜集簇性にみられる 図1 図2．さらに，左上肢に紅暈を伴う増殖隆起性角化性結節を2個確認した 図3．この「特徴的な臨床所見」と「難治性てんかんで加療中である」ことより，「臭素疹」(bromoderma) を思い浮かべる．

　内服薬をチェックしたところ，抗てんかん薬（クロバザム，フェニトイン，臭化カリウム，フェノバルビタール，バルプロ酸ナトリウム），他9種類の薬剤を内服しており，予想通り「臭化カリウム」が含まれていた．したがって，本例を"難治性てんかん"患者に対する"臭化カリウム"投与中に生じた「臭素疹」と診断した．

　臭化物（ブロム剤）は1800年代よりてんかんの治療薬として広く使用されたが，新薬の登場に伴いその使用頻度が減少したため，「臭素疹」に遭遇する機会も少なくなった．しかしながら，小児神経領域で「難治性てんかん」に対する臭化物の有効性が再評価されるようになったため，「臭素疹」が増加傾向であることに留意する．

　臭化物中止による自然軽快を期待したが，「臭化カリウム」の減量に伴いてんかんが再燃徴候をきたしたため，臭化物は継続せざるを得なかった．そのため，種々の対症療法を試みたが治療抵抗性を示した．しかしながら最終的には，顔〜頸部にアダパレンと過酸化ベンゾイルを外用し，上肢に5%サリチル酸ワセリンの閉鎖密封療法（occlusive dressing technique, ODT）を根気よく継続したところ，軽度の再燃はみられるものの落ち着いた状態で過ごせるようになった 図4．

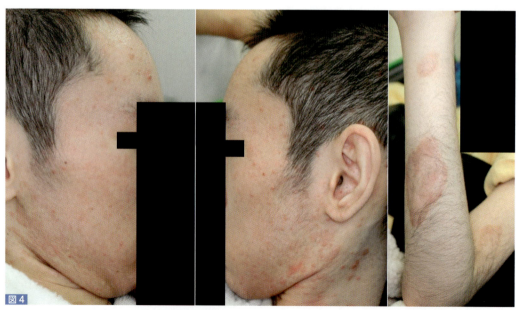

図4 治療後（左：右顔面〜頸部／中：左顔面〜頸部／右：左上肢）

Case 29 第1指の爪が変色．診断は？

難易度 ★★★

63歳，男性．3カ月前より左第1指の爪が変色してきた 図1．最も考えるべき疾患はどれか？正しい組み合わせを選べ．

- **A**：悪性黒色腫と爪白癬
- **B**：Green nail と爪白癬
- **C**：悪性黒色腫と爪甲下出血
- **D**：悪性黒色腫と Green nail
- **E**：悪性黒色腫とグロムス腫瘍

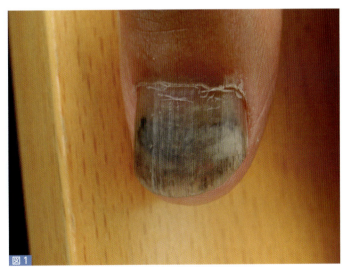

図1

左第1指爪部

Answer 29　正解は B 「Green nail（緑膿菌の日和見感染）と爪白癬」

　成人に発症する黒色調爪で臨床的に見逃してはならない疾患は「爪部悪性黒色腫」（メラノーマ）である．爪部悪性黒色腫は通常，褐色〜黒色の"爪甲色素線条"として始まり，徐々にその幅が拡大する．進行すると爪全体となり爪甲の亀裂や破壊，出血を生じることもある．爪甲色素線条で爪部悪性黒色腫（図2 他症例1）を疑わせる所見として，①横幅が 6mm 以上である，②色調が不規則な濃淡，あるいは一様に黒色調を呈する，③近位側の爪甲起始部で幅が太く遠位側の爪甲遊離縁へ行くにつれ細くなる，④急速な変化がみられる，⑤近位や側爪郭部，指（趾）尖部に染み出し様の黒褐色斑（Hutchinson 徴候）がある，などの所見がないかを注意深く診察する．

　本例の皮膚所見は，爪甲基部はほぼ正常に保たれており途中から爪甲遊離縁にかけて黒褐色〜黒緑色の色素異常がまだらにみられ，一部白色調が混在している．色素線条はみられず，近位や側爪郭部，指尖部にも Hutchinson 徴候はみられず，爪部悪性黒色腫を疑う根拠となる所見はない．

　本例で疑わしい疾患は，「Green nail」（緑膿菌の日和見感染）と「爪白癬」である．爪甲剥離を伴っていることが多いため，ニッパーなどで浮いている爪をカットする（図3 他症例2）．これは診断および病巣を除去する意味で重要である．爪甲下の脆弱な部位を検体として KOH 直接鏡検をしたところ真菌の数珠状胞子を確認した 図4 ．

　培養検査では，Pseudomonas aeruginosa（緑膿菌）と雑真菌を検出した．Green nail と爪白癬の合併と診断し，爪甲基部近くまで爪をカットした．連日，爪床を石鹸でよく洗浄し乾いた後に抗真菌薬を外用したところ，1 カ月後にはやや爪甲剥離ぎみではあるものの爪甲基部より正常爪の新生がみられた 図5 ．

　黒褐色調の爪に遭遇した場合には爪部悪性黒色腫を念頭に置く必要があるが，無闇に心配することはなく一つひとつ所見を確認することにより冷静に鑑別することができる．

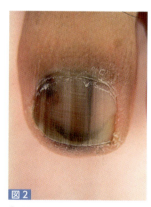

図2　「爪部悪性黒色腫」の他症例1（51歳，男性）

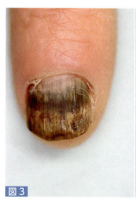 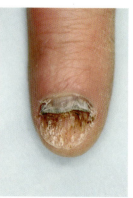 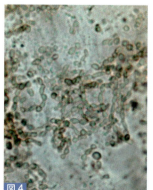 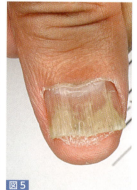

図3　左：「Green nail と爪白癬」の他症例2（41歳，女性）／右：爪カット後

図4　KOH 直接鏡検所見

図5　治療 1 カ月後

| Case 30 | 6歳児で感冒後に顔面・四肢に痒みを伴う皮疹が出現．診断は？ | 難易度 ★★★ |

6歳，女児．感冒様症状のあとに顔に痒みを伴う皮疹が出現し 図1，四肢へも拡大してきたため 図2，近医を受診した．セフジニル，トラネキサム酸を投与されたが改善なく，診断に苦慮しているとのことで，2月中旬に紹介を受けた．37.2℃の微熱あり．食欲低下はなく，全身状態は良好．次のうち最も考えられる疾患はどれか？

A：皮膚筋炎　**B**：伝染性紅斑　**C**：接触性皮膚炎　**D**：Gianotti症候群　**E**：全身性エリテマトーデス

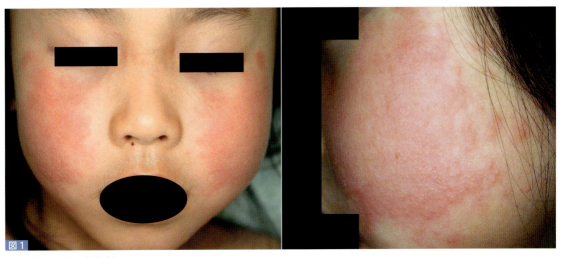

図1　左：顔面／右：左頬部

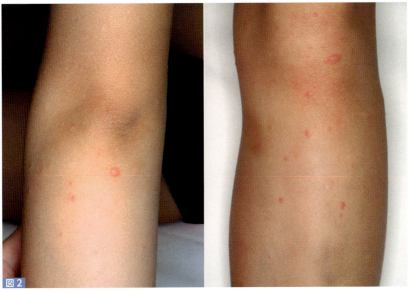

図2　左：左肘周囲／右：左膝〜下腿

Answer 30 正解は D 「Gianotti 症候群」

臨床所見は，両側頬部に左右対称性に鮮紅色紅斑がみられる 図1左．さらに注意深く観察すると，紅色丘疹が集簇しているのがわかる 図1右．また，四肢にも紅色丘疹が散在性に分布している 図2．この特徴的な所見に加え，感冒様症状のあとに"痒み"を伴う皮膚病変が出現していること，微熱があるものの全身状態は良好であることより，「Gianotti 症候群」と診断する．

本症は，「小児丘疹性肢端皮膚炎」とも呼ばれ，Epstein-Barr virus（EBV）をはじめとする種々のウイルスや溶連菌感染を契機として発症する小児の common disease である．しかしながら時折，本例のように診断されないまま投薬を受け，皮膚症状が長引くために親が心配してドクターショッピングをしているケースに遭遇する．心配であれば，原因となる病原体の検索を進めつつ，末梢血・一般生化学検査を施行し，対症加療にて経過を観察する．そして，皮膚病変が軽快するまでには 1 〜 2 カ月を要することを事前に説明しておくことで親の不安は解消する．

本例では，臨床所見および診断，病態，治療，経過などを親に説明した．そして，初診医院で採血検査を受けているにもかかわらず再診していなかったため，再診のうえ経過を診てもらうよう指導したところ，納得された．

「伝染性紅斑」（リンゴ病）も両側頬部に紅斑を呈し小児に好発するため鑑別を要するが，通常"痒み"は伴わず，"丘疹"もみられない．また，四肢には紅色丘疹ではなく"網目状紅斑"がみられる点で異なる．

「Gianotti 症候群」の他症例を提示する 図3．Case 30 と同じ 6 歳児で皮疹の分布や性状が酷似している．

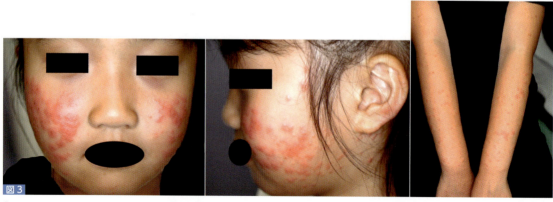

図3 「Gianotti 症候群」の他症例（6 歳，女児）

Case 31 体に痒みを伴う特徴的な皮疹が出現．診断は？

難易度 ★★

72歳，女性．2週間前から体に痒みが出現したため近医で治療を受けているが改善しない 図1．第一に考えるべき疾患はどれか？

A：薬疹
B：蕁麻疹
C：皮膚筋炎
D：接触性皮膚炎
E：シイタケ皮膚炎

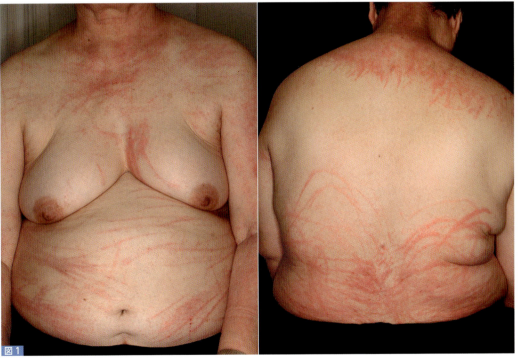

図1
左：体幹前面／右：背部

Answer 31 正解は E「シイタケ皮膚炎」

　体幹前面・上肢および背部の手の届く範囲（上背部と腰部）に限局して特徴的な線状紅斑がみられる．これは，「flagellate erythema」（むち打ち様紅斑），別称：flagellate dermatitis, scratch dermatitis と呼ばれ，この所見をみたら，皮膚筋炎，成人 Still 病，シイタケ皮膚炎，サイトメガロウイルス感染症，ブレオマイシン / ペプレオマイシンによる薬疹の 5 疾患を念頭に置く．

　実際の臨床の場でこの特徴的な皮膚所見を示す患者に遭遇したら，まずは最初に「症状がでる前に"シイタケ"を食べなかったですか？」と聞いてみることが重要である．すると，本例では「そう言えば……シイタケを焼いて食べるようになったんですけど……どうしてわかったんですか？」と有用な情報が得られた．治療は原因除去と対症加療を行う．本例では，シイタケの摂食を中止し，ステロイド外用薬と抗ヒスタミン薬の投与により軽快し，その後再燃はない．

　「シイタケ皮膚炎」を第一に想起できれば，経過が遷延することなく短期間で治癒するだけなく，その後の鑑別に伴う診療や精密検査などは全て不要となる．もし，シイタケの摂食歴がない場合には，その他の 4 疾患の鑑別を進めていく．基礎疾患およびその治療歴の確認，身体所見，血液検査，皮膚生検，筋生検，筋電図，筋 MRI，胸部 CT，上部・下部消化管内視鏡検査などを適宜追加する．

　「flagellate erythema」に遭遇した際には，必ず"爪"を診るように心がける．もし，図2 のような"爪囲紅斑"や"爪上皮出血点"がみられれば，「皮膚筋炎」と考えてまず間違いない．

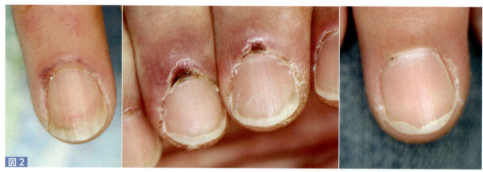

「皮膚筋炎」3 例：爪囲紅斑と爪上皮出血点

Case 32 アトピーで妊娠・出産後のアドバイスのうち適切なものは？

難易度 ★★★

　子供の頃からアトピー性皮膚炎で苦労してきた患者（30歳，女性）が妊娠の報告をしてくれた．現在，皮膚症状は落ち着いており 図1 ，血清 TARC（thymus and activation-regulated chemokine）値も正常で推移している．妊娠中および出産後の乳児に対するアドバイスのうち最も適切なものはどれか？

A：「生後，皮膚が乾燥するようであれば，保湿薬の外用を始めましょう」
B：「生後，湿疹が出現するようであれば，保湿薬の外用を始めましょう」
C：「生後，できるだけ早い時期から，全身に保湿薬の外用を始めましょう」
D：「子供のアレルギー予防のために妊娠・授乳中は，鶏卵の摂取は控えましょう」
E：「生後，できるだけ早い時期から，乾燥する部位に保湿薬の外用を始めましょう」

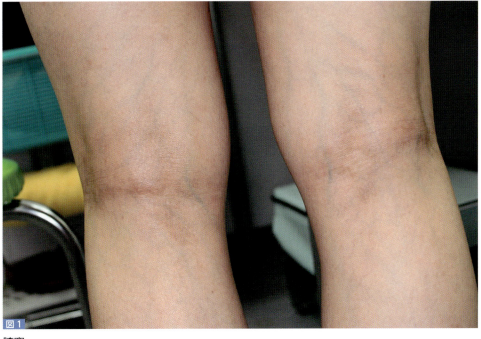

図1 膝窩

Answer

32 正解は c 「生後，できるだけ早い時期から，全身に保湿薬の外用を始めましょう」

　生後，できるだけ早い時期から，全身に保湿薬を塗布するだけで，アトピー性皮膚炎 (atopic dermatitis, AD) の発症率を半減させ，発症したとしても重症化を防ぐことが期待できる．そのため，医師，看護師（助産師），薬剤師などの医療人が，妊娠中や出産直後にスキンケアを指導し，予防的な早期介入に積極的に取り組むことが重要である．

　いくつかの知見を紹介する．30 ～ 50％のアトピー発症率を示すハイリスク家系において，生後 1 ～ 7 日から全身に保湿クリームを入浴後 3 分以内に 1 日 1 回以上外用したところ，アトピー発症率が 15％に低下した (Eric LS. J Am Acad Dermatol. 2010; 63: 587-593)．

　新生児 124 人における生後半年の AD 発症率は，無塗布群 vs 生後 3 週以内に保湿薬を毎日全身に塗布した群：43.4％ vs 21.8％と半減した (Simpson EL, et al. J Allergy Clin Immunol. 2014; 134: 818-823)．新生児 118 人における生後 32 週の AD 発症率は，無塗布群 vs 生後 1 週以内に保湿薬を毎日全身に塗布した群：59.6％ vs 34.6％と半減した (Horimukai K, et al. J Allergy Clin Immunol. 2014; 134: 824-830)．

　生後 1 カ月から乳児に保湿薬を外用すると，軽症の AD が多かった（池澤善郎, 他. 日小皮会誌. 2009; 2: 89-94)．等の報告がある．

　ポイントは保湿薬の開始時期と塗布範囲である．つまり，"生後早期に"乾燥の有無に関わらず"全身に"外用することが重要である．もし湿疹が出現した場合には，ステロイド外用薬で炎症を抑え早期に皮膚を修復する．

　米国の小児学会では従来，妊娠・授乳中および乳幼児期に鶏卵などの食物の摂取を回避するように推奨してきたが，食物制限による予防効果が得られず，この推奨を撤回しており (Greer FR, et al. Pediatrics. 2008; 121: 183-191)，妊娠中・授乳中の母親の食物制限は不要である．

Case 33

乳児の顔面に皮疹が出現し全身へ拡大．適切な治療薬は？

難易度 ★★★

　生後1カ月，女児．4～5日前から顔面に皮疹が出現し，その後，全身へ拡大してきたため，8月に受診した．哺乳力の低下はなく元気．発熱なし．白血球数：17,900/μL（好中球：20.0％，リンパ球：70.0％，好酸球：5.0％），CRP：0.03mg/dL，その他，一般生化学・尿検査所見に異常なし．最も適切な治療薬はどれか？

A：抗菌薬　**B**：抗真菌薬　**C**：抗ウイルス薬　**D**：免疫グロブリン製剤　**E**：副腎皮質ステロイド薬

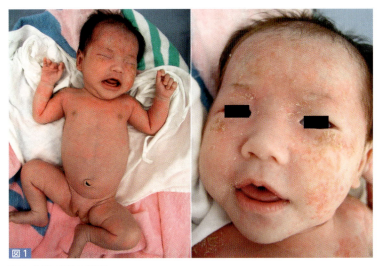

左：全身／右：顔面

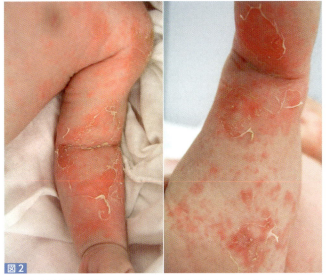

左：左上肢屈側（岸本和裕．「とびひ」と思うが？ In: 土田哲也, 編. Common disease から入る皮膚疾患. 文光堂; 2012. p.144-p.162 より転載許可を得て掲載）／右：左下肢屈側

Answer
33　正解は A「抗菌薬」

　顔面～上胸部・肩にかけて黄色痂疲を伴う紅斑が癒合性に分布しており 図1 ，「伝染性膿痂疹」が疑われ，四肢には潮紅がみられる．ここで重要なことは，肘窩にわずかに確認される「膜様落屑を付着した紅色びらん面の形成」を見逃さないことである．このままでは十分に観察できないため屈曲している四肢を進展して，四肢屈側（特に肘窩，膝窩周囲）を露出させる．すると，剥脱した表皮が膜様落屑となり，びらん性紅色局面を形成しており 図2 ，左手首周辺には膜様水疱蓋を伴う紅斑がみられ，「ブドウ球菌性熱傷様皮膚症候群」（Staphylococcal scaled skin syndrome, SSSS）と診断する．

　SSSS は，主に新生児・乳幼児の皮膚，鼻咽頭などに感染した「黄色ブドウ球菌」が産生する「表皮剥脱毒素」（exfoliative toxin, ET）が流血中に入り，全身の皮膚へ散布され，落葉状天疱瘡抗原である「デスモグレイン 1」を特異的に認識し切断することにより，表皮上層の顆粒層レベルで皮膚が剥離する疾患である．そのため，落葉状天疱瘡と伝染性膿痂疹・SSSS の病理像は酷似する．SSSS で剥離した皮膚面は深い潰瘍ではなく浅いびらん面を形成するため，抗菌薬の経静脈的投与により速やかに上皮化する．

　本例は，顔面皮膚の細菌培養検査でメチシリン耐性黄色ブドウ球菌（Methicillin-resistant Staphylococcus aureus, MRSA）（2＋）を検出したことより，「顔面に初発した伝染性膿痂疹に起因した SSSS」と考えた．テイコプラニンの経静脈的投与により速やかに改善した．

　SSSS では初診時に必ず「細菌培養検査」および「薬剤感受性試験」を施行しておく．検査結果が判明するまでの 3 日間は通常，セフェム系抗菌薬の経静脈的投与を行う．セフェム系抗菌薬に感受性のある黄色ブドウ球菌であれば，問題なく治癒する．ただし，セフェム系抗菌薬に耐性化を示す MRSA が検出された場合には，薬剤感受性試験の結果を踏まえて感受性のある抗菌薬へ変更する必要がある．もし初診時に細菌培養検査および薬剤感受性試験を施行せず，セフェム系抗菌薬に反応が乏しかった場合には，感受性のある薬剤への即時変更ができないため，選択する根拠が不透明な抗菌薬へ変更せざるを得なくなってしまう．

　本例は初診時より，原因菌である MRSA に有効なテイコプラニンを 4 日間投与し短期間で治癒に至った．これは，姉二人が当科で伝染性膿痂疹の治療を受けた経緯があり，両者ともに細菌培養検査を施行しており，テイコプラニンに感受性のある MRSA を検出していたことによる．結果的には，3 姉妹ともに同じ薬剤感受性を示す MRSA により伝染性膿痂疹を発症し，本例のみが新生児であったために SSSS に進展したものと考えられる．今回検出された MRSA はペニシリン系，セフェム系，カルバペネム系，アミノグリコシド系，リンコマイシン系などに多剤耐性を示した．テトラサイクリン系，キノロン系には感受性があったが，前者は 8 歳以上，後者は 15 歳以上に適応が限られる．なお，小児適応のあるキノロン系抗菌薬は 2 剤（トスフロキサシントシル酸水和物，ノルフロキサシン）あるが，乳児に対する安全性は確立しておらず本例には投与できない．ホスホマイシン系は小児に使用しやすく MRSA に感受性が保たれていることが多い薬剤であるが，本例では既に耐性化しており使用しても無効である．

　以上より，日常診療で伝染性膿痂疹の初診時に「細菌培養検査」および「薬剤感受性試験」を忘れずに施行しておくことの重要性を再確認した．

Case 34

頬部・頸部に有痛性皮疹．発熱・関節痛あり．注意すべき合併症は？

難易度 ★★★

46歳，男性．1週間前から左頬部 図1 および右頸部 図2 に痛みのある皮膚病変が出現した．37℃台の発熱と関節痛があり，血液検査を施行したところ，白血球数：10,200/μL（4,000-8,000），好中球 79.4%（55.0-75.0），CRP：11.04mg/dL（≦0.30）であった．皮膚生検を施行し病理組織学的に検討した 図3 図4 ．本例で注意すべき合併症はどれか？　あてはまらないものを一つ選べ．

A：膠原病
B：固形癌
C：血液腫瘍
D：薬剤過敏症
E：炎症性腸疾患

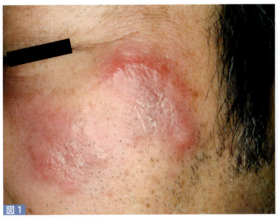

図1　左頬部

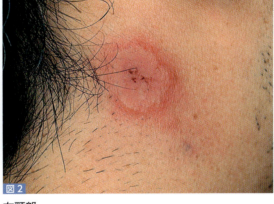

図2　右頸部

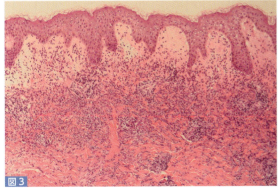

図3　病理所見（弱拡大像）

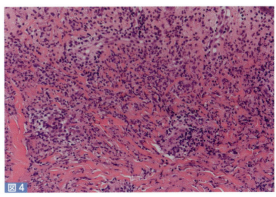

図4　病理所見（強拡大像）

Answer
34 正解は D「薬剤過敏症」

　突然，顔面と頸部に多発した有痛性隆起性紅斑であり，発熱と関節痛がある．血液検査所見で好中球増加を伴う白血球増加および CRP 高値を示す．皮膚所見は，顔面に鮮紅色〜暗赤色の滲出性紅斑と紅色結節がみられ癒合傾向を示し 図1 ，頸部に円形で鮮紅色の滲出性紅斑が単発している 図2 ．病理組織学的所見は，表皮直下に浮腫がみられ，真皮上層から中層にかけて炎症性細胞が浸潤しており 図3 ，浸潤している炎症細胞は好中球が主体であった 図4 ．これらはすべて「Sweet 病」に特徴的な所見である．中等量の副腎皮質ステロイド内服薬によく反応するのも診断根拠となり，本例でも同様であった．

　Sweet 病は生命にかかわる様々な疾患を合併していることがあるので，診断と治療に留まることなく必ず合併症の有無を検索しておく必要がある．シェーグレン症候群，慢性関節リウマチ，亜急性皮膚型エリテマトーデスなどの「膠原病」，内臓悪性腫瘍などの「固形癌」，白血病，骨髄異形成症候群などの「血液腫瘍」，潰瘍性大腸炎，クローン病などの「炎症性腸疾患」などがあり注意を要する．本例でも合併症の検索を行ったが，幸いなことにいずれもみられなかった．

　本例は，8 カ月後に再燃がみられたが 図5 ，中等量の副腎皮質ステロイド内服薬に反応は良好であり，漸減中止した．

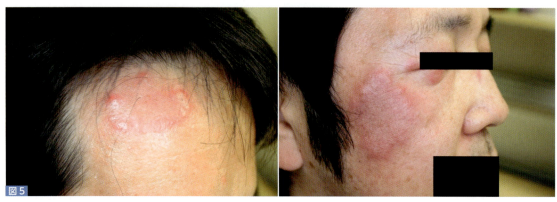

8 カ月後再燃時（左：右前額部／右：右頬部）

Case 35 アトピーでフィラグリン遺伝子変異と相関する臨床所見は？

難易度 ★★★

民間病院に通院中のアトピー性皮膚炎（atopic dermatitis, AD）の女性患者から，「私のADが子供に遺伝するかどうか心配なので，自分がフィラグリン遺伝子変異を持っているかどうかを検査して欲しい」と相談を受けた．ただ，日常診療で手軽にできる検査ではなく現実的には困難なので，"ある臨床所見"から「フィラグリン遺伝子変異の有無」を推測することにした．AD患者にみられる臨床所見のうち最も関連が深いのはどれか？

A：① 体幹　**B**：② 頭部　**C**：③ 手掌　**D**：④ 眉毛　**E**：⑤ 爪甲

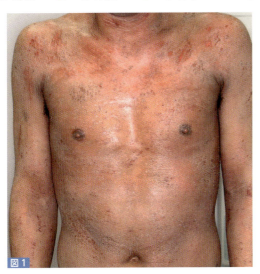
① 体幹

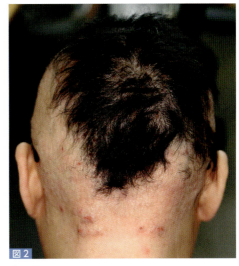
② 頭部

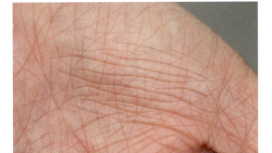
③ 手掌

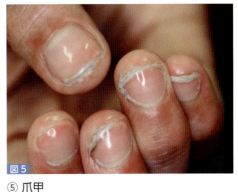
⑤ 爪甲

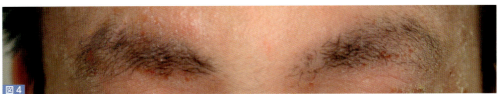
④ 眉毛

Answer 35　正解は c「③手掌」

　「フィラグリン」は角層のバリア機能の形成や水分保持に重要な役割を果たしている蛋白であり，フィラグリン分解産物は天然保湿因子として働く．そして，本邦のAD患者の約3割弱に「フィラグリン遺伝子変異」がみられる．

　フィラグリン遺伝子変異を有しているAD患者は，2歳未満の若年発症が多い，より重症になりやすい，成人型ADに移行しやすいなどの傾向がある（Barker JN, et al. J Invest Dermatol. 2007; 127: 564）．そのため，乳児期に「フィラグリン遺伝子変異の有無」を把握しておくことにより，ある程度AD患者の予後を推測することが可能であり，AD治療の早期介入にも役立つ．

　③手掌 図3 にみられる臨床所見は，「palmar hyperlinearity」（手掌，特に拇指球にみられる皮膚紋理の増強）と呼ばれており，フィラグリン遺伝子変異に対する感度（ホモ接合体100%，ヘテロ接合体約75%）・特異度（約95%）がともに高い（Brown SJ, et al. Br J Dermatol. 2009; 161: 884）．そのため，"手相占い"のごとくAD患者の手掌を観察し皮膚紋理の増強を認めれば，フィラグリン遺伝子変異を有している確率が高いと推測する（占う）ことができる．ただし，palmar hyperlinearityは乳幼児期にはほとんどみられず，20歳前後より次第に顕著化してくることを念頭に置く必要がある．この所見を認めるADの親には，「あなたは高い確率でフィラグリン遺伝子変異を有しているので，子供に遺伝する可能性はあります」という説明に留めるのが現実的である．

　なお，①体幹 図1 は「紅皮症」，②頭部 図2 は「脱毛」，④眉毛 図4 は「Hertoghe徴候」（眉毛外側1/3の疎毛化），⑤爪甲 図5 は「Pearly nail」を示す．

　AD患者を悩ませる症状の一つに「口唇メラノーシス」が挙げられる 図6左 ．どう対応すればよいか？Qスイッチ付ルビーレーザー照射により黒色斑は比較的きれいに消失し患者満足度も高いため 図6右 ，試みる価値がある．

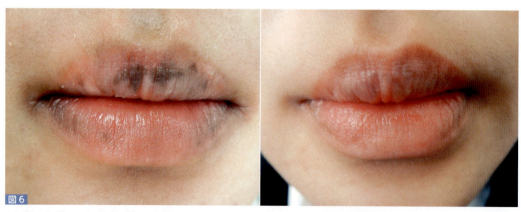

図6
19歳，女性，AD患者（左：口唇メラノーシス／右：レーザー照射1週間後）

Case 36 痒みを伴う赤いデキモノが出現．診断は？

難易度 ★★★

72歳，男性．既往歴：前立腺肥大，悪性黒色腫，肺癌．8月初旬より痒みを伴う赤いデキモノが出現し増えてきたため，同月に受診した 図1．家族内同症あり．診断はどれか？

- **A**：疥癬
- **B**：蚊刺症
- **C**：猫ノミ症
- **D**：マダニ刺症
- **E**：水疱性類天疱瘡

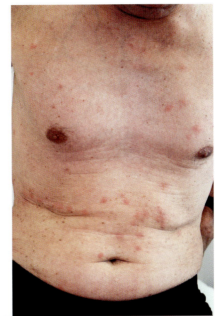
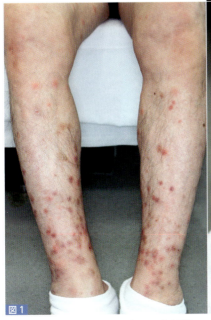
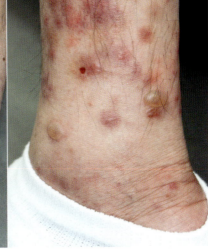

図1　上：体幹 / 左下：下肢 / 右下：左下腿

Answer 36 正解は c「猫ノミ症」

　臨床所見は，紅斑・丘疹・緊満性水疱・紫斑と多彩であり，体幹および下肢（特に下腿優位）に分布している 図1．「疥癬」に特異的な疥癬トンネル（手足，手首など）や紅色小結節（間擦部，亀頭，陰嚢など）はみられない．「蚊刺症」でも同様の皮膚所見を呈することがあるが，下着一枚で藪の中にでも入らない限りこのような分布をとることはあり得ない．「マダニ刺咬症」ではマダニの吸着を確認する必要があり，単発例が多い．「水疱性類天疱瘡」(bullous pemphigoid, BP) は高齢者に好発し浮腫性〜滲出性紅斑と緊満性水疱を特徴とするが，特に好発部位はなく全身に生じる 図2．抗BP180抗体はBPの診断（感度84.4％，特異度98.9％）および病勢のモニタリングに有用であり，保険収載されている．"血清"ではなく"水疱内容液"を検体として用いて測定してもほぼ同等の精度を有するため，採血が実施できない場合でも簡便かつ非侵襲的にBPの診断が可能である（岸本和裕. 日本皮膚科学会雑誌. 2003; 113: 1835-1840）．

　本例のような皮膚所見と分布をみたら一言，「猫を飼っていませんか？」あるいは「野良猫が庭に入ってきたりしませんか？」と聞いてみる．すると，「家や庭に野良猫がいっぱい入ってきます」との有用な情報を得た．「猫ノミ症」と診断し，抗ヒスタミン薬の内服とステロイド外用薬による対症加療に加えて家屋内および庭の駆虫をしたところ，3週間後には色素沈着化し再燃はみられない．

　後日患者が持参した小さな虫を顕微鏡で確認したところノミであった 図3．猫ノミ症はノミが飛び上がれる高さである下腿に好発し，夏季に多くみられる．対症加療により軽快するが，診断を確定しノミを駆除しない限り新生が続く．飼い猫だけではなく野良猫の出入りにも注意が必要である．公園の砂場周辺や庭の土にノミが発生することがあり，猫との直接接触がなくても猫ノミ症を生じることもある．診察時に患者が自発的に申告してくれるとは限らないため，好発する季節，部位，特徴的皮膚所見より猫ノミ症を疑い問診で聞き出すことが大切である．

体幹〜左上肢　　　左大腿内側

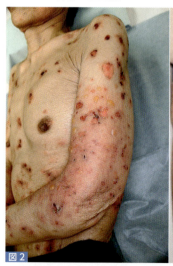
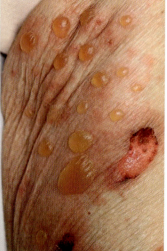
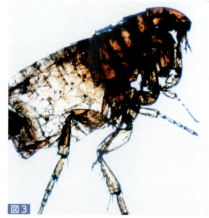

図2　「水疱性類天疱瘡」（83歳、女性）
抗BP180抗体：923U/mL（< 9.0）

図3　ノミ

Case 37

アトピー患者の耳介に嚢腫様腫脹が出現．適切な治療法は？

難易度 ★★★★

　25歳，男性．アトピー性皮膚炎で加療中．1カ月前より右耳介が痒くて繰り返し擦っていたら，耳介上部に限局した嚢腫様の腫脹が出現した 図1．同部を穿刺吸引したところ淡黄色の漿液性液体を3.2mL確認した．本例に対する治療法のうち不適切または効果の低いものはどれか？

A：穿刺吸引＋圧迫固定
B：穿刺吸引＋ステロイド薬注入＋圧迫固定
C：穿刺吸引＋ヨードチンキ注入＋圧迫固定
D：穿刺吸引＋トリクロロ酢酸注入＋圧迫固定
E：穿刺吸引＋ミノサイクリン塩酸塩注入＋圧迫固定

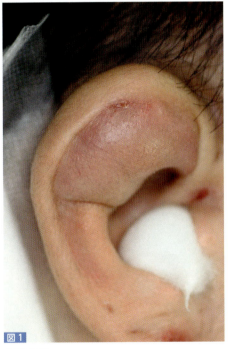

図1
右耳介部

Answer 37 正解は A 「穿刺吸引＋圧迫固定」

　本例は，典型的な「耳介偽嚢腫」(pseudocyst of the auricle) である．耳介偽嚢腫は，耳介上部（耳輪，対耳輪脚，三角窩，舟状窩）に生じる（図1 解説）非炎症性・無痛性・嚢腫状腫脹を呈する稀な疾患である．若年成人に多く，男性優位（93％），片側性（87％）である．偽嚢腫内には無色〜黄色の漿液性〜オリーブオイル様粘性液が貯留しており，無菌性である．

　発症原因は，不明，自然発生的，繰り返す"軽微な外傷"などが考えられている．具体的に軽微な外傷とは，掻く，擦る，引っ張る．硬い枕で寝る．スポーツ傷害・負傷，オートバイのヘルメット，イヤホンなどが知られている．中でも"耳を掻く・擦る"ことによる外傷は偽嚢腫を増悪させる大きな要因となる．耳介軟骨は皮膚に直接固着しており結合組織を欠くため外傷性損傷の影響を受けやすい．そのため，瘙痒を伴う疾患〔アトピー性皮膚炎（atopic dermatitis, AD），リンパ腫，神経学的疾患〕は発症に関連があるとされる．ただし，AD患者における耳介偽嚢腫の発症率は低いため，その発症には先天的な要因（耳介の胎児発生における小欠損など）の関与が考えられている．

　耳介偽嚢腫は無治療で放置すると永久的な耳介の変形を生じる可能性があるため治療を要する．ただし，ベストな治療法についてのコンセンサスは未確定であり，一律に有効な治療法はない．最も一般的に施行される簡便な方法として，「穿刺吸引＋ガーゼ圧迫固定」が挙げられるが，再発率が高い．そのため，嚢腫腔を消す目的でステロイド薬や硬化剤を注入することが望ましい．つまり，「穿刺吸引＋ステロイド薬 or 硬化剤の注入＋圧迫固定」の手順で処置を行う．ステロイド薬注入の成功率は必ずしも高くないため（57％），種々の硬化剤（ヨードチンキ，トリクロロ酢酸，ミノサイクリン塩酸塩）が用いられる．その他，「穿刺吸引＋圧迫固定」に加え，経口副腎皮質ステロイド薬（短期間）を併用した有効例もある．

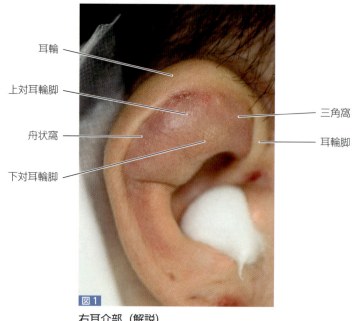

図1　右耳介部（解説）

侵襲的手術（外科的切開＋ドレナージ，外科的搔爬＋フィブリン密閉剤）には，軟骨膜炎，耳変形，再発などの欠点がある．そのため，改良された手法（deroofing surgery, bolstered pressure sutures）もあるが，未だ一般的治療とは言えない．

　耳介偽囊腫の理想的な治療方法は，施術が簡便である，試薬が入手しやすい，再発せず永続的な効果が得られる，外耳の変形を残さないことである．実際には有効とされる種々の治療方法を試みながら，その有用性を実感していく他ないであろう．

　参考までに本例の治療法を紹介する．「穿刺吸引＋ガーゼ圧迫固定」を行ったが，8 日後の再診時には施術前の状態に戻っていた．そのため，穿刺吸引後に「ミノサイクリン塩酸塩 100mg ＋生理食塩液 10mL」の注入⇔吸引を繰り返した後，圧迫固定した．すると，1 週間後には再発したものの腫脹が軽減したので，再度，同処置を施行した．さらに 1 週間後には治癒しており 図2，その後再発はみられない．なお，ミノサイクリン塩酸塩 100mg/ 日の内服（2 週間）を併用した．

　Case 37 と同様に AD 患者に発症した「耳介偽囊腫」(pseudocyst of the auricle) の他症例を提示する 図3．ミノサイクリン塩酸塩の内服は併用せず，同処置にて治癒した．

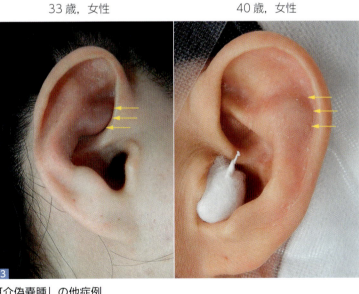

ミノサイクリン塩酸塩 2 回注入後 「耳介偽囊腫」の他症例

番外編 研修医指導に役立つ雑学 3/4

先輩医師：「今ちゃんと気付いたんだから気にすることはない．何でも一つひとつ学んでいけばいい．それじゃ，日本酒の色って意識したことはあるかな．どんな色がいい？」**(問 4)**

A：薄山吹色
B：無色透明

研修医：「正直，意識したことがないです．でも，無色透明の日本酒しか見たことないなぁ」

先輩医師：「酒は本来，多少色がついているものだけど，活性炭素濾過をすると透明感が増すんだ．だから無色透明の酒はかなり濾過をかけている可能性がある．つまり，雑味だけではなく旨味まで削られてしまっている可能性があってちょっと心配だな．薄山吹色だと色沢良好で『旨そう！』って感じがするねぇ」

研修医：「へぇ〜．今度，意識してよく見てみます．ところで先生，日本酒のラベルにいろいろな表示がしてあります．ええっと……」

先輩医師：「精米歩合，日本酒度，酸度，アミノ酸度とか……」

研修医：「ええ，それです．それってどういう意味なんですか？」

先輩医師：「勿論それぞれの数字が意味するところはあるんだけれど，同じ数字の酒でも味は全然違うから，個人的にはあまり数字にこだわる必要はないと思う．飲む人にとって旨ければそれがその人にとって一番いいわけだからね」

研修医：「それは確かにそうですね．同感です」

先輩医師：「ただ，精米歩合だけは確認した方がいいと思う」

研修医：「精米歩合？」

先輩医師：「玄米を磨いて残った割合のこと．磨けば磨く程，雑味がとれてきれいな味に仕上がるんだ」

研修医：「へぇ〜．それじゃあ，どんどん精米歩合を上げていけば，それだけお酒が美味しくなるんですね」

先輩医師：「う〜ん，そうとも限らない．米を白く磨いていくと確かに雑味はとれるけれど，発酵に必要な成分もとれてしまうから，酒造りがより難しくなる．つまり，腕の差がでるってことだ」

研修医：「単純には考えられないのかぁ，難しいんですね……」

先輩医師：「精米歩合は 50 〜 60％まで磨いてあれば，十分美味しい酒が味わえるよ．これ以上に磨いてある酒はたとえ数字の上では立派でも，実際に飲んでみて自分の感性で味わってみないと何とも言えない．日本酒は数字で飲むものではないから，数字に振り回されないようにしないとね」

研修医：「何か，医療にも通じることのような気が……」

先輩医師：「全国でいろいろな酒が造られていて，飲み比べるのってホントに楽しい．ラベルに原料米が記載されているものは確認してみよう．それでは，有名な酒造好適米品種と原産地のうち，正しいのはどれかな？」**(問 5)**

A：五百万石（兵庫県）
B：美山錦（岡山県）
C：山田錦（新潟県）
D：雄町（長野県）
E：華吹雪（青森県）

128 ページへ続く

Case 38

全身に痒みを伴う紅斑，手に皮疹．全身倦怠感・関節痛あり．診断は？

難易度 ★★

　39歳，女性．3カ月前より全身に痒みを伴う紅斑が出現し 図1 図2 ，1カ月前より全身倦怠感と関節痛を伴うようになった．手にも皮膚病変がみられた 図3 図4 ．考えるべき疾患はどれか？

A：強皮症　**B**：皮膚筋炎　**C**：成人 Still 病　**D**：悪性リンパ腫　**E**：全身性エリテマトーデス

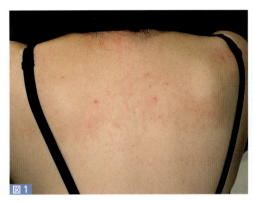
図1　上背部

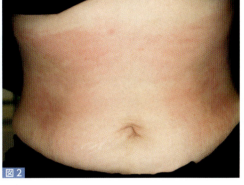
図2　腹部

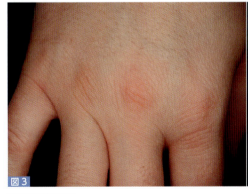
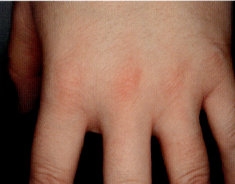
図3　両手関節背面

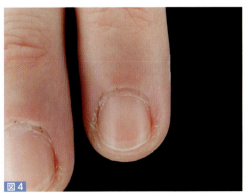
図4　爪部

Answer 38 正解は B「皮膚筋炎」

　上背部〜両肩にかけて左右対称性に紅斑がみられ，「ショールサイン」を思い浮かべる 図1．掻破痕がみられることより痒みが強いことが伺え，下縁には線状の紅斑があり「flagellate erythema」（むち打ち様紅斑）に類似している．腹部にも左右対称性に鮮紅色の浮腫性紅斑がみられる 図2．両手関節背面に角化性ではないものの紅斑があり 図3，「Gottron 徴候」を思い浮かべる．さらに「爪上皮出血点」と軽度の「爪囲紅斑」を確認した 図4．上記はすべて「皮膚筋炎」に特徴的な皮膚所見である．なお，flagellate erythema（むち打ち様紅斑）は，シイタケ皮膚炎（Case 7, 31 参照），ブレオマイシン／ペプレオマイシンによる薬疹，成人 Still 病，サイトメガロウイルス感染症にもみられ，爪上皮出血点は全身性強皮症（systemic sclerosis, SSc），爪囲紅斑は全身性エリテマトーデス（systemic lupus erythematosus, SLE）にもみられる特徴的な皮膚所見である．

　血液検査で CK：5,941IU/L（≦ 229），アルドラーゼ：89.9IU/L（2.7 〜 5.9），AST：129 IU/L（≦ 35），ALT：127 IU/L（≦ 34）の所見より筋障害，病理組織学的検討より筋炎の存在を確認し 図5，「皮膚筋炎」と診断した．皮膚筋炎では「内臓悪性腫瘍」と「間質性肺炎」を合併することがあるためチェックしておく．CT 撮影で両側下肺野に間質性肺炎がみられ 図6，KL-6：578 U/mL（≦ 500）と軽度上昇していた．上部・下部消化管内視鏡検査では異常なく内臓悪性腫瘍は合併していなかった．皮膚筋炎に合併する間質性肺炎は時に急速に進行し極めて予後不良となるため注意を要する．皮膚筋炎に関連する自己抗体 5 種類（抗 Jo-1 抗体，抗 ARS 抗体，抗 MDA5 抗体，抗 TIF1-γ 抗体，抗 Mi-2 抗体）が保険収載されており，臨床所見，合併症，経過との相関がみられるため測定しておくことが望ましい．「皮膚筋炎」の他症例を提示する 図7 図8．

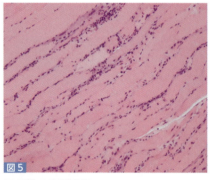

図5 三角筋の病理所見

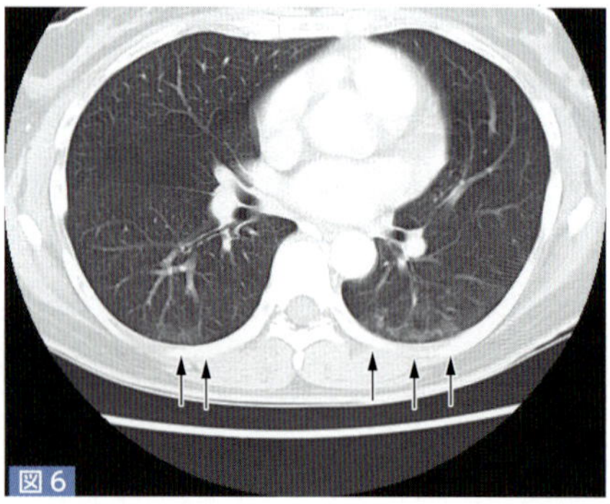

図6 CT 所見

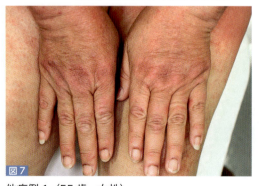

図7 Gottron 徴候，爪囲紅斑，爪上皮出血点
他症例 1（55 歳，女性）

図8 逆 Gottron 徴候　mechanic's hand 機械工の手
他症例 2（62 歳，男性）

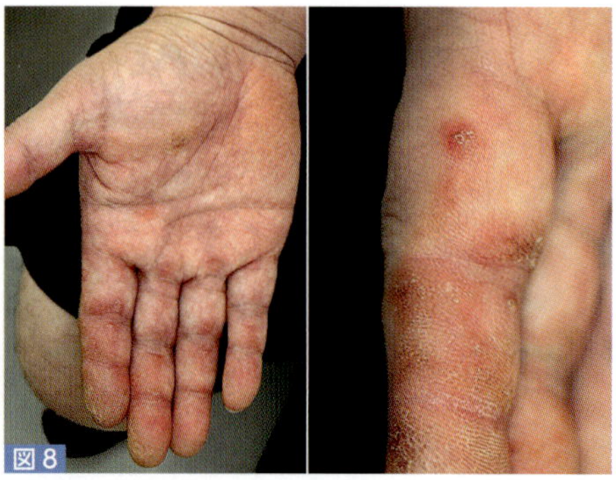

Case 39 鼻部が腫脹．検索すべき項目は？

難易度 ★★

62歳，男性．10日前（2月末）に鼻先に小さな皮疹が出現し，5日前から腫れてきた 図1．本疾患に遭遇した際に検索すべき項目はどれか？

A：糖尿病
B：肝疾患
C：膠原病
D：甲状腺疾患
E：血液悪性腫瘍

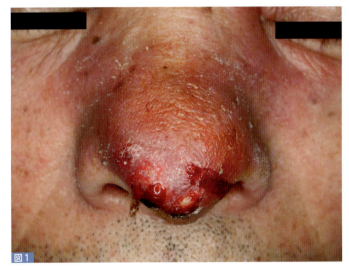

図1 鼻部

Answer 39 正解は A「糖尿病」

本例は前日に「虫刺症＋二次感染」との診断で排膿処置をされている．皮膚所見は，鼻尖部に膿栓および排膿処置後と思われる出血が集簇している 図1．また鮮紅色〜暗赤色調の発赤・腫脹が鼻全体から両側上頬部内側〜眼瞼部へと波及している．虫刺症とのことであったが，一般的には冬季に，しかも鼻先を虫に刺されることは考えにくい．そのため改めて確認したところ，「患者が夜間に刺されたと思い込んでいるだけ」であった．臨床的には「癰」（よう）に特徴的な皮膚所見である．本疾患は近接する複数の毛包が化膿し発赤・腫脹がみられ，その表面上に点々と膿栓を呈する疾患である．

本例では血液検査所見にて白血球数：6,800/μL（4,000〜8,000），好中球：70.0％（50.0〜60.0），CRP：7.91mg/dL（≦0.30）を示した．抗菌薬の点滴静注を行い5日後には発赤・腫脹は著明に軽快し 図2，CRP：0.74mg/dL まで低下したため抗菌薬の内服治療に切り替えて終了した．細菌培養検査で Staphylococcus aureus（黄色ブドウ球菌）が検出され，顔面CT撮影では眼窩内および副鼻腔内病変はみられなかった．

癰（よう）は基礎疾患に「糖尿病」を内在していることが多いため注意が必要である．本例で糖尿病歴を確認したところ「糖尿病はないですが，そう言われると多飲・多尿はありました」とのことであった．血液検査所見で随時血糖：493mg/dL（70〜109），HbA1c（JDS）：11.5％（3.8〜5.8）と高値を示した．本疾患に遭遇した場合には細菌感染症の治療のみで終了とせず，基礎疾患に進行性の糖尿病が放置されている場合があるため見逃してはならない．

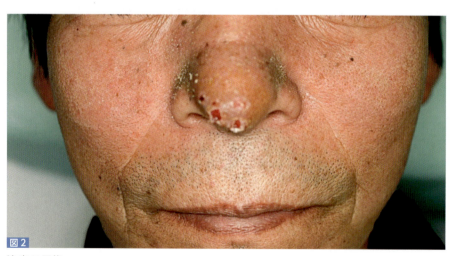

図2
治療5日後

Case 40

1カ月前から徐々に鼻が腫れてきた．診断は？

難易度 ★★★

54歳，女性．1カ月前から徐々に鼻が腫れてきて軽度の痛みを伴うため，12月25日に受診した 図1．診断はどれか？

A：凍瘡
B：外鼻炎
C：虫刺症
D：蜂窩織炎
E：深在性真菌症

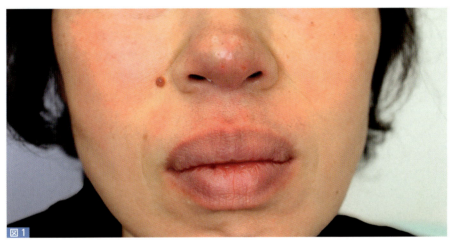

図1
鼻部

Answer 40　正解は A「凍瘡」

　鼻尖部の一部びらんを伴う紫紅色斑が 図1 ，初冬の 11 月末から徐々に進行している点がポイントとなる．まずは，「手の指とか足先に"しもやけ"はないですか？」と聞き診察してみる．すると，指趾尖に軽度腫脹を伴う紫紅色斑を確認した 図2 ．さらに「毎年この時期に"しもやけ"にならないですか？」と聞くと，「そう言えば去年の冬もなりました」との有用な情報を得た．「凍瘡」と診断し，トコフェロールニコチン酸エステルの内服およびヘパリン類似物質軟膏の外用により症状は軽快した．

　凍瘡は初冬に好発し，寒冷に曝露し循環障害の起こりやすい指趾尖のほか，耳介や鼻尖にも生じる．紫紅色斑を呈し悪化するとびらん・腫脹も生じる．本例のように鼻の腫脹のみを主訴に来院すると診断に苦慮するため注意が必要である．本例では念のため除外診断を進めておいたが，末梢血・一般生化学検査に異常所見はなく，細菌培養検査でも有意な所見は得られなかった．また頭部・顔面 CT 撮影を行ったが腫瘍性病変や感染源となる病変はなかった．

　「成人の凍瘡」では，「膠原病に関連する凍瘡状狼瘡」の可能性も考えておく必要がある．両者は臨床的に症状が酷似しているが，後者では通年性に症状が続き冬季以外でも指趾に冷感を伴うことが多く，冬季には特に悪化する．問診や触診で疑わしい場合には念のため膠原病のスクリーニングをしておく．本例では，膠原病の臨床所見はなく，免疫グロブリンや抗核抗体なども異常はみられなかった．

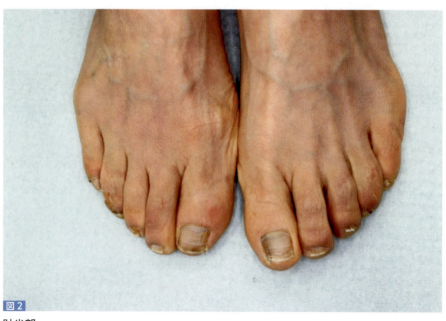

図2　趾尖部

Case 41 落葉状天疱瘡治療中に下肢に皮疹が生じた．診断は？

難易度 ★★

82歳，女性．落葉状天疱瘡（pemphigus foliaceus, PF）に対してプレドニゾロン（prednisolone, PSL）10mg/日にて寛解状態である．右膝内側〜下腿上部にかけて皮疹が生じた ．辺縁部の拡大像を示す 図2．診断はどれか？

- A：体部白癬
- B：膿疱性乾癬
- C：角層下膿疱症
- D：遠心性環状紅斑
- E：落葉状天疱瘡の再燃

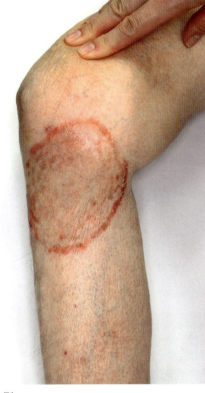

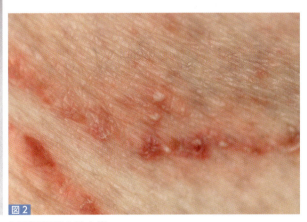

図1 右下肢内側

図2 紅斑辺縁部の拡大像

Answer 41 正解は A 「体部白癬」

まず皮膚所見をとってみる．全体像をみると中心部に淡い紅斑～淡褐色の色素沈着および周囲を輪状に縁取るように紅斑がみられる 図1．辺縁の紅斑を拡大すると膿疱と鱗屑を伴っている 図2．自己免疫性水疱症に対して長期間副腎皮質ステロイド薬を内服中であることも考え合わせると，「体部白癬」を第一に考える．膿疱や鱗屑から検体を採取しKOH直接鏡検にて糸状菌を確認する．体部白癬は健常人にはほとんどみられないが，糖尿病，悪性腫瘍，自己免疫性疾患を有している患者，透析患者，長期間ステロイド薬や免疫抑制薬を内服中の患者，長期間ステロイド外用薬を塗布している患者などでは時にみられる．特徴的な皮膚所見と患者の既往歴や治療経過より臨床診断は可能である．抗真菌薬クリームの外用で速やかに軽快するが，梅雨～夏季は再燃・悪化しやすく毎年繰り返す場合も多いため念頭に置いておく．また，併存する足白癬の治療も合わせて行うことが大切である．

「膿疱性乾癬」は通常，発熱・全身倦怠感等の全身症状を伴い，広範囲の潮紅皮膚上に膿疱が多発する．「角層下膿疱症」は体幹や四肢中枢側，間擦部に環状～蛇行状に拡大する紅斑に弛緩性の水疱や膿疱を伴う．色素沈着を残して消退するが慢性的に多発し反復する．「遠心性環状紅斑」は，膨疹で始まり遠心性に拡大するとともに中心部は軽快し環状堤防状紅斑となるが，膿疱や鱗屑は伴わない．「落葉状天疱瘡」は弛緩性水疱や痂皮を伴う紅斑がみられる．

肺癌，胃癌術後肺転移，化学療法中の他症例を提示する 図3．「以前より体幹に瘙痒を伴う皮疹があり，なかなか良くならない．加齢に伴う乾燥？ 化学療法との関連？」とのことで紹介を受けた．担癌患者で免疫抑制状態であり，Case 41と類似した皮疹がみられることより，「体部白癬」を強く疑う．KOH直接鏡検により糸状菌を検出し，抗真菌外用薬で治癒した．

「体部白癬」の他症例を提示する 図4．"疑い"を持たれていない患者も多いため注意する．

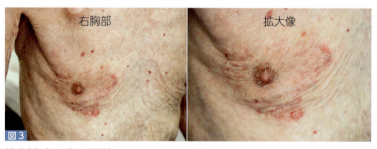

他症例（85歳，男性）

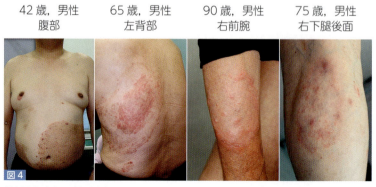

「体部白癬」の他症例

Case 42

頸部・腋窩・臍窩・鼠径部に特徴的皮疹．
視力障害あり．注意すべき所見は？

難易度 ★★★★

　67歳，女性．1カ月前よりものが歪んで見えにくいといった視力障害が出現した．頸部，両側腋窩，臍窩，両側鼠径部に特徴的な皮疹がみられた 図1 ．本疾患に生じる可能性があるため注意すべき所見として，あてはまらないものはどれか？

- A：内臓出血
- B：虹彩小結節
- C：間欠性跛行
- D：網膜色素線条
- E：脈絡膜新生血管

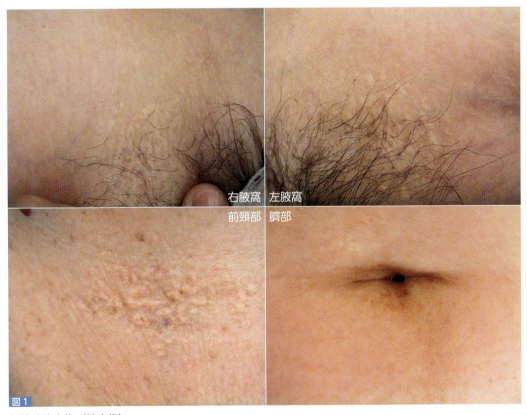

図1 初診時臨床像（拡大像）

Answer 42 正解は B「虹彩小結節」

　頸部，関節屈曲部，臍窩に米粒大で黄白色の丘疹がほぼ対称性に多発集簇している 図1 ．これは，「弾性線維性仮性黄色腫」（pseudoxanthoma elasticum, PXE）に特徴的な皮疹である．

　本例の病理組織学的所見は，真皮中〜下層の弾性線維が膨化・断裂し，糸くず状となっており 図2左 ，von Kossa 染色で変性部に一致して石灰沈着を認め 図2右 ，PXE と確定診断した．

　PXE は進行性に皮膚，動脈，Bruch 膜の弾性線維に石灰沈着をきたし，皮膚症状，眼症状，心血管症状を認める遺伝性疾患であると認識され，責任遺伝子（ATP-binding cassette C6）が同定されている．

　「網膜色素線条」は PXE の約 80％にみられる頻度の高い合併症であり，二次的に「脈絡膜新生血管」の出現により黄斑部に病変が及び，"視力障害"が出現する．病変は進行性で 40 歳代に診断されることが多い．男性に多く，通常，皮膚病変は両側性であるが左右差があり，偶然に発見されるか，黄斑部に病変が及んで視力低下によって発見されることが多い．本例のように「視力障害」＋「特徴的な皮疹と分布」が揃えば，真っ先に PXE を思い浮かべる．

　また心血管病変により致死的な合併症を引き起こす可能性があるため，高血圧症，狭心症，心筋梗塞，「間欠性跛行」，「内臓出血」（脳，消化管，腎）などの出現には十分に留意し，定期的な精査を要する．

　なお，「虹彩小結節」は「レックリングハウゼン病（von Recklinghausen 病）」（神経線維腫症Ⅰ, neurofibromatosisⅠ, NFⅠ）で学童期より高率にみられる眼所見である．

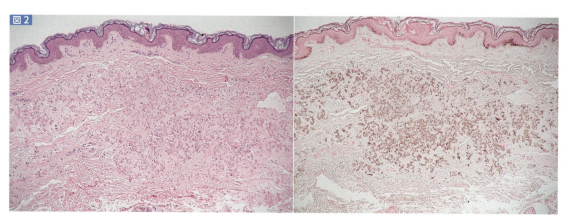

病理所見（左：HE 染色 / 右：von Kossa 染色）

Case 43

両下腿のしびれと皮疹．血液検査で異常なし．診断は？

難易度 ★★★

60歳，男性．1月3日，両下腿のしびれと皮疹を主訴に受診した 図1 ．全身状態は良好で，1カ月前に内科で診察を受けたが，一般的な血液検査も含めて異常はみられなかった．診断はどれか？

A：温熱性紅斑
B：閉塞性動脈硬化症
C：糖尿病性水疱・潰瘍
D：抗リン脂質抗体症候群
E：皮膚結節性多発性動脈炎

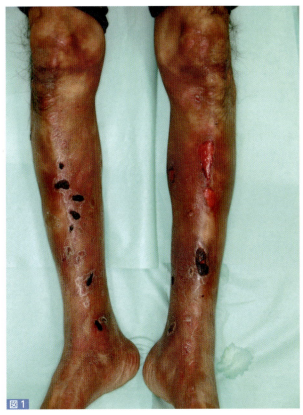

図1 両下腿の皮疹

Answer 43 正解は A 「温熱性紅斑」

両側の膝周囲に網状皮斑（リベド病変），下腿〜足にかけて暗赤色調紅斑（一部褐色化）が広範囲にみられ，散在性にびらん・痂疲・血痂を伴っている 図1．"冬季"に本例のような患者が来院した場合には，まずは，「こたつで寝たり，ストーブに長時間あたる習慣はないですか？」と聞いてみる．本例では，「夜，こたつに脚を入れたまま寝ています」との情報を聴取できた．「温熱性紅斑」(erythema ab igne)，いわゆる"火だこ"と診断し，治療は，「夜，こたつに脚を入れて寝る」習慣をやめてもらい，創傷被覆材で保護した．すると 17 日後には，膝周囲の網状皮斑，下腿全体の暗赤色調紅斑は消退傾向を示し，びらんはほぼ上皮化して略治状態となった 図2．

ただし，もし改善しない場合には，血行障害や基礎疾患の有無を検索する必要がある．血行障害では動静脈病変（狭小化・閉塞・血栓・奇形など）の有無を確認するために下肢の CT 血管造影（CT angiography, CTA）を施行する．その際，骨盤内腫瘍病変の有無を同時に確認し，リンパ流の環流障害をきたす疾患がないかも検索しておく．また，膠原病（免疫グロブリン，補体価，抗核抗体，膠原病関連の各種自己抗体），ANCA 関連血管炎（p-ANCA），糖尿病，抗リン脂質抗体症候群（抗カルジオリピン抗体，ループスアンチコアグラント），バザン硬結性紅斑（ツベルクリン反応，T-SPOT），クリオグロブリン血症などの検索，および皮膚生検による病理組織学的検討も合わせて行う必要がある．

以上のように，原因疾患は多岐にわたり，その検索に伴う患者負担も大きいため，初診時に温熱性紅斑を疑い，問診で原因となる習慣を聞き出せるかどうかが肝要である．なお，本例では念のため，CTA および膠原病，ANCA 関連血管炎，糖尿病，抗リン脂質抗体症候群，クリオグロブリン血症の検索をしたが，異常所見はみられず，その後，症状の再燃はみられない．

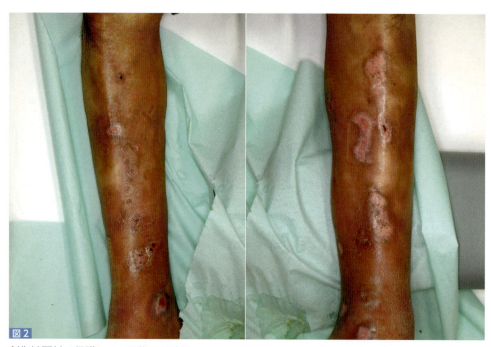

図2 創傷被覆材で保護し 17 日後には略治

Case 44

上背部に自覚症状のない皮疹が出現．診断は？

難易度 ★★★

15歳，女性．6月に上背部に皮疹が出現し，心配になり8月に受診した 図1 ．自覚症状はない．最も考えられる疾患はどれか？

A：癜風
B：扁平母斑
C：貨幣状湿疹
D：炎症後色素沈着
E：ジベルばら色粃糠疹

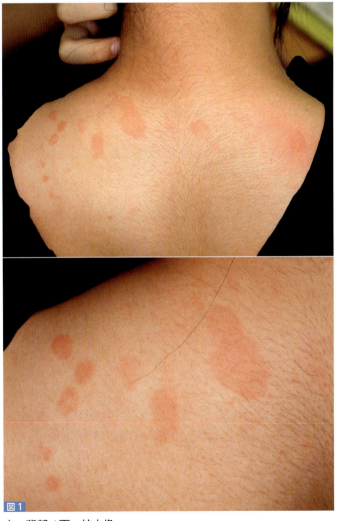

図1 上：背部／下：拡大像

Answer 44 正解は A「癜風」

　本例は，母親が娘の上背部に生じた原因不明の"シミ"を発見し，心配して医療機関を受診した．扁平母斑，老人性色素斑と考えレーザー治療を考慮されたが，典型的ではないため相談を受けた．

　上背部に小豆大〜拇指頭大，円〜楕円形の境界明瞭な淡紅色〜淡褐色斑が散在している 図1 ．斑をメスやアドソン鑷子で軽く擦ると微細な粃糠様鱗屑を確認できる 図2 ．これは，「カンナ屑現象」（Hobelspan phenomenon）と呼ばれ診断価値が高い．採取したこの粃糠様鱗屑を KOH 直接鏡検すると菌糸がみられ 図3 ，「癜風」と診断した．

　癜風は，好脂性の癜風菌（Mallassezia furfur）により生じる真菌感染症であり，高温多湿，多汗が誘因となるため，本例のように梅雨〜夏季に生じ，青壮年の前胸部・上背部に好発するのが特徴である．したがって，このような臨床的特徴を有し自覚症状のない淡紅色〜淡褐色斑をみた際には，まずメスやアドソン鑷子で軽く擦ってみる．そして，粃糠様鱗屑を生じる場合には癜風である確率が高い．

　治療は，イミダゾール系抗真菌薬が有効である．ただし，患者にはいくつかのアドバイスをしておく必要がある．①癜風菌は好脂性の皮膚常在菌であり，高温多湿，多汗，衛生不良状態で増殖し癜風を発症するため，皮膚の清潔および多汗を防止することを心がける．②癜風菌の増殖を抑制するために秋季まで外用を継続する．③癜風が軽快しても（癜風菌を検出できなくなっても）色調が正常に戻るにはタイムラグがある．④一度，癜風に罹患すると，翌年も同時期に再発することが多いため，癜風菌を増殖させないように生活習慣の改善を心がける．⑤もし，毎年再燃するようであれば，発症する時期の少し前から予防的に抗真菌薬の外用を開始する．

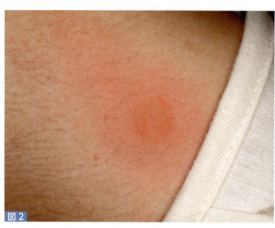

カンナ屑現象（Hobelspan phenomenon）

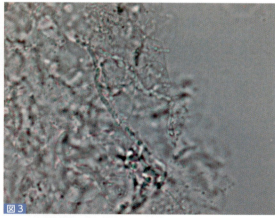

KOH 直接鏡検所見

Case 45

半年前から体幹部に痒みを伴う皮疹が出現．
検索すべき項目は？

難易度 ★★★★

　82歳，男性．不眠症，便秘症などで投薬治療を受けている．半年前から体幹部に痒みを伴う皮膚病変が出現した 図1．検索すべき項目はどれか？　正しくないものを一つ選べ．

- A：糖尿病
- B：悪性腫瘍
- C：内服中の薬剤
- D：自己免疫性疾患
- E：サルコイドーシス

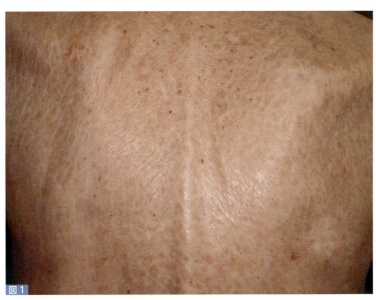

図1
背部

Answer 45 正解は A「糖尿病」

　背部に淡褐色調の葉状もしくは魚の鱗様の落屑がびまん性にみられる 図1 ．これは「魚鱗癬」に特徴的な皮膚所見であり，好発部位である四肢に同様の所見がないか確認しておく．日常診療で遭遇する機会の多い魚鱗癬は出生時〜小児期にみられる．一方，本例のように成人にみられる場合には「後天性魚鱗癬」と呼ばれ，種々の要因が内在している可能性があるため注意を要する．「悪性腫瘍」，膠原病や甲状腺疾患などの「自己免疫性疾患」，「サルコイドーシス」，HIV 感染症などに付随して生じたり，「薬剤」（トリパラノール，ニコチン酸，ブチロフェノン，シメチジン，アロプリノール，フェノフィブラート，レチノイド，クロファジミン，フェノチアジンなど）により誘発される場合があるため，検索しておく．

　本例は高齢者で痩せ型であることより，「体重の減少はないですか？」と聞いてみたところ，「半年間で 55kg から 42kg へ減ってしまいました」との有用な情報を得たため，"悪性腫瘍"の検索を進めた．便潜血が陽性，上部・下部消化管内視鏡検査で胃潰瘍および大腸ポリープ（高度異型腺腫）図2，CT 撮影で肺気腫と鼠径ヘルニア，腹部エコーで膵癌疑いなど種々の所見が得られた．既往の便秘症は大腸ポリープが影響しているものと推察された．

　後天性魚鱗癬は，内臓悪性腫瘍のデルマドローム（dermadrome）となることがある．つまり，その皮膚症状が内臓悪性腫瘍の存在を疑うきっかけとなり，発見に結びつく場合があるため見逃してはならない．

　「後天性魚鱗癬」の他症例を提示する 図3．腎癌，前立腺癌，S 状結腸癌がみられた．

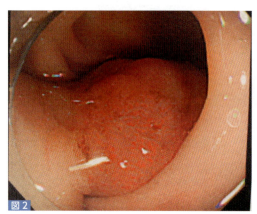

図2
下部消化管内視鏡検査所見：
大腸ポリープ（高度異型腺腫）

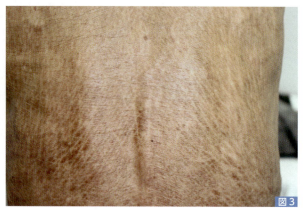

図3
「後天性魚鱗癬」の他症例（86 歳，男性）

Case 46

6歳児の顔面・上肢に紅斑が出現. 該当する項目は？

難易度 ★★

6歳，女児．5日前から顔面および上肢に紅斑が出現したため，1月に受診した 図1 図2 ．痒みはない．体温：36.3℃．末梢血・一般生化学検査所見に異常はみられない．血清 TARC（thymus and activation-regulated chemokine）値：正常範囲内．抗核抗体，免疫グロブリン：異常なし．咽頭培養検査：常在菌のみ．全身状態は良好．幼稚園で流行している疾患はない．本例の説明に関して適当でないものはどれか．

A：ウイルス性疾患である
B：特に治療は必要なく，予後は良好である
C：発疹出現時は感染力が強いので注意を要する
D：近親者などに妊婦がいないかどうかを確認する
E：近親者などに溶血性貧血の患者がいないかどうかを確認する

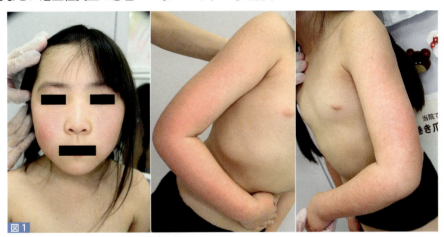

図1 左：顔面 / 中：右上肢 / 右：左上肢

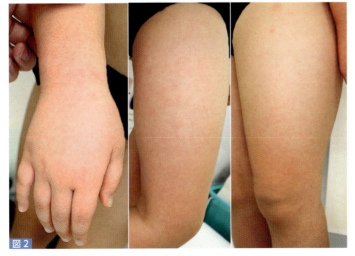

図2 左：右手背 / 中：右大腿 / 右：左大腿

Answer 46 正解は c 「発疹出現時は感染力が強いので注意を要する」

両側頬部に左右対称性に平手打ちをされたような紅斑がみられる 図1．よく観察すると，紅斑は鼻根部でつながっているが，一方で口囲を避けて分布しているのがわかる．さらに，両側の上肢伸側に網目レース状の鮮紅色紅斑がみられ 図1，手背に及んでいる 図2．また大腿伸側に淡い紅斑がみられた 図2．小児に上記の特徴的な臨床所見がみられ，好発時期（冬季～春季）であることも考慮し，「伝染性紅斑」（リンゴ病）と診断する．病因となる「human parvovirus B19」を検索したところ，IgM 抗体（＋）19.96（≦ 0.79）を確認し，臨床診断を裏付ける結果が得られた．

本症は，一般的に全身症状はほとんどなく，「特に治療は必要なく，予後良好である」．本例でも自然に軽快した．ただ，2 つの点に注意する．①「妊婦」に感染すると胎児水腫をきたすことがある．②「慢性溶血性貧血」患者では，赤芽球に感染することでこれが破壊され高度の一過性貧血を生じ死因となることがある．以上より，伝染性紅斑の患児を診察した際には，念のため近親者などに妊婦および溶血性貧血の患者がいないかどうかを確認する必要がある．ただし，「発疹出現時にはほとんど感染力はない」ため，発症後に他者への伝播を心配する必要はほぼない．

一般的には軽度の感冒様前駆症状がみられたり，飛沫感染により保育園・幼稚園・小学校などでの小流行を確認し得るが，本例では該当しなかった．このような場合にも特徴的な臨床所見を見逃すことなく，human parvovirus B19 の IgM 抗体を確認することがポイントとなる．

小児の common disease である「伝染性紅斑」と鑑別を要する「Gianotti 症候群」の 2 例を提示する 図3．両者の皮疹は顔面と四肢に分布する点で類似しているが，後者は"痒みを伴う紅色丘疹"を呈し，よく観察すると搔破痕も確認できる．

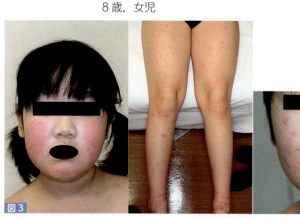

図3 「Gianotti 症候群」の 2 例

Case 47 ぬるま湯に"何分間"浸かった後に外用すると効果的？

難易度 ★★★★

　外用薬の治療効果をより高めるためには，ぬるま湯に"何分間"浸かった後に外用するのが良いとされるか？

A：3分間
B：5分間
C：10分間
D：20分間
E：30分間

Answer 47 正解は D「20分間」

　外用薬の治療効果を高める方法として，「Soak and Smear」が欧米で広く知られている（Ari BG, et al. Arch Dermatol. 2005; 141: 1556-1559）．我が国では認知度が低いため紹介する．

　この方法は，アトピー性皮膚炎，貨幣状湿疹，慢性手湿疹，手足の乾癬，皮脂欠乏性皮膚炎など皮膚科領域の common disease において，従来の外用療法に対して治療抵抗性を示す場合に有効である．通常，4〜5日以内に自覚的・客観的に劇的な症状の改善がみられ，簡便で安価な積極的局所療法とされる．

　「Soak and Smear」は，就寝前に「20分間」，患部または全身をぬるま湯に浸し（Soak），その後すぐに軟膏を塗布する（Smear）方法である．「Soak」が非常に重要な役割を担っているため詳細に規定されている．"シャワーは不可"でバスタブに入浴すること．"無添加の水"を使用し，快適な"ぬるま湯"が適している．塩素などの添加物や熱いお湯は皮膚を乾燥させ，刺激を誘導して痒みを増してしまうため不適である．「20分間」は"タイマーを使用"して計測すること．

　上記の「Soak」により古い痂皮や落屑が取り除かれ，水分が皮膚に浸透する．その後，皮膚を乾燥させることなく湿った皮膚に軟膏を塗布する（Smear）ことにより，皮膚の中に水分が閉じ込められ保湿される．さらに，軟膏中の抗炎症成分が皮膚の深部へ浸透することでより高い効果を発揮することに繋がる．日中だと軟膏が取れやすいが，就寝前であれば塗布した軟膏が夜間に浸透し効果的であり，シーツやパジャマに付着しても翌朝洗濯すれば済む．また，日中は軟膏が洋服に付着し汚れてしまうため，朝はクリームを塗布する．

　「Soak」から「Smear」に移るタイミングは"immediately"とされる．実際には，入浴後にタオルで拭き取った後，3分以内に外用薬を塗布するように指導すると患者はイメージしやすいだろう．

　「Soak and Smear」は，抗炎症薬が皮膚のより深い部分へ浸透する効果を高めるため，通常の外用療法に治療抵抗性を示す皮膚疾患に効果的である．また，皮膚バリア機能を修復し維持する作用もあるため，経表皮水分蒸散量（transepidermal water loss, TEWL）が減る利点もある．

　「貨幣状湿疹」の症例を提示する 図1．難治・慢性化することにより湿疹病変が多発し，さらに自家感作性皮膚炎に進行しているケースに遭遇するため，適切な治療と外用指導により早期に治癒に導くことが大切である（Case 19 参照）．

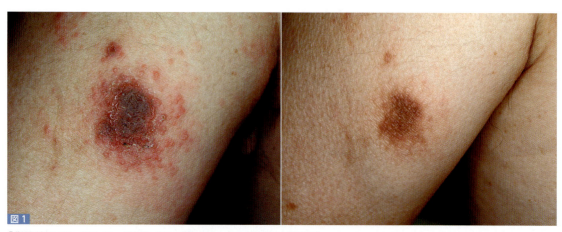

図1　「貨幣状湿疹」（76歳，男性）（左：初診時 / 右：治療1週間後）

Case 48 頬部にデキモノが出現し排膿．診断は？

難易度 ★★★

53歳，男性．1年半前から右頬部にデキモノが出現し，時折，排膿していた 図1．最も考えられる診断はどれか？

A：外歯瘻
B：有棘細胞癌
C：炎症性粉瘤
D：転移性皮膚癌
E：深在性エリテマトーデス

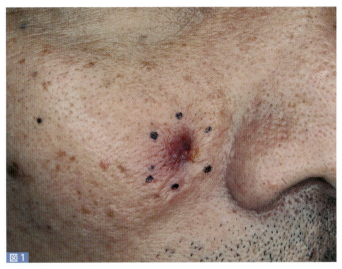

図1

右頬部

Answer 48 正解は A 「外歯瘻」

　1年以上の経過と裸露部に生じていることより皮膚悪性腫瘍である「有棘細胞癌」(squamous cell carcinoma, SCC)を念頭に置くが，通常は皮膚潰瘍や肉芽腫様結節を呈するため，むしろ「転移性皮膚癌」を考える．転移性皮膚癌は硬結・結節・潰瘍・皮下結節など多彩な臨床像を呈し，皮膚転移が先に出現し後で原発巣が発見されることも少なくないため見逃してはならない．皮膚悪性腫瘍を除外する意味でも皮膚生検による病理組織学的検討は必須である．「炎症性粉瘤」は通常ドーム状に隆起し発赤・腫脹を伴う．ただし粉瘤が炎症を繰り返し瘢痕化している可能性はある．「深在性エリテマトーデス」は皮下硬結を呈し頬部や上腕外側に好発し，脂肪織炎が治癒したのちに皮膚陥没を残す．多発する場合が多く，慢性円板状エリテマトーデス (discoid lupus erythematosus, DLE) を伴うことがあるため，他の皮膚所見を確認しておく．

　「外歯瘻」は，歯性慢性化膿性炎症の排膿路が顔面や頸部に開口する疾患で，臨床的に排膿を伴う腫脹・結節・硬結を呈する．本例は臨床所見より外歯瘻の典型例と言える．患者に「右上の歯に虫歯はないですか？」と聞いてみたところ，「あります」とのこと．CT撮影にて「右頬部皮下に air bubble を伴った軟部影 図2．上顎，右側の犬歯の歯根部と交通している所見」を得た．診断および歯科的根治療法を目的に歯科へ紹介したところ，「右側上顎犬歯の慢性根尖性歯周炎」と診断され治療を受けた．歯科治療後，頬部の炎症と繰り返す排膿は消失し診断を裏付けた．

　外歯瘻の原因歯の大多数は下顎歯（約90％）であり，Case 48のように上顎歯は比較的に稀であるため，一般的には下顎部に生じる外歯瘻に遭遇する機会が多い 図3．仮に患者が「う歯の存在」を否定した場合でも，歯科を受診することで「う歯」を指摘され根治的治療を受けた後に軽快する場合があるため必ず受診する．可能であれば，皮膚悪性腫瘍を否定する意味でも皮膚生検を施行し病理組織学的に検討しておく．本例では，悪性腫瘍細胞はみられず，炎症反応，肉芽組織および瘢痕の所見であった．

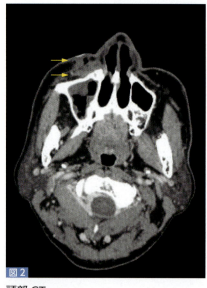

図2 頭部CT

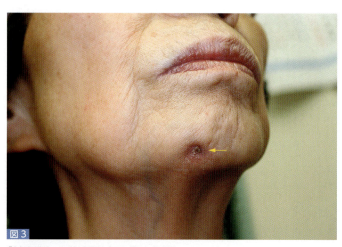

図3 「外歯瘻」の他症例（78歳，女性）

Case 49

重複癌で首の周りにデキモノが出現し悪化．診断は？

難易度 ★★★

78歳，男性．既往歴：喉頭癌（摘出術後に肺転移を生じ摘出），食道癌（放射線療法後），前立腺癌（ホルモン療法中）．12月初旬より首の周りにデキモノが出現し悪化してきたため市販薬を外用している 図1．12月下旬に受診．以前から皮疹があったかもしれないが，痴呆症のため記憶が定かではない．診断はどれか？

- A：熱傷
- B：帯状疱疹
- C：蜂窩織炎
- D：伝染性膿痂疹
- E：転移性皮膚癌

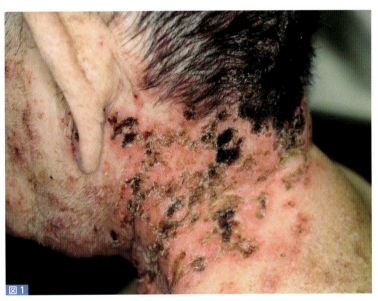

図1 左頸部

Answer
49 正解は B「帯状疱疹」

　左頸部を中心に左頬部，下顎，後頭部へ広がっている 図1 ．黄白色〜黒色の痂疲・壊死組織を伴う皮膚潰瘍があり周囲に紅斑を伴っている．これは「二次感染を伴う皮膚潰瘍」の所見である．痴呆症があるため，「熱傷」を受傷後に放置してしまい水疱が破けて細菌感染を生じているかもしれないが，一般的には局面を形成し本例のように散在性の分布はとらない．「帯状疱疹」では通常集簇する水疱がみられるが，初発より既に3週間が経過しているため痂疲・潰瘍を形成している可能性はある．「蜂窩織炎」は四肢に好発する発赤・腫脹が特徴であり壊死組織を伴う皮膚潰瘍はみられない．「伝染性膿痂疹」は小児に好発し夏季に多い．紅斑・水疱・びらん・痂疲を生じるが，表皮上層に水疱を生じるため浅いびらんに留まり潰瘍化はしない．担癌患者では常に「転移性皮膚癌」の可能性を念頭に置き，必要に応じて皮膚生検を施行し病理組織学的に検討する．本例は重複癌で肺転移もあることより転移性皮膚癌を生じる可能性は十分あるが，特徴的な硬結や結節などはみられず否定する．

　上記鑑別を進めながら本例の病態を推察すると，「担癌患者であることより"帯状疱疹"が重症化し，痴呆症により治療が不十分となってしまい経過が遷延しており，水疱が壊死組織を伴う皮膚潰瘍となり二次感染を生じている」と考える．そこで，帯状疱疹であれば片側性に生じているはずなので後頭部を確認した．すると，皮膚病変は正中線上で境界明瞭に左側のみにみられた 図2 ．さらにその分布を詳細に確認するために服を脱いで見せてもらったところ，左上胸部〜上肢に紅斑を伴う集簇性小水疱がみられた 図3 ．そしてTzanck試験を施行しウイルス感染による巨細胞（ballooning cell）を確認した 図4 ．

　本例は左側C3〜C5領域に生じた帯状疱疹が担癌状態と自己治療により重症・遷延化し，二次感染を伴う皮膚潰瘍を生じていた．帯状疱疹は経過中に紅斑・水疱・痂疲・潰瘍・壊死・二次感染など様々な皮膚所見を呈する．さらには，患者の主訴からは帯状疱疹を想起しにくいケースも見受けられるため，注意が必要である．

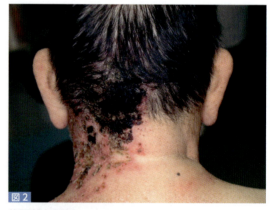
後頭部〜頸部

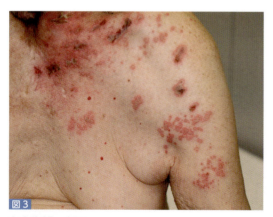
左上胸部〜上肢

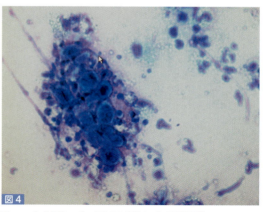
Tzanck試験：ウイルス感染による巨細胞

Case 50 多血症治療中に外果に皮膚潰瘍が出現し難治. 診断は？

難易度 ★★

　76歳，女性．多血症（瀉血およびヒドロキシカルバミド内服による治療中）の既往がある．左外果に壊死を伴う皮膚潰瘍があり 図1 ，種々の治療に対して難治である．デブリードマンを進めると骨まで達したが，骨に感染症状はない．検査所見は下記のごとくであった．診断はどれか？

【検査値】
白血球数：8,300/μL（4,000-8,000），血液像のうち好中球：91.0%（50.0-60.0），CRP：0.75mg/dL（≦0.30），β-トロンボグロブリン：224ng/mL（0-60），D-ダイマー：1.2μg/mL（≦1.0），血小板第Ⅳ因子：10ng/mL（≦20），細菌培養：陰性．

A：壊死性筋膜炎
B：糖尿病性皮膚潰瘍
C：静脈還流障害による皮膚潰瘍
D：閉塞性動脈硬化症による皮膚潰瘍
E：ヒドロキシカルバミドによる皮膚潰瘍

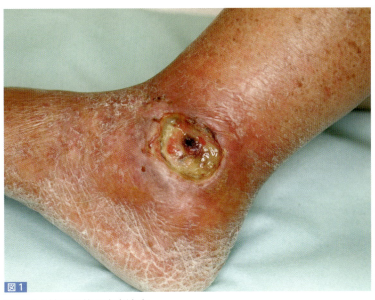

図1
左外果の壊死を伴う皮膚潰瘍

Answer
50 正解は E 「ヒドロキシカルバミドによる皮膚潰瘍」

　下腿〜足に生じる皮膚潰瘍の原因は多岐にわたり，診断や治療に苦慮することが多い．「壊死性筋膜炎」は，臨床的に皮膚壊死，水疱形成，発赤，悪臭が強く，デブリードマン（debridement）を進めると広範囲に皮下に沿って壊死が進んでいる．白血球数や CRP が異常高値を示し，CK が上昇し，細菌培養検査で細菌が検出されるため，考えにくい．

　「静脈還流障害や閉塞性動脈硬化症による皮膚潰瘍」の可能性があるため，CT 血管造影（CT angiography：CTA）で確認する．本例は，足背動脈を触れ，CTA で動静脈に異常はみられなかった．「糖尿病性皮膚潰瘍」の可能性もあるが，既往歴および血液検査に異常なく否定した．

　β-トロンボグロブリン，D-ダイマーが高値を示したことより，局所潰瘍治療に加えてシロスタゾールの内服およびアルプロスタジルの点滴を継続したが効果がみられなかった．そこで，「ヒドロキシカルバミドによる皮膚潰瘍」を疑い，ヒドロキシカルバミドを中止したところ徐々に改善がみられ，3.5 カ月後には瘢痕治癒し 図2 ，その後再燃はない．ヒドロキシカルバミドの添付文書において皮膚潰瘍（0.7％）の記載があり，長期投与例で下肢に好発するため，血液疾患を治療中の患者で下肢の皮膚潰瘍が難治の場合には念頭に置く必要がある．

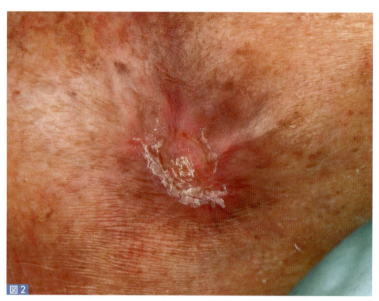

図2 ヒドロキシカルバミドを中止し 3.5 カ月後

Case 51 特徴的な皮膚所見を示す疾患．注意すべき合併症は？

難易度

83歳，男性．特徴的な皮膚所見より 図1 〜 図3 ，この疾患で注意すべき合併症を一つ選べ．
（図は，竹田綜合病院医学雑誌. 2008; 34: 40-43 より転載許可を得て掲載）

- **A**：腎炎
- **B**：ぶどう膜炎
- **C**：細菌性肺炎
- **D**：内臓悪性腫瘍
- **E**：中枢神経障害

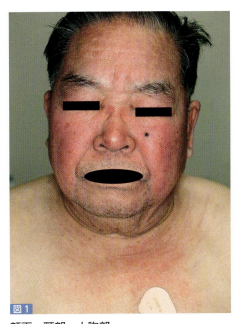

図1 顔面・頸部・上胸部

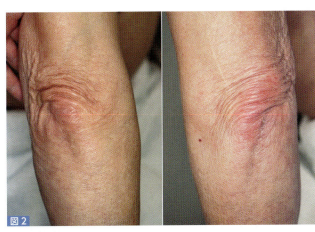

図2 両肘関節伸側

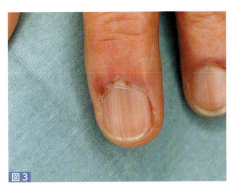

図3 爪部

Answer 51 正解は D 「内臓悪性腫瘍」

　特徴的な皮膚所見を確認する．図1 では上眼瞼に紫紅色浮腫性紅斑（ヘリオトロープ疹），顔面に左右対称性の浮腫性紅斑，前頸部～上胸部にかけて紫紅色斑（V ネックサイン）がみられ，図2 では両肘関節伸側に角化性紅斑（Gottron 徴候），図3 では爪囲紅斑および爪上皮出血点を確認できる．これらは「皮膚筋炎」に特徴的な皮膚所見である．なお，「ヘリオトロープ」は，園芸店でよく見られるムラサキ科キダチルリソウ属の植物で紫～白色の小さな花がドーム状に密集して咲く 図4 ．

　皮膚筋炎の皮疹には，物理的刺激によって皮疹が誘発される「ケブネル現象」が関与している．たとえば，外的刺激を受けやすい手指関節背部（Gottron 徴候），拇指・示指の側面（mechanic's hand, 機械工の手），四肢関節背部，耳介，手指関節屈側（逆 Gottron 徴候）に皮疹が誘発されやすい（Case 38 解説参照）．また，ヘリオトロープ疹が下眼瞼ではなく上眼瞼にみられる理由は，"瞬き" という物理的刺激により誘発されるためと考える．

　本例にみられる所見で注意すべき点がいくつかある．「両頬部の浮腫性紅斑」は，一見，全身性エリテマトーデス（systemic lupus erythematosus, SLE）の蝶型紅斑と類似しているが，皮膚筋炎では頬部以外の前額，内眼角，鼻唇溝にもみられることが多い．「Gottron 徴候」は通常，手指関節背面にみられるが本例では肘関節伸側にみられた．「爪囲紅斑」は SLE にも，「爪上皮出血点」は全身性強皮症（systemic sclerosis, SSc）にもみられるが，皮膚筋炎では両者がともにみられるのが特徴的である．本例は，筋原性酵素の上昇，皮膚生検および筋生検の病理組織学的所見も合わせて皮膚筋炎と診断した．

　皮膚筋炎で注意すべき合併症は，「内臓悪性腫瘍」と「間質性肺炎」である．前者のうち特に胃癌が多く，本例にも合併していた 図5 ．保険収載されている皮膚筋炎に関連する自己抗体は抗 Jo-1 抗体のみであったが，新たに抗 ARS 抗体，抗 MDA5 抗体，抗 TIF1-γ抗体，抗 Mi-2 抗体の測定が可能となった．陽性となる抗体に応じて臨床所見や合併症，経過などがある程度対応するので，大まかに把握しておく．抗 ARS 抗体は，mechanic's hand，筋炎は再燃を繰り返す慢性の経過，慢性の間質性肺炎を合併．抗 MDA5 抗体は，逆 Gottron 徴候が目立つ，筋症状は軽微，急速進行性間質性肺炎を合併，極めて予後不良．抗 TIF1-γ抗体は，浮腫性紅斑が顕著で水疱・びらんを形成，筋症状は軽度，嚥下障害・悪性腫瘍を合併．抗 Mi-2 抗体は，皮疹は軽度，CK 高値，再燃が多い，予後良好．

　腎炎と中枢神経障害は SLE で注意すべき合併症である．膠原病は生命予後に関わる疾患であるため，特徴的な皮膚所見を見逃してはならない．

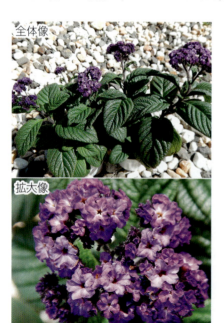

全体像
拡大像
図4
ヘリオトロープ

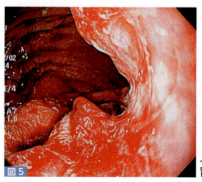

図5
上部消化管内視鏡検査所見：胃癌

Case 52

全身に痒みを伴う発赤．高熱あり．
優先すべき事項は？

難易度 ★★

　50歳，男性．1月中旬より全身に痒みを伴う発赤が出現し，39℃台の発熱もみられたため，近医を受診した．アセトアミノフェンとオロパタジン塩酸塩の投薬を受けたが，さらに増悪してきた 図1 図2 ．口腔内病変はない．白血球数：4,500/μL（4,000-8,000），CRP：0.80mg/dL（≦0.30），一般生化学検査に異常なし．喫煙（＋）．他に内服中の薬剤はない．次のうち最も優先度の低いものはどれか？

A：肺炎の合併に注意する　　**B**：抗ウイルス薬を投与する　　**C**：妊婦との接触に注意する
D：アセトアミノフェンを中止する　　**E**：脳・髄膜炎の合併に注意する

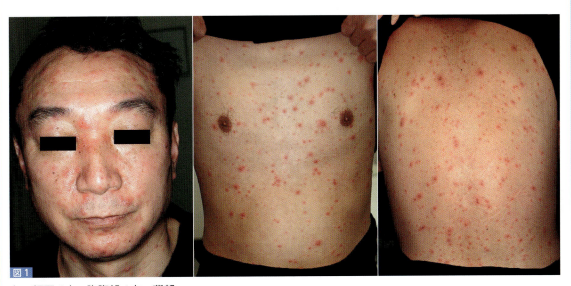

図1　左：顔面／中：胸腹部／右：背部

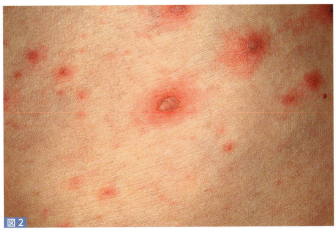

図2　拡大像

Answer

52 正解は D 「アセトアミノフェンを中止する」

　本例の臨床所見を確認すると，癒合傾向の乏しい小指頭大までの浮腫性紅斑が顔面を含めた全身に散在性～播種性に分布している 図1．拡大してみると，紅斑に小水疱を伴っている部位もある 図2．そして，好発時期の冬季発症で発熱があり，痒みを伴うことも合わせると，「成人水痘」の典型例といえる．ただ，日常診療では時折，「中毒疹」や「薬疹」などと判断され見逃されているケースもみられるため提示した．水疱部より Tzanck 試験を施行し ballooning cell がみられれば確実な診断が可能であり，本例でも確認した．

　「アセトアミノフェン」は蕁麻疹型，固定薬疹，Stevens-Johnson 症候群（SJS），toxic epidermal necrolysis（TEN），播種状紅斑丘疹型など様々なタイプの薬疹を生じることで知られている．紅色丘疹のみがみられる水痘の初期であれば，「播種状紅斑丘疹型薬疹」とみなされることもあるが，本例は浮腫性紅斑に小水疱を伴う完成期であるため鑑別は容易である．また，「固定薬疹」と「SJS 型薬疹」では水疱がみられることもあるが，前者はコイン～手拳大の紅斑が皮膚粘膜移行部位や四肢に好発し，紅斑の大きさや分布が水痘とは明らかに異なる．後者は，皮膚粘膜移行部の重篤な粘膜病変が特徴であり，皮膚には非典型的ターゲット状多形紅斑がみられる点で異なる．

　アセトアミノフェンによる薬疹ではなく，水痘患者への安全性にも問題はないので，解熱が必要であれば必ずしもアセトアミノフェンを中止しなくてもよい．ただし，小児水痘にアスピリンを投与するとライ症候群（急性脳症）が発生するリスクが高くなるので注意する．

　成人水痘は重症化しやすく，「肺炎」や「脳炎・髄膜炎」を合併すると致死的となるケースもあるため，早期に抗ウイルス薬を投与する．一般的に抗ウイルス薬は「単純疱疹」と「帯状疱疹」に使用されることが多く，「水痘」に適応があるものは，"バラシクロビル塩酸塩のみ"である．"喫煙"は「水痘肺炎」の危険因子である（非喫煙者より肺炎罹患率が 15 倍高くなる）ため，本例のように喫煙者では十分に注意して経過観察をする．

　水痘患者の約 6 割で「口腔内病変」（水疱・アフタ）がみられ，特に感染力が強いとされる．本例ではみられなかったが，「水痘肺炎」は"妊婦の直接死因"となり得るため，妊婦との接触には注意が必要である．また，妊婦が水痘に罹患すると，妊娠時期により「先天性水痘症候群」（妊娠 16 週未満），「乳幼児早期帯状疱疹」（妊娠 16 週～分娩前 2 週間），「周産期水痘」（分娩前 2 週～出生後 7 日）など児へ影響を及ぼすことになる．

Case 53

1歳幼児の体幹・四肢，腋窩・鼠径部，手掌・足底に皮疹が出現．診断は？

難易度 ★★★

1歳1カ月，男児．3カ月前（8月末）頃から両手掌に発疹が出現し，手足口病として加療されていたが体幹へ拡大した．顔面を避けて体幹・四肢，手掌・足底に皮疹がみられ，瘙痒が強い．抗ヒスタミン薬の内服，および，ベリーストロングランクのステロイド薬と保湿薬を外用しており，一部色素沈着化するものの紅色丘疹と浸潤を伴う紅色小結節の新生が続いている 図1 ．両側の腋窩・鼠径部に集簇して分布する傾向がみられた．全身状態は良好である．診断はどれか？

- **A**：疥癬
- **B**：ノミ刺症
- **C**：毛虫皮膚炎
- **D**：悪性リンパ腫
- **E**：痒疹型アトピー性皮膚炎

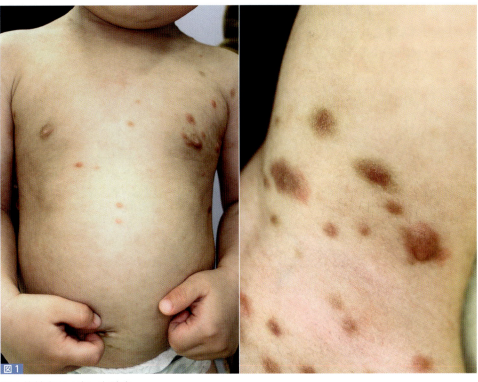

図1　左：体幹全面／右：左腋窩

Answer 53　正解は A「疥癬」

　夏季に発症していることより,「ノミ刺症」と「毛虫皮膚炎」を考える必要がある.「ノミ刺症」は, 飼い猫がいなくとも野良猫が庭に入ってくればノミが発生するので, 間接的に発症することがある. 通常は, ノミがジャンプ可能な高さ未満である下腿に好発するが, ハイハイ, つかまり立ちをしている段階の乳児の場合には当てはまらない. ただ, 間擦部位(腋窩, 鼠径)に集簇することはなく, しばしば水疱形成を伴い搔破により膿痂疹へ移行しやすい.「毛虫皮膚炎」でも本例と類似の瘙痒の強い紅色丘疹が露出部に集簇してみられ, 被覆部に拡大することもある. 衣服の内側に毛虫の毛が入り込み, 皮膚に付着した場合には, 衣服を洗濯し, 皮膚を洗浄しない限り治療をしても繰り返し皮疹の新生が続く. ただ, 山へ行ったり, 植木の手入れをした後に出現することがほとんどである.

　「痒疹型アトピー性皮膚炎」は通常, 成人に多い. 乳児期のアトピー性皮膚炎はドライスキンと顔面・頸部, 肘窩・膝窩に湿疹病変をみる. 浸潤を伴う紅色小結節より「悪性リンパ腫」の鑑別も必要であり, 病理組織学的に検討した. 真皮全体にびまん性にリンパ球と好酸球を主体とした炎症性細胞浸潤がみられ, いわゆる痒疹型・虫刺型反応であった. 乳児では稀であるが「疥癬」を考える必要がある.

　足に疥癬トンネルがみられ 図2矢印 , ダーモスコピーで確認すると, 疥癬トンネルの先端にヒゼンダニを確認した 図3矢印 . この部位から検体を採取しKOH直接鏡検を施行し, 疥癬と診断した. その後, 患児の母親と祖母も疥癬に罹患していることを確認した.

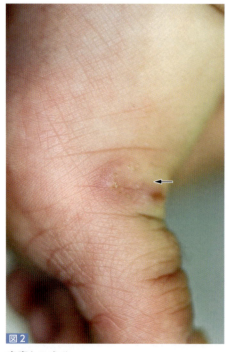

図2　疥癬トンネル

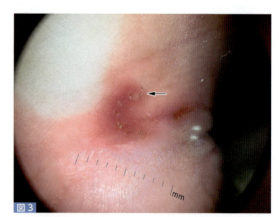

図3　ダーモスコピー所見：ヒゼンダニ

Case 54 抗がん剤内服中に手足に皮膚病変が出現し難治．診断は？

難易度 ★★★

80歳，男性．耳下腺癌にて1年前よりテガフール/ギメラシル/オテラシルカリウム配合剤を内服中である．2カ月前（2月上旬）より手足に皮膚病変を生じたため保湿薬とステロイド外用薬による加療を受けているが難治とのことである 図1．診断はどれか？

A：薬疹
B：掌蹠角化症
C：手足症候群
D：異汗症性湿疹
E：角化型手足白癬

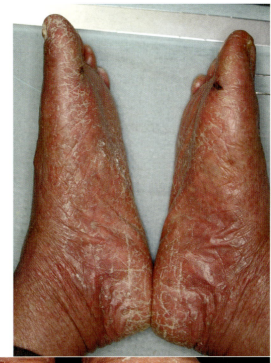
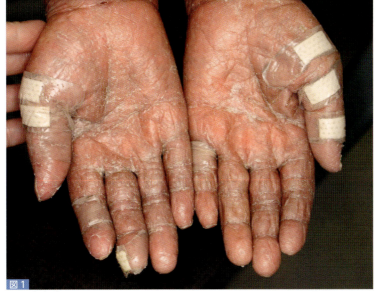

図1　左：足底/右：手掌

Answer 54　正解は E「角化型手足白癬」

　テガフール/ギメラシル/オテラシルカリウム配合剤を内服中であることより「薬疹」(紅斑，落屑，皮膚の乾燥・荒れ，爪囲炎，爪の異常)や「手足症候群」を考え外用加療がなされたものと推察できる．ただし，ステロイド外用薬が無効である場合には診断を見直す必要がある．

　足底・趾，手掌・指全体に乾燥・落屑・角化を伴うびまん性の紅斑がみられる 図1 ．手指の絆創膏は患者がひび割れを保護するために貼っている．抗がん剤内服中であること，足底全体の特徴的な皮膚所見，白癬の好発時期ではない冬季に発症していることより「角化型足白癬」を強く疑う．このタイプの足白癬は爪白癬を合併する率が高いため確認する 図2 ．また，角化型足白癬は手掌・指にも同様の皮膚所見を呈することが多く，"ひび割れ"もみられる．手・足の落屑よりそれぞれ検体を採取してKOH直接鏡検を施行し，糸状菌を確認した 図3 ．

　本例の発症経緯は，もともと存在した通常の足白癬が抗がん剤による免疫抑制状態が誘引となり角化型足白癬へと進行した．さらに爪白癬，角化型手白癬へと拡大していった．その際に手足症候群としてステロイド外用薬による治療を受けたために，さらに症状が悪化したものと推察できる．抗がん剤治療中に手足症候群を疑った場合，ステロイド外用薬を開始する前に，①もともと足白癬はなかったかどうか，②ステロイド外用後に足の症状が悪化し，その後，手にも同様の症状が出現するようになったかどうか，③足に爪白癬を疑う所見はないかどうかを確認し，角化型手足白癬の可能性を除外しておく必要がある．

　本例は抗がん剤による手足症候群を疑われ，ステロイド外用薬が無効であることより抗がん剤の中止を検討されていた．幸い角化型手足白癬と診断されたことにより抗がん剤治療を中止することなく継続が可能となった．

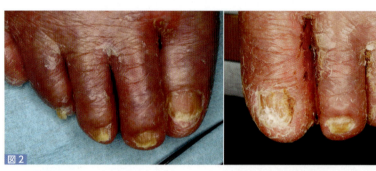

図2　足の爪部

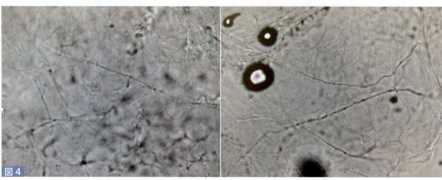

図4　KOH直接鏡検所見　　手より採取　　　足より採取

Case 55 アトピー治療中の7歳児の顔面・口唇に皮疹．経口摂取困難．診断は？

難易度 ★★★

7歳，男児．アトピー性皮膚炎にて治療中．7日前に発熱があり，6日前に顔面の皮膚症状が悪化し，5日前にセフェム系抗菌薬（4日分）を投与された．2日前に口唇が腫脹し始め，口内炎も出現し，痛みのため経口摂取が困難である 図1．最も考えられる疾患はどれか．

A：伝染性膿痂疹
B：カポジ水痘様発疹症
C：Stevens-Johnson 症候群
D：アトピー性皮膚炎の急性増悪
E：ブドウ球菌性熱傷様皮膚症候群

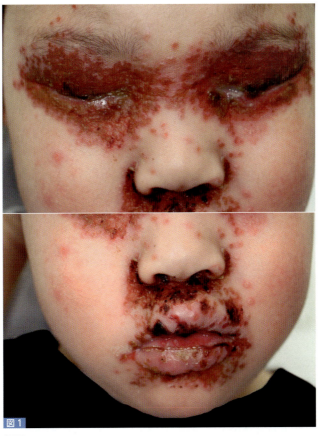

図1 顔面

Answer 55 正解は B「カポジ水痘様発疹症」

両側眼瞼およびその周囲，鼻下，口唇，口囲に痂疲（一部血痂）を伴う紅色丘疹が集簇し，痂疲性紅色局面〜びらん面を形成している．口唇は腫脹し，アフタもみられる．皮膚病変の周辺をじっくりと観察すると，紅暈を有する小水疱が散在しており（ 図1 解説矢印），「単純ヘルペスウイルス（herpes simplex virus, HSV）感染症」を示唆する．

Tzanck 試験を施行したところウイルス性巨細胞 ballooning cell を確認した 図2 ．アトピー性皮膚炎（atopic dermatitis, AD）患児に発熱とともにやや激しい症状を呈していることより，「カポジ水痘様発疹症」を考える．HSV に初感染したのちバリア機能が障害されている既存の AD 病変へ HSV が経皮的に接種され拡大したものと推察する．白血球数：5,200/μL（4,000〜8,000/μL），異型リンパ球 5.0%（≦ 2.0%），単純ヘルペス IgG：4.6（≦ 1.99）（＋），単純ヘルペス IgM：12.15（≦ 0.79）（＋）と「HSV の初感染」を示唆する検査所見が得られた．単純ヘルペス特異抗原 1 型が陽性，同特異抗原 2 型が陰性であり，最終的に「AD を基礎疾患とする HSV-1 初感染によるカポジ水痘様発疹症」と診断した．

ファムシクロビル 500mg（5 日間）内服およびビタラビン軟膏外用により軽快した．なお，AD のバイオマーカーである血清 TARC（thymus and activation-regulated chemokine）値は 508pg/mL（≦ 742pg/mL）と正常範囲内であったことより，AD の病勢はコントロールされていたものの，顔面の湿疹病変が残存していたために，バリア機能が保たれている体幹・四肢を避け，バリア機能障害のある顔面に限局してHSV-1 が播種し，カポジ水痘様発疹症を生じたと推察した．また，皮膚の細菌培養検査で Staphylococcus aureus（黄色ブドウ球菌）（1 ＋）を検出したが，既に薬剤感受性の高い抗菌薬が投与されており，臨床所見も合わせて伝染性膿痂疹ではなく，二次的な付着と考えた．

AD 患者で皮膚症状が急激に増悪する際には，AD の急性増悪，細菌感染，HSV 感染などを念頭に置き，早期に適切な対応をする必要がある．

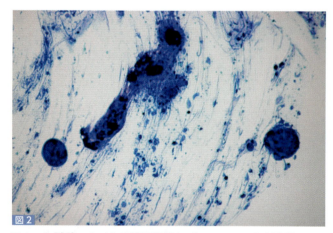

Tzanck 試験：ウイルス性巨細胞 ballooning cell を確認

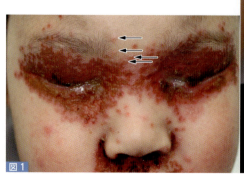

図1 顔面（解説）

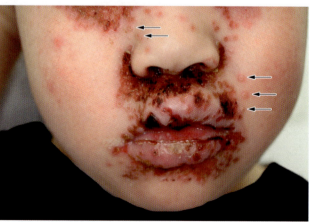

Case 56　下腿の皮疹出現後に急性腹症．原因は？

難易度 ★

　70歳，男性．既往歴：慢性関節リウマチ，高脂血症，高血圧，高尿酸血症．4日前より腹痛，下痢，下血が出現し急性腹症にて緊急入院となった．関節痛あり．診察時に体幹・四肢に皮膚病変がみられた ．腹部症状が出現する4日前に下腿より出現し，その後，大腿，体幹，上肢にも拡大してきたとのことである．急性腹症の原因となった疾患はどれか？

A：薬疹
B：IgA血管炎
C：虚血性腸炎
D：潰瘍性大腸炎
E：消化器系悪性腫瘍

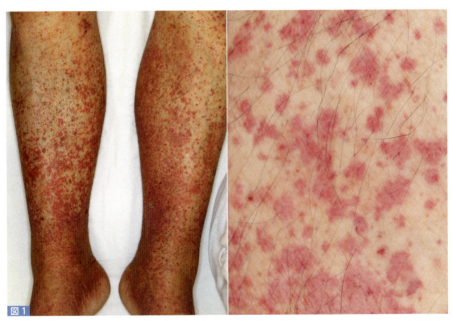

図1　左：下腿／右：拡大像

Answer 56 正解は B「IgA 血管炎」

　本例のポイントは，皮膚・関節・腹部に生じた一連の症状が「IgA 血管炎」に特徴的な所見であると気付くことにある．なお本疾患は従来，アナフィラクトイド紫斑病（anaphylactoid purpura），ヘノッホ–シェーンライン紫斑病（Henoch-Schönlein purpura）と呼ばれていたが，Chapel Hill 分類 2012 で「IgA 血管炎」（IgA vasculitis）と名称が変更された．

　下腿の皮膚所見は，左右対称性に点状出血～紫斑が広範囲に分布しており癒合傾向を示す 図1 ．IgA 血管炎では通常，下腿と足背にみられ，重症化すると大腿，体幹，上肢にも拡大する．"紫斑の分布が下腿より上行性に腰を超え広範囲に及ぶと，腎障害をきたすことが懸念される"ため繰り返し尿所見を確認する．本例でも紫斑が体幹や上肢にまで及んでいたため，尿蛋白と尿潜血を定期的に確認した．すると，尿蛋白と尿潜血ともに弱陽性から強陽性へと悪化し，「紫斑病性腎炎」を合併した．

　「紅斑」と「紫斑」の識別に苦慮する場合には，周囲皮膚を押しながらテンションをかけてみる．紅斑であれば色が薄くなるが，紫斑であれば薄くなることはない．これは毛細血管内の赤血球であれば圧迫により移動し得るが（紅斑），血管外に漏出した赤血球は移動できないことによる（紫斑）．そして，通常の紫斑は赤血球の血管外漏出によるため触診しても平らであるが（non-palpable purpura），IgA 血管炎の紫斑は"血管炎"があるため丘疹として触れることが特徴である（palpable purpura）．

　病理組織学的所見は，真皮の血管周囲性に好中球の浸潤とその核破壊像，赤血球の血管外漏出，血管内皮細胞の腫大など特徴的な「白血球破砕性血管炎」（leukocytoclastic vasculitis, LV）の所見を示した 図2 ．病理所見から想像できるように IgA 血管炎の病態は「全身性血管炎」である．つまり，その標的が皮膚，関節，消化管，腎臓に及べば一見関連のないように思える多臓器に症状を生じることになる．本例は中等量のステロイド内服薬の投与によって紫斑，関節痛，腹部症状は速やかに軽快したが，腎炎を合併しているため漸減中である．

　本例のように IgA 血管炎患者が急性腹症（稀に腸穿孔や腸重積を起こす）を主訴に受診する場合もあり得る．そのため全身の病態をしっかりと把握して対応することが肝要である．

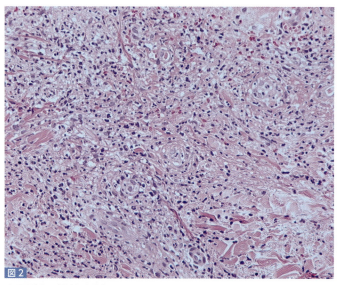

病理所見（強拡大像）

Case 57

熱湯をこぼして大腿に熱傷.跡が残る可能性が高い部位は？

難易度 ★★★★

21歳，女性．アルバイト先でトマトの湯剥きをするための鍋の熱湯をこぼして右大腿に熱傷を生じた．流水で15分間冷却したのち受診した．初診時 図1左 と4日後 図1右 の臨床像を示す．若い女性でもあり「やけどの跡は残りますか？」と非常に気にしている．今後の見通しとして跡が残る可能性が高い部位を2つ選べ．

A：a と b
B：b と c
C：c と d
D：d と e
E：e と a

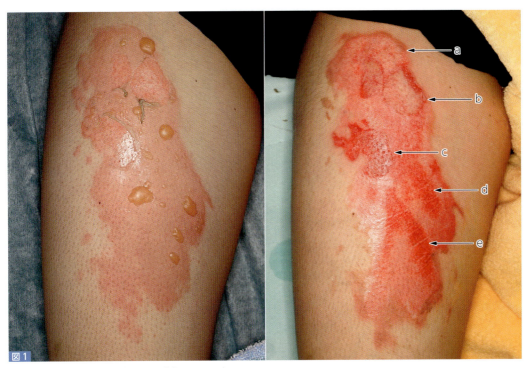

右大腿（左：初診時／右：4日後）

Answer
57 　正解は A 「a と b」

　熱傷は，深達度により I 〜 III 度に分類される．日常診療で最もよく遭遇するのは II 度熱傷であり，"浅達性" II 度熱傷（superficial dermal burn, SDB）と "深達性" II 度熱傷（deep dermal burn, DDB）の違いは，本例のように「跡が残るかどうか」を心配する患者が多いため臨床上重要である．

　「SDB」は，傷害が真皮浅層までに留まり，毛包からの上皮化も期待できるため上皮化が早く，通常は 2 週間以内で瘢痕を残さず治癒する．医療者が「火傷の跡」というと一般的には "瘢痕" を指すが，患者は "瘢痕" だけでなく "色素沈着" も火傷の跡とみなす傾向があるため，認識の違いによるトラブル発生には注意が必要である．SDB は瘢痕を残さず治癒するが，一時的に色素沈着を残すことがあるため，誤解を招かないように予め患者に説明しておく．

　「DDB」は，傷害が真皮中層以下にまで及び，真皮が不可逆性に変性するため毛包からの上皮化が期待できない．そのため，受傷部位周辺からの上皮化を待つことになり，SDB と比べて上皮化に要する期間が 3 〜 4 週間と長く瘢痕を残す．

　本例の 4 日後の臨床像で色調の違いに注意して観察すると，c 〜 e は鮮紅色であり，a・b は白色である 図1右 ．「SDB」では，真皮の血流が維持されているため水疱底が "鮮紅色" となり，「DDB」では，真皮の血流障害のため "貧血様白色" を呈する．よって，4 日後の臨床所見より c 〜 e は SDB，a・b は DDB と推察する．SDB と推察した c 〜 e 部は，毛包性の上皮化を伴い 2 週間後には瘢痕を残さず治癒した 図2 ．創面内に等間隔に点在する点状褐色斑が，毛包性上皮化に相当する部位である 図2右 ．一時的な色素沈着をきたしたものの 1 年後にはほぼ自然消失した 図3 ．その一方で，DDB と推察した a・b 部は，2 週間後も上皮化しておらず 図2右 ，治癒後に軽度の瘢痕を残した 図3 ．

　II 度熱傷には SDB と DDB が混在することが多いため，詳細な観察を行い，ある程度の見極めをつけておく．明らかな感染徴候がない限り基本的に消毒は不要であり，積極的に石鹸を使用したシャワー浴を行うことで細菌数を減らし残留物や異物を除去し，創面を清浄に保つことができる．moist wound healing（湿潤環境下療法）を行い，治癒過程を注意深く観察しながら，創傷被覆材や各種外用薬を適宜変更していく．そして，ナーバスになっている患者（親）へ熱傷創面の部位別評価および治療方法の根拠を十分に説明しておくことを忘れない．

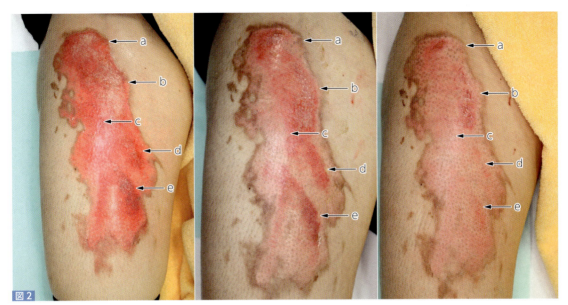

図2 右大腿の臨床経過（左：1週間後／中：11日後／右：2週間後）

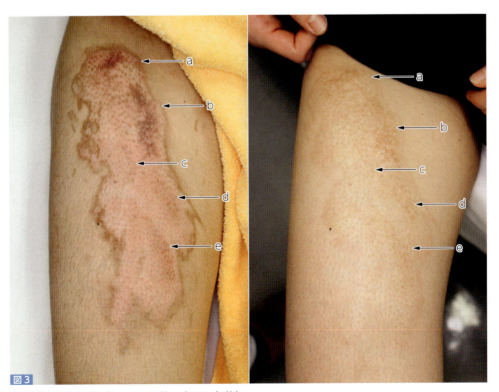

図3 右大腿の臨床経過（左：50日後／右：1年後）

番外編　研修医指導に役立つ雑学　4/4

研修医：「五百万石と山田錦は見たことあるような……．原産地と言われても……」

先輩医師：「五百万石（新潟県），美山錦（長野県），山田錦（兵庫県），雄町（岡山県），華吹雪（青森県）だから，正解はＥ：華吹雪（青森県）．幻の名酒米と言われた"亀の尾"って知ってるかな？原産は山形県なんだけど，新潟県のある酒造が1500粒の種籾から復活栽培して蘇ったんだよ．マンガ『夏子の酒』のモデルになった復活米と言えばピンとくるだろう？」

研修医：「へえ～，あの米って"亀の尾"のことだったんですか？　ドラマチックですねぇ」

先輩医師：「そうやって，使われている原料米に思いをはせながら飲むのも楽しみ方の一つだよ」

研修医：「そう言えば，『山田錦なら旨い！』って聞いたことがあります」

先輩医師：「確かに酒造りにとても適したブランド米だから旨い可能性は高い．ただ，さすがの山田錦もピンキリで，原産地の兵庫県特Ａ地区で穫れるのは間違いなく良い米だけれど，ブランド米で人気があるからって生産量を増やすために他の地域で無理に増産された米はどうしても質が落ちてしまう．肩書きだけでは肝心の中身までは判断できないってことだね」

研修医：「またまた，医療にも通じるような気が……」

先輩医師：「その通り．酒造りも医療も入り口としては知識や数値，理屈などの"科学"から入るんだろうけど，それだけが立派でも決して良い仕事に結びつくとは限らない．自分が極めようとする仕事に向き合う"姿勢"，つまりその人の"技"と"心"が仕事の成果に如実に表れる．自己研鑽に裏付けられた経験や勘，そして最終的には全てを支える"人格"を本物の仕事人は身に付けているような気がする．日本酒は一言もしゃべらないのに……造り手の"思い"や"姿"が相手に伝わり，ときに"感動"を生む．『一切の妥協を許さない真摯な姿勢』……われわれ医療人も見習うべき美徳だよ」

研修医：「ジーンと心に沁みる言葉ですね．本物って簡単には真似できない領域だと思います．だからこそ私のような若い医療人が先輩から医療の技と心をしっかりと受け継いで，自分独自の医療を目指さなければならないと感じました．たとえ今はまだ未熟な自分でも真摯に向き合う姿勢を貫けば，それが患者さんへ自然と伝わって感動してもらえるような医療を提供できるかもしれません」

先輩医師：「偉い！　大いに期待しているよ！」

研修医：「今日から毎日，純米酒を飲みながら自分を磨いていきます！」

先輩医師：「そうだ，その意気だ！　じゃぁ，とりあえず，飲みに行きますか?!」

研修医：「ハイッ！」

　理論や知識を蓄えたなら，どこまで通用するのか実践で確認する．その成果をすぐにフィードバックして通用しない部分はまた学び直す．そして，十分に対策を練って準備を整えてから再度チャレンジする．失敗は成功へのプロセスなのだから，途中であきらめないで最後までやり抜く気概を持つ．職種にかかわらず自分の仕事を極めようとしている仕事人の歩む"道程"は千差万別ですが，人生をかけて目指そうとしている"月"は結局みんな同じなんじゃないのかなぁ．（完）

Case 58 関節症性乾癬の発症リスクが高い乾癬病変は？

難易度 ★★★

　乾癬の皮膚症状と関節炎が併存する関節症性乾癬の発症リスクが有意に高いとされる乾癬病変はどれか？　画像1〜5のうち正しい組み合わせを選べ．

A：図1（肘頭）と図3（膝蓋）と図5（爪部）
B：図1（肘頭）と図2（臀部）と図4（頭部）
C：図2（臀部）と図3（膝蓋）と図4（頭部）
D：図2（臀部）と図4（頭部）と図5（爪部）
E：図3（膝蓋）と図4（頭部）と図5（爪部）

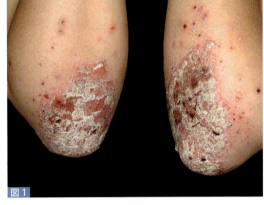
図1　肘頭

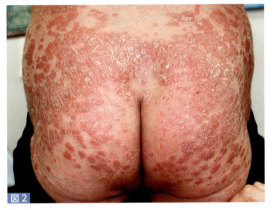
図2　臀部

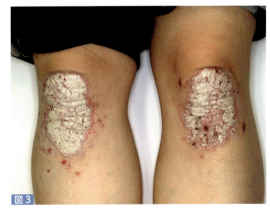
図3　膝蓋

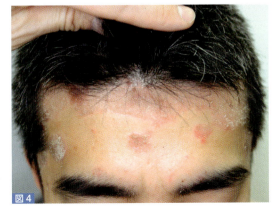
図4　頭部

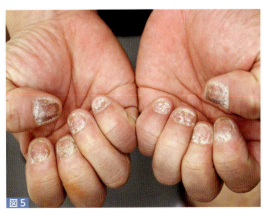
図5　爪部

Answer 58

正解は D 「図2（臀部）と 図4（頭部）と 図5（爪部）」

臀部 図2 と頭部 図4 と爪部 図5 に乾癬病変を有する患者で関節症性乾癬の発症リスクが有意に高い（Wilson FC. Arthritis care & Research. 2009; 61: 233-239）.

乾癬は銀白色雲母状鱗屑を伴う境界明瞭な紅斑を特徴とする炎症性角化症である．また，掻破など物理的刺激により皮疹が誘発される「ケブネル現象」が関与するため，擦過の機会が多い前腕・下腿伸側（特に肘頭・膝蓋）に好発し難治である 図1 ～ 図3 ．

関節症性乾癬は乾癬患者の6～48％にみられ認知度の向上とともに増加傾向である．1,500名の乾癬患者を再調査したところ，新たに266名（約18％）が関節症性乾癬と診断されたとの報告があり（Reich K. Br J Dermatol. 2009; 160: 1040-1047），正しく診断されずに埋もれている患者が多いことが伺える．認知度が低いために皮膚症状と関節炎が関連していると思っていない患者が多いのが現状である．つまり関節症性乾癬の皮膚症状は皮膚科へ，関節炎の症状は整形外科やリウマチ科へ通院している．

関節症性乾癬における最大の問題点は，関節炎により関節が一度破壊されてしまうと元には戻らない，つまり，関節の変形が不可逆性となってしまうことである．そのため，医療従事者が早期に発見し，抗炎症作用および破骨細胞を抑制する目的で早期から積極的に治療効果の高いTNF-α阻害薬を開始することが肝要となる．

関節症性乾癬を見逃さないための簡便かつ有用なツールがある．「頭部・臀部・爪部に乾癬病変を有する患者で関節症性乾癬の発症リスクが有意に高い」ため，この部位の皮膚に異常がみられた場合には「どこか関節が痛まないですか？」と関節炎の有無を聞いてみるだけでも早期発見が期待できる．一方，既に関節炎で通院中の患者に頭部・臀部の皮膚病変や爪病変がみられる場合には関節症性乾癬の可能性を考える．頭部（生え際）や爪部は衣服を脱がずとも診療や調剤薬局の対話中でも簡単に確認できる．

尋常性乾癬に特徴的な「アウスピッツ血露現象」（Auspitz phenomenon）を提示する 図6 ．厚い鱗屑の下の紅斑に，どうしてこのような点状小出血点がみられるのか？　病理組織学的所見とリンクさせると理解しやすい 図7 ．乾癬では真皮乳頭が挙上し直上の表皮が菲薄化している．そのため角層が剥がれると真皮乳頭は容易に損傷を受け，乳頭内の毛細血管から出血するため，臨床的に点状小出血点となる．

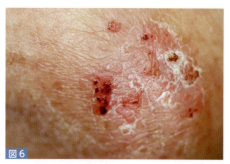

図6　アウスピッツ血露現象

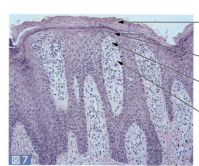

図7　病理所見

（錯角化を伴い過角化した角層／菲薄化した表皮／真皮乳頭が挙上／多数の毛細血管）

Case	痙攣歴のある乳児に蕁麻疹が出現.	難易度
59	適切な抗ヒスタミン薬は？	★★★

　生後8カ月の乳児. 突然蕁麻疹が出現したため，外来を受診した. 母親から，「この子，痙攣を起こしたことがあるんです」との情報を得た. この患児に投与する適切な非鎮静性抗ヒスタミン薬はどれか？

A：ロラタジン (商品名：クラリチン)

B：オロパタジン塩酸塩 (商品名：アレロック)

C：エピナスチン塩酸塩 (商品名：アレジオン)

D：レボセチリジン塩酸塩 (商品名：ザイザル)

E：フェキソフェナジン塩酸塩 (商品名：アレグラ)

Answer
59 正解は E「フェキソフェナジン塩酸塩」（商品名：アレグラ）

　非鎮静性抗ヒスタミン薬は日常診療で使用頻度の多い薬剤である．そのため，疾患，年齢，痙攣・てんかん，肝・腎機能障害，併用薬，妊婦・授乳婦，自動車運転などを加味して臨機応変に選択する必要がある．

　"乳幼児"に保険収載されている非鎮静性抗ヒスタミン薬には，シロップ（syrup, S），ドライシロップ（dry syrup, DS），顆粒など様々な剤形がある．実際に処方する際には，その"適応年齢"が重要となるため各々把握しておく必要がある．

　「生後6カ月以上」で使用可能な非鎮静性抗ヒスタミン薬には，レボセチリジン塩酸塩（S）とフェキソフェナジン塩酸塩（DS）があり，「2歳以上」ではセチリジン塩酸塩（商品名：ジルテック）（DS）とオロパタジン塩酸塩（顆粒），「3歳以上」ではロラタジン（DS）とエピナスチン塩酸塩（DS）がある．本例は，"8カ月の乳児"であるため，「生後6カ月以上」で使用可能なレボセチリジン塩酸塩とフェキソフェナジン塩酸塩の2剤が候補となる．

　次に，「痙攣やてんかんを誘発する危険性」を有する非鎮静性抗ヒスタミン薬には，ロラタジン，デスロラタジン（商品名：デザレックス），ルパタジンフマル酸塩（商品名：ルパフィン），セチリジン塩酸塩，レボセチリジン塩酸塩がある．ロラタジン，デスロラタジン，ルパタジンフマル酸塩は，添付文書に重大な副作用「てんかんの既往のある患者で本剤投与後に発作があらわれることがある．痙攣があらわれることがある」，セチリジン塩酸塩，レボセチリジン塩酸塩は，慎重投与「てんかん等の痙攣性疾患又はこれらの既往歴のある患者では痙攣を発現するおそれがある」との記載がある．なお，デスロラタジン，ルパタジンフマル酸塩に小児用剤型（S, DS，顆粒）はなく錠剤のみで，適応年齢は12歳以上となる．本例では，母親からの情報より痙攣の誘発に注意を払う必要があるため，ロラタジンとレボセチリジン塩酸塩の使用は控える．

　以上より，生後8カ月の乳児に急性蕁麻疹を生じ，痙攣の既往のある場合には，適応年齢が「生後6カ月以上」であり，「痙攣やてんかんを誘発する危険性」のない非鎮静性抗ヒスタミン薬を選択する必要があり，正解は，E：フェキソフェナジン塩酸塩となる．

コンタクトレンズ装用患者に適切な抗アレルギー点眼薬は？

難易度 ★★

　33歳，女性．アレルギー性皮膚疾患にて通院中の患者が，ある日「花粉症で目が痒くなるので目薬も処方してください」と希望した．アレルギー性結膜炎として抗アレルギー点眼薬を処方しようとしたところ，「ソフトコンタクトレンズをつけているので，つけたままでも大丈夫なのがあればお願いします」とのこと．下記の抗アレルギー点眼薬のうちこの患者に適切なものはどれか？

A：トラニラスト（商品名：リザベン）
B：レボカバスチン（商品名：リボスチン）
C：オロパタジン塩酸塩（商品名：アレロック）
D：エピナスチン塩酸塩（商品名：アレジオン）
E：ケトチフェンフマル酸塩（商品名：ザジテン）

Answer
60 正解は D「エピナスチン塩酸塩」

　抗アレルギー点眼薬には「防腐剤」として"ベンザルコニウム塩化物"が添加されていることが多いため，コンタクトレンズ装用例には注意が必要である．ベンザルコニウム塩化物がソフトコンタクトレンズに吸着されることがあるため，コンタクトレンズ装用時には点眼を避け，点眼時はコンタクトレンズをはずし，10分以上経過後に装用する必要がある．

　抗アレルギー点眼薬は通常1日4回（朝，昼，夕方および就寝前）に点眼する．すると，昼と夕方の2回は点眼時にコンタクトレンズをはずす必要がある．つまり，昼と夕方の2回，コンタクトレンズをはずす→点眼する→10分以上待つ→コンタクトレンズを再度装用することになり，大半の患者は実行が困難である．そのため，花粉症がひどい時期に抗アレルギー点眼薬を使用する際には，コンタクトレンズを装用しないでメガネで生活せざるを得ない．

　抗アレルギー点眼薬のうちメディエーター遊離抑制点眼薬のトラニラスト，および抗ヒスタミン点眼薬のレボカバスチン，オロパタジン塩酸塩，ケトチフェンフマル酸塩には"ベンザルコニウム塩化物"が含有されているため，「ソフトコンタクトレンズをはずしたくない」と希望する本例のような患者には処方できない．しかしながら，抗ヒスタミン点眼薬である「エピナスチン塩酸塩」はベンザルコニウム塩化物が添加されていない．そのため，ソフトコンタクトレンズを愛用する花粉症（アレルギー性結膜炎）患者が点眼薬を希望した場合に，「コンタクトレンズを装用したまま点眼したい」との希望に添うことができる．

Case 61

多剤投薬中に全身に瘙痒を伴う皮疹が出現し難治．診断は？

難易度 ★★★

78歳，男性．近医よりカンデサルタン，ラフチジン，イルソグラジンマレイン酸塩，酸化マグネシウム，クアゼパム，ゾルピデム酒石酸塩の投薬を受けている．1カ月前から全身に瘙痒を伴う皮疹が出現したため，抗ヒスタミン薬とステロイド外用薬を投与されたが，徐々に拡大するため紹介を受けた 図1 図2 ．白血球数 6,800/μL（4,000-8,000），好酸球：2.5%（≦3.0），血清 TARC（thymus and activation-regulated chemokine）値：1,600pg/mL（≦449）．一般生化学検査に異常なし．病理組織学的所見を示す 図3 ．次のうち最も考えられる疾患はどれか？

A：梅毒
B：乾癬型薬疹
C：扁平苔癬型薬疹
D：自家感作性皮膚炎
E：薬剤性過敏症症候群

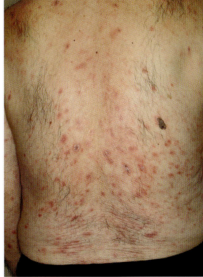
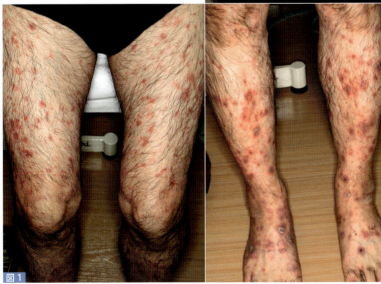

図1　上：背部 / 左下：大腿 / 右下：下腿

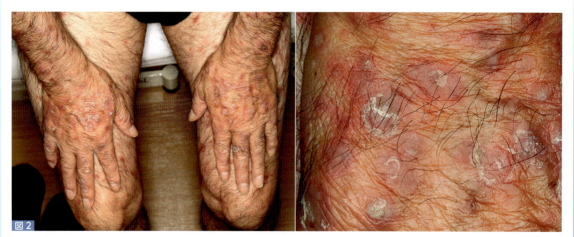
左：手背／右：拡大像

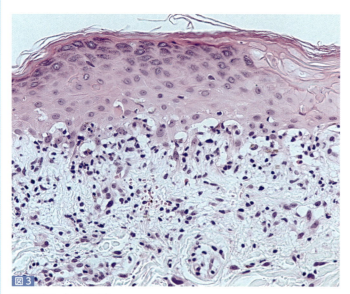
病理所見（HE 染色）

Answer 61 正解は C「扁平苔癬型薬疹」

　高齢者は薬剤を多数内服していることが多いため，全身性の皮疹がみられた場合には，常に薬剤との関連を考慮する必要がある．本例の臨床所見は，類円形の扁平に隆起する鱗屑を伴う赤紫色調紅斑が体幹，四肢，手背，足背など全身に分布している 図1 図2．この特徴的な臨床所見より C「扁平苔癬型薬疹」を第一に考えるが，B「乾癬型薬疹」も鑑別に挙がる．両者とも"降圧剤"により発症するケースが多いことで知られている．本例で投与されていた降圧剤の「カンデサルタン」にも扁平苔癬型および乾癬型薬疹の報告が散見される．

　病理所見では，典型的な「苔癬型組織反応」(lichenoid tissue reaction)（図3 解説）を示しており臨床診断を裏付けた．薬剤添加リンパ球刺激試験（drug-induced lymphocyte stimulation test, DLST）を施行したところ，降圧剤のカンデサルタンのみ陽性を示したことも合わせて，「カンデサルタンによる扁平苔癬型薬疹」と診断し，薬剤の中止を依頼した．1 カ月後には色素沈着を残して治癒し 図4，血清 TARC も正常化した．半年後も再燃はみられないが，淡い色素沈着を残す 図5．

　色素沈着がなぜ長期間残存するのであろうか？　それは，病理所見の「組織学的色素失調」（基底層が障害された結果，メラニン色素が真皮へ滴落しマクロファージに貪食された状態）による影響である（図3 解説）．このように臨床と病理の所見（点）を線でつなぐことができれば，病態の理解がより深まる．

　A「第 2 期梅毒」では，体幹に丘疹性梅毒，手掌・足底に梅毒性乾癬がみられ，一般的に瘙痒はない．D「自家感作性皮膚炎」は，"接触性皮膚炎"や"貨幣状湿疹"など難治性の湿疹病変が原発巣として先行し，その後急速に米粒大までの小丘疹・紅斑など散布疹が体幹，四肢に出現する．E「薬剤性過敏症症候群」（drug-induced hypersensitivity syndrome, DIHS）は，紅斑丘疹型で始まり紅皮症化することが多く，好酸球増多，異型リンパ球の出現，肝障害，腎障害，HHV-6 の再活性化を伴う．また，血清 TARC が通常の薬疹とは異なり 1 万 pg/mL 以上と著増を示すことが多い．カルバマゼピンにより発症した DIHS の症例を提示する 図7．（図7 は，皮膚科の臨床.2012.54(1): 36-41 より転載許可を得て掲載）

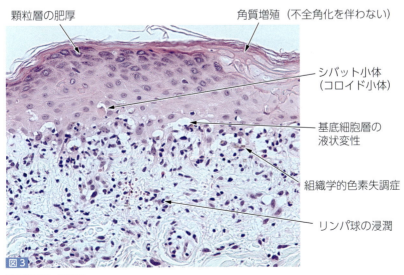

図3　病理所見（解説）

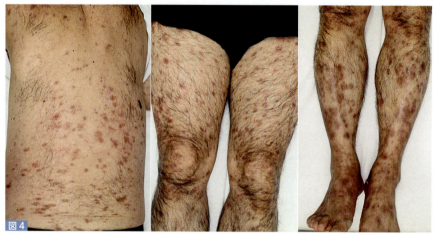

薬剤中止 1 カ月後（左：背部 / 中：大腿 / 右：下腿）

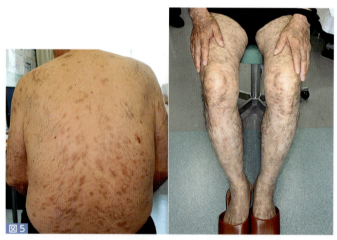

半年後（左：背部 / 右：下肢）

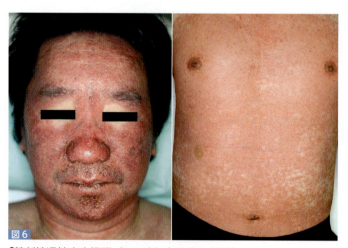

「薬剤性過敏症症候群（DIHS）」（46 歳，男性）

Case 62 朝食後にショック症状．確認すべき項目は？

難易度

　40歳，女性．朝食を摂取した30分後に嘔吐，腹痛，全身の痒み，意識消失が出現し，救急搬送された．朝食のメニューはコーンフレーク，ヨーグルト，バナナであった．
　確認すべき項目はどれか？　重要度の最も低いものを一つ選べ．

- **A**：手湿疹の有無
- **B**：花粉症の有無
- **C**：ゴム手袋着用の有無
- **D**：アトピー性皮膚炎の有無
- **E**：食後に運動をしたかどうか

Answer 62 正解は E 「食後に運動をしたかどうか」

まずは，食物アレルギーによりアナフィラキシーショックを生じる2つの疾患，「食物依存性運動誘発性アナフィラキシー」(food-dependent exercise-induced anaphylaxis, FDEIA) と「口腔アレルギー症候群」(oral allergy syndrome, OAS) を思い浮かべる．前者の原因食物は小麦が半数以上を占め次いで甲殻類が多く，フルーツの頻度は低いため本例における重要度は最も低い．もし強く疑う場合には食後の運動歴とアスピリンなど解熱鎮痛薬の服用歴が診断根拠となる．後者は交差感作する花粉抗原やラテックス抗原が感作源となり，ある特定の食物抗原を摂取した直後に口腔咽頭粘膜症状が現れる即時型食物アレルギーであり，重症例では蕁麻疹やアナフィラキシーを生じる．「OAS」は，「花粉－食物アレルギー症候群」(pollen-food allergy syndrome, PFAS) と「ラテックス－フルーツ症候群」(latex-fruit syndrome, LFS) に分類される．前者ではカバノキ科（シラカンバ，ハンノキ）花粉とリンゴ，サクランボ，モモ，イチゴ，キウイ，セロリとの交差反応，ブタクサ花粉・イネ科花粉とバナナ，メロン，スイカとの交差反応がある．後者ではラテックスとバナナ，アボガド，クリ，キウイとの交差反応があり，症状を誘発する頻度が高く，重篤な即時型アレルギーを誘発する．ラテックス蛋白に含まれるヘベイン様ドメインと，野菜や果物に含まれるクラスIキチナーゼによる交差反応によることが明らかにされている．

本例でアナフィラキシー症状が出現する前に摂食したバナナに注目すると，ブタクサ花粉・イネ科花粉またはラテックスによる感作を考える必要がある．バナナ，ブタクサ花粉，イネ科花粉およびラテックスのIgE (RAST) はそれぞれクラス3 (3.96UA/mL)，クラス2 (0.80UA/mL)，クラス2 (1.51UA/mL) およびクラス5 (90.80UA/mL) を示した．ラテックスの感作経路を特定するために手を診察したところ重症の手湿疹がみられ 図1 ，勤務する居酒屋で洗い物が多くゴム手袋を着用することも確認した．障害された皮膚バリアからラテックス抗原が容易に皮内へ侵入し経皮感作されラテックスアレルギーを生じた．そしてバナナとの交差反応が誘導されLFSを発症し，バナナを食べることで全身の蕁麻疹やショックを起こしたものと考えられる．アトピー性皮膚炎 (atopic dermatitis, AD) を有する患者はラテックスアレルギーのハイリスクグループとされており，注意が必要である．本例はAD患者であった．手湿疹をコントロールし経皮的な感作経路を断つことによりラテックス特異的IgEが低下する例がみられるため，バリア機能を修復することが肝要である 図2 ．本例でも手湿疹のスキンケアを継続したところ，初診時と2年後の比較で，ラテックス 90.80 (UA/mL) → 24.10 (UA/mL)，バナナ 3.96 (UA/mL) → 1.68 (UA/mL) と特異的IgEが低下した．

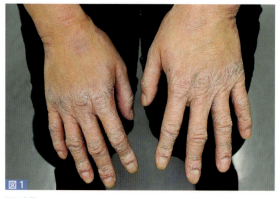

図1 両手背

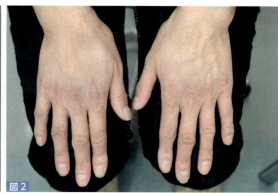

図2 治療2カ月後

Case 63

臍部に腫瘤が出現．問診で重要な事項は？

難易度 ★★

　74歳，女性．1カ月前より臍部が痒くなり化膿して痛みが出現したため，近医を受診した．感染により腹部全体が赤く腫れており抗菌薬を投与されて改善したが，腫瘤が残存するため紹介を受けた ．問診で最も重要な事項はどれか？

- **A**：結核歴
- **B**：膀胱刺激症状の有無
- **C**：内臓悪性腫瘍の手術歴
- **D**：自己免疫性疾患の治療歴
- **E**：肉眼的血尿・混濁尿の有無

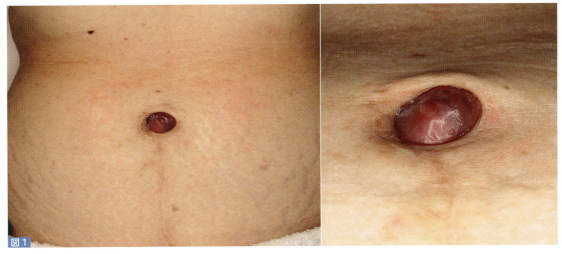

図1
左：腹部／右：拡大像

Answer 63 正解は c「内臓悪性腫瘍の手術歴」

　臍部に出現する疾患は，臍炎，臍石，表皮嚢腫，血管拡張性肉芽腫，臍部子宮内膜症，尿膜管遺残，臍腸管遺残，内臓癌の皮膚転移など多岐に及ぶ．高齢者の臍部に腫瘤をみた場合には，「内臓悪性腫瘍の臍転移」(Sister Mary Joseph's Nodule，以下 SMJN) を第一に考える．腫瘤が硬く可動性が不良であることを触知すれば，まず間違いない．問診で「内臓悪性腫瘍の手術歴」を確認したところ，6 年前に左肺腺癌，2 年前に卵巣癌の手術歴を聴取した．

　病理組織学的に検討したところ，"臍腫瘤"と"卵巣癌"の病理所見が一致したことより「卵巣癌の臍転移」と診断した．CT 上，骨盤壁，腸管膜，胃・脾臓間に播種性の結節影がみられ，臍腫瘤は腹壁に接していた．卵巣癌の腹膜播種巣が直接浸潤により臍部に達し，解剖学的に皮下脂肪と筋層が欠如しているため，腹膜転移から直接浸潤しやすく露出したものと考えた．

　SMJN の原発巣は，胃が最多で，膵，卵巣，大腸，胆嚢，子宮がこれに続く (浅井かなこ, 他. Skin Cancer. 2007; 22: 136-139)．近年，がん検診の普及や診断技術の進歩により SMJN 先行例は減少傾向と思われるが，日常診療で遭遇する可能性があるため注意が必要である．SMJN 出現後の平均生存期間は，原発巣によらず 1 年に満たないものの，胃癌と卵巣癌では治療により長期生存例や再発徴候がみられず経過中との報告が散見されるため，発見後早期に診断し専門医へ相談することが望ましい．

「内臓癌の皮膚転移」を生じた他症例を提示する 図2 図3．

63 歳，女性
原発巣：甲状腺癌

77 歳，男性
原発巣：腎臓癌

87 歳，女性
原発巣：子宮癌

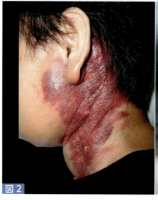
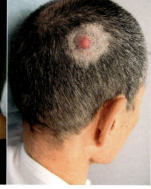
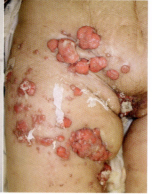

図2　「内臓癌の皮膚転移」を生じた他症例

32 歳，男性
原発巣：耳下腺癌

85 歳，男性
原発巣：前立腺癌

88 歳，女性
原発巣：肺癌

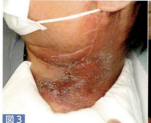
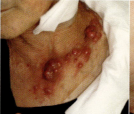
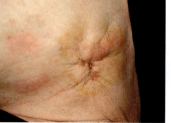

図3　「内臓癌の皮膚転移」を生じた他症例

Case 64

乳児の左上腕・左腋窩に皮下結節が出現. 適切な対応は？

難易度 ★

　生後 7 カ月, 女児. 数日前に左上腕に皮下結節が出現し近医を受診 , その 2 日後に左腋窩にも出現してきたため 図1② 紹介を受けた. 全身状態に問題はない. 定期予防接種は予定通り受けている. 体温 37.5℃, 白血球数：18,500/μL（4,000-8,000）, 好中球：28.0％（50.0-60.0）, リンパ球：63.0％（20.0-40.0）, CRP：0.07mg/dL ≦ 0.30）, 赤沈（60 分値）：9mm（2-20）. 現段階で最も適切な対応は次のうちどれか？

A：経過観察
B：外科的切除
C：抗菌薬の投与
D：抗真菌薬の投与
E：抗結核薬の投与

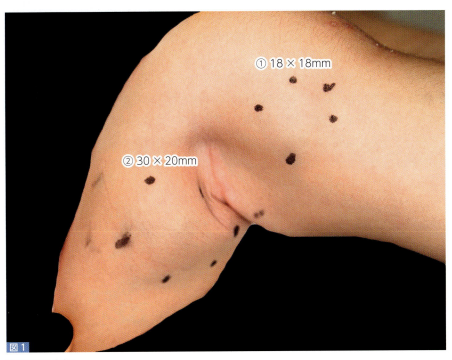

図1
初診時臨床像

Answer
64　正解は A「経過観察」

　本例は，生後5カ月時に左上腕伸側に「BCG接種」を受けた．接種2カ月後より左上腕および腋窩に"皮下結節"が出現し，臨床所見と合わせて「BCG副反応」と診断した．結核予防法の改定に伴いBCG接種時期が"生後6カ月に達するまで"と早まったため，BCG副反応の報告件数は増加している．BCG接種部位が主に"左"上腕伸側であり，"左"腋窩リンパ節の炎症・腫脹を起こすことが多いため，臨床診断は容易である．

　左上腕の皮下結節 図1① は「皮下組織結核性肉芽腫」，左腋窩 図1② は「所属リンパ節炎」と考えられる．BCG副反応は基本的に，「全身状態に問題がない場合には治療は不要」であり，定期的に経過を観察した上でその後の対応を検討する（A：経過観察をする）．本例では，経過を通して全身状態に問題はなく，胸部X線：異常なし，ツベルクリン反応：中等度陽性，クォンティフェロン：陰性であった．

　経過観察をしていたところ，50日後に腋窩リンパ節炎が皮膚へ穿孔し自壊排膿した 図2 ．抗酸菌培養にて5週目に30コロニーの発育を認め，遺伝子解析により「ウシ型結核菌」（Mycobacterium bovis BCG）（BCG由来株）であることを確認した（結核予防会結核研究所）．ウシ型結核菌を検出したため，「BCG真性結核」と診断を改めた．増悪する際には抗結核薬の投与開始を念頭に置き，慎重に経過観察を継続した 図3 ．すると，70日後には腋窩部位は著明に縮小傾向を示し，7カ月後に瘢痕治癒した 図3② ．上腕部位は70日後に軟化し始め，4カ月後より縮小傾向，1年2カ月後に瘢痕治癒した 図3① ．

　BCGによる皮膚結核の治療については，世界保健機関（World Health Organization, WHO）は局所療法のみで経過観察を推奨しているが，日本結核病学会では化膿・穿孔例には内服を推奨しており，一定の見解は得られていない．実際の報告例でも抗結核薬投与例，外科的切除例，経過観察例などさまざまである．したがって，実地診療では患児の全身状態が良好であれば基本的に経過観察とし，縮小傾向がみられれば局所療法のみで十分に治癒が期待できる．そして，もし増悪傾向がみられる場合には抗結核薬を投与するのが現実的である．

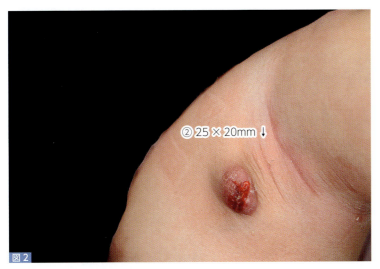

図2

50日後

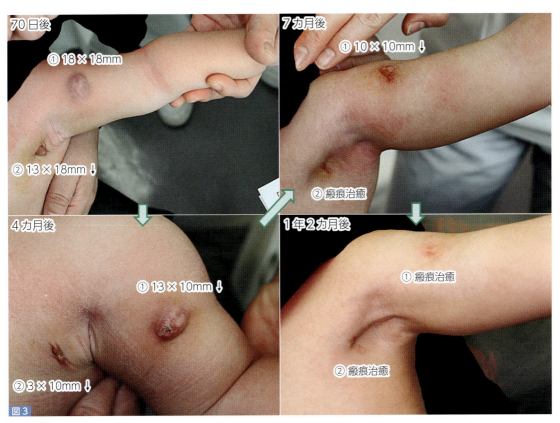

図3

臨床経過

Case 65 帯状疱疹で脳炎・髄膜炎の合併が懸念される症例は？

難易度 ★★★★

　日常診療では様々な臨床像を呈する帯状疱疹患者が来院する．次の症例はいずれも強い疼痛を訴えて来院した．この中で脳炎・髄膜炎の合併が懸念される症例はどれか？

A：症例1 図1　　B：症例2 図2　　C：症例3 図3　　D：症例4 図4
E：臨床像からは予想できない

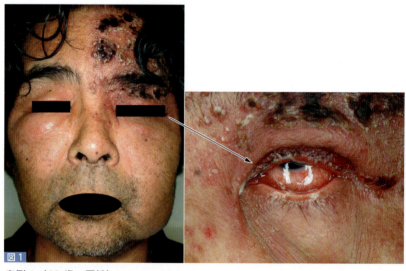

症例1（62歳，男性）

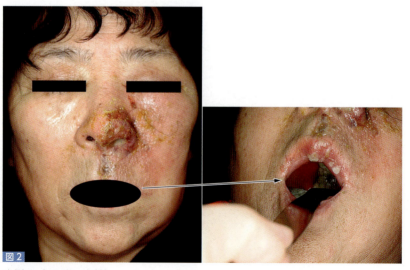

症例2（75歳，女性）

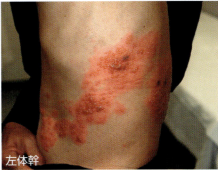
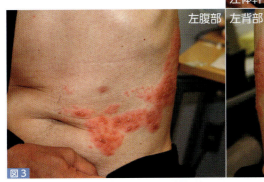
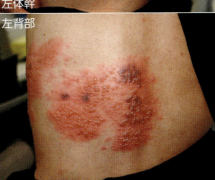

左腹部　左背部　左体幹

図3

症例3（57歳，男性）

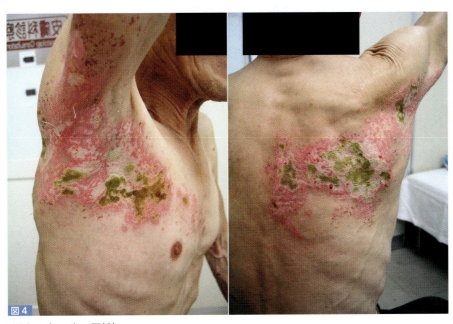

図4

症例4（82歳，男性）

Answer 65 正解は E 「臨床像からは予想できない」

　帯状疱疹の罹患率は50歳を過ぎると急激に上昇し，80歳以上の高齢者では年間1000人あたり10人以上になる．本問では頻度の高い年代層である50〜80歳代の患者を提示した．

　症例1は，左三叉神経第1枝領域に生じた帯状疱疹．膿疱，痂皮，発赤，腫脹，浮腫が著明で，眼脂と眼球結膜の充血もみられ角結膜炎を合併していた 図1 ．症例2は，左三叉神経第2枝領域に生じた帯状疱疹．水疱，痂皮，発赤，腫脹が著明であり，口腔内にも左片側性に病変がみられる 図2 ．症例3は，左Th10-Th11領域に生じた帯状疱疹．鮮紅色の浮腫性紅斑と集簇性水疱が著明で，癒合傾向がみられる 図3 ．症例4は，右Th2-Th3領域に生じた帯状疱疹．急性期を過ぎており，黄白色〜黄褐色の壊死組織を付着した皮膚潰瘍がみられる 図4 ．

　いずれの症例も重症感の強い臨床像を呈し強い疼痛を訴えているが，必ずしも「脳炎・髄膜炎」の合併が懸念されるわけではなく，むしろ「帯状疱疹後神経痛」への移行が懸念される．帯状疱疹後神経痛への移行のリスクファクターとして，60歳以上の高齢者，皮膚病変が重症，急性期疼痛が重症が挙げられ，症例1〜4は合致する項目が多く注意が必要である．

　帯状疱疹に脳炎・髄膜炎を合併する例は稀（0.17％）であるが，無症候性脳髄膜炎は比較的多い（30〜60％で髄液異常が認められる）．「帯状疱疹の臨床像（罹患部位や皮疹の重症度）と脳炎・髄膜炎には相関がない」ため，臨床像からは脳炎・髄膜炎の合併を予想することはできない．脳炎・髄膜炎合併例の初期症状としては"発熱"や"頭痛"をみることが多く，嘔吐や髄膜刺激症状は多くないため，帯状疱疹の臨床像に関わらず発熱や頭痛がみられた場合には，脳炎・髄膜炎を念頭に神経内科へコンサルトする．

　「汎発性帯状疱疹」の症例を提示する 図5 ．神経支配領域に一致した帯状疱疹の皮膚病変を超えて全身に散布疹（小水疱・膿疱）が出現することがある．これは，水痘・帯状疱疹ウイルス（varicella zoster virus, VZV）が血行性に播種しウイルス血症を起こしており，水痘に類似した病態である．そのため，入院患者では個室管理とし感染対策には十分に注意する．

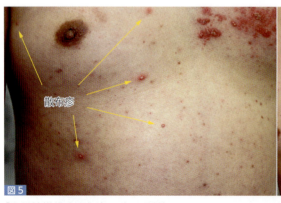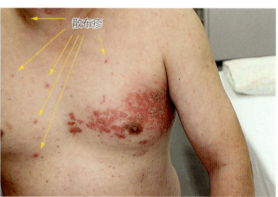

「汎発性帯状疱疹」（47歳，男性）

Case 66

左耳下部に紅斑・腫脹が出現，特徴的な病理所見．本疾患の特徴は？

難易度 ★★★★

39歳，女性．3年前から左耳下部の腫脹を自覚し，その後，徐々に増大してきた．同部に痒みを伴う紅斑がみられる 図1．A総合病院耳鼻科を受診した際のCT所見で，左耳下腺〜皮膚面に連続する境界不明瞭な50mmの腫瘤，および同側頸部リンパ節の腫脹を認め，「耳下腺腫瘍」を疑われた．B総合病院耳鼻科で施行された病理細胞診は，唾液腺，リンパ節ともにクラス判定Ⅱで「反応性リンパ節炎」と診断され，セフェム系抗菌薬を投与されたが無効であった．当科で皮膚生検を施行した病理所見を示す 図2．本疾患にみられる特徴のうち誤っているものはどれか？

A：女性に多い
B：血清IgEが高値を示す
C：生命予後は良好である
D：末梢血に著明な好酸球増多をみる
E：慢性に経過し副腎皮質ステロイド薬によく反応する

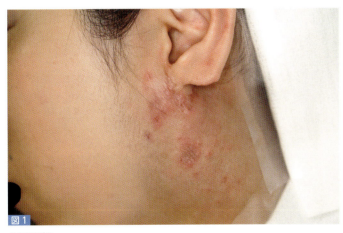

図1 左耳下部

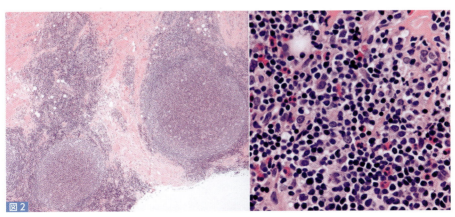

図2 病理所見（左：弱拡大像／右：強拡大像）

Answer

66 正解は A 「女性に多い」

当科初診までの情報は，壮年女性の片側耳下部の腫脹，慢性に経過，CT所見で「耳下腺腫瘍」の疑い，病理細胞診はクラス判定Ⅱ「反応性リンパ節炎」，抗菌薬が無効，ということである．「ある疾患」を強く疑い，診断を確定するために重要な2つの検査を追加し，特徴的な所見の有無を確認する．

1）末梢血の好酸球および血清IgEを測定する．
本例では，好酸球：15.0％（≦3.0），実数値930/μLと著明な"好酸球増多"があり，"血清IgE：2,500IU/mL（≦170）と高値"を示した．なお，血清TARC（thymus and activation-regulated chemokine）値も1,790pg/mL（≦449）と高値であった．

2）細胞診では診断に結び付く情報が得られないため，皮膚生検を施行し病理組織学的に検討する．
大型の胚中心を持つリンパ濾胞が集簇性に増生し，濾胞間には多数の炎症性細胞浸潤がみられる．周囲には膠原線維の増生による線維化が目立つ 図2左 ．好酸球・リンパ球，内皮の腫大した小血管が増生している 図2右 ．

以上の2つの特徴的な所見を確認し，「木村病」と診断した．中等量の"副腎皮質ステロイド薬〔プレドニゾロン（prednisolone, PSL）30mg/日〕を投与したところ著効した"が，漸減中に自己中断し再燃した．本疾患は，青年"男性"に多く，生命予後は"良好"である．

なお，MRI撮影をしたところ，左耳下腺周囲の皮下に境界不明瞭な構造を認めた．結節状の構造も混在している．耳下腺の構造は比較的保たれており，耳下腺外の病変が主体と考えられた 図3 ．CT所見とは食い違いがみられ，より正確な情報が得られた．

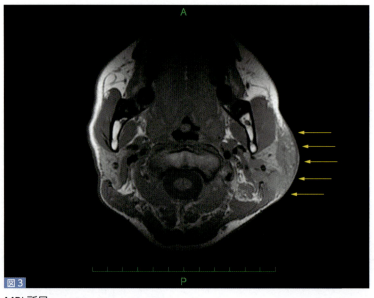

図3
MRI所見

Case 67

膝関節痛，発赤，腫脹が出現．皮下結節，傷跡のような皮疹あり．診断は？

難易度 ★★★

67歳，女性．既往歴：肺結核（幼少時），高血圧症，脂肪肝，変形性腰椎症．1カ月前より左膝関節痛，発赤，腫脹が出現した．レボフロキサシン，ロキソプロフェンを投与されたが改善がみられない．圧痛を伴う皮下結節を黒色ペンでマーキングした 図1 ．膝蓋に傷跡のような皮疹もみられた 図2 ．診断はどれか？

（図は，竹田綜合病院医学雑誌. 2008; 34: 44-47 より転載許可を得て掲載）

A：蜂窩織炎
B：結節性紅斑
C：悪性リンパ腫
D：サルコイドーシス
E：Weber-Christian 病

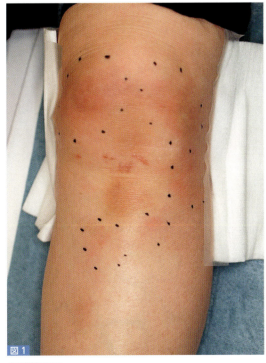

図1
左膝蓋周囲

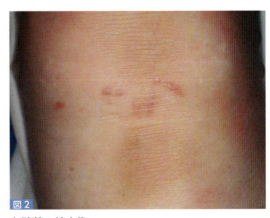

図2
左膝蓋の拡大像

Answer 67 正解は D「サルコイドーシス」

　抗菌薬と消炎鎮痛薬を投与されても改善しないことより，「蜂窩織炎」と「結節性紅斑」よりも「悪性リンパ腫」，「サルコイドーシス」，「Weber-Christian 病」を考える．Weber-Christian 病では高熱などの全身症状がみられる．診断を確定するためには，採血，全身検索，病理組織学的検討が必要となるが，本例では診断に結びつく特徴的な皮膚所見に注目する．

　膝蓋の瘢痕状紅斑で一部線状の"ケブネル現象"（物理的刺激により皮疹が誘発される現象）もみられる 図2 ．これはサルコイドーシスに高い頻度でみられる皮膚所見である．したがって，本例は四肢に好発する「皮膚サルコイド（皮下型）」および膝蓋に好発する「瘢痕浸潤」が混在する「皮膚サルコイドーシス」を第一に考え，検索を進める．血清アンギオテンシン変換酵素（angiotensin converting enzyme, ACE）値が 42.2IU/L（7.7-29.4）と上昇し，ツベルクリン反応は陰性であった．

　病理組織学的所見は，瘢痕状紅斑の生検組織では真皮内に，皮下結節の生検組織では皮下脂肪組織内にラングハンス型および異物型巨細胞を含む非乾酪性類上皮性肉芽腫がみられた 図3 ．

　胸部 X 線撮影で両側肺門リンパ節の腫脹がみられ 図4 ，胸部 CT 撮影で肺野に粒状影が多発しており 図5 ，ガリウムシンチグラフィで縦隔・肺門・右鎖骨上リンパ節に異常集積を認め 図6 ，サルコイドーシスと診断した．幸い眼病変や心病変はなかった．肺結核歴があったが，喀痰の抗酸菌塗抹は陰性，気管支内視鏡肺生検で類上皮性肉芽腫がみられ，抗酸菌染色は陰性，気管支肺洗浄液で抗酸菌は陰性であり，活動性肺結核を否定した．

　サルコイドーシスに特徴的な膝蓋に好発する「瘢痕浸潤」を呈した他症例を提示する 図7 ．サルコイドーシスは全身性肉芽腫性疾患であり，心サルコイドーシスでは致死的となる場合もある．本例のように皮膚病変から診断に至る場合もあるため特徴的な皮膚所見を見逃してはならない．

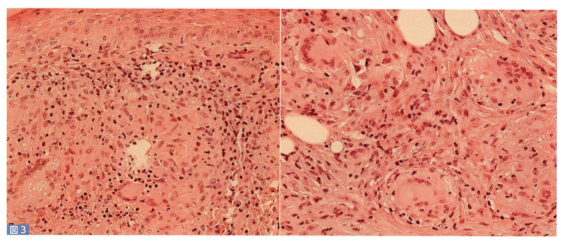

図3
瘢痕状紅斑の病理所見　　　　　　　　　　皮下結節の病理所見

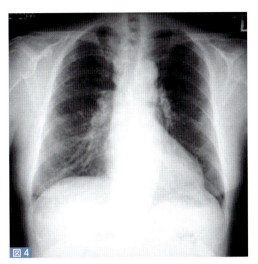
図4 胸部X線

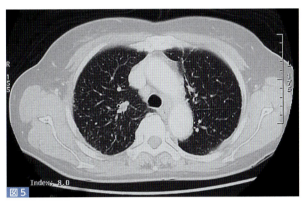
図5 胸部CT

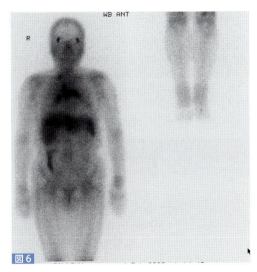
図6 ガリウムシンチグラフィ

38歳，男性：左膝蓋　　　　　49歳，女性：右膝蓋

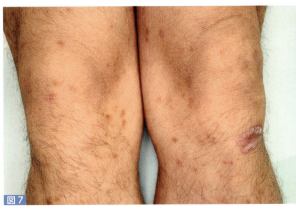
図7

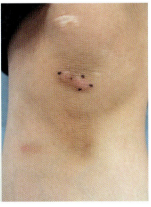
他症例：
膝蓋に好発する
「瘢痕浸潤」

Case 68 両下肢に浮腫性紅斑・紫斑が出現し歩行不能に．診断は？

難易度 ★

65歳，女性．2年前から気管支喘息で加療中．3週間前より労作時の息切れを生じ，うっ血性心不全，胸水の診断でフロセミドとメチルジゴキシンを投与された．2日前より両下肢に浮腫性紅斑や紫斑が出現し ，その後下腹部へ拡大し増強してきた 図2．翌日，左下腿にしびれ感，その後，両下肢の脱力が出現し歩行不能となり，当科を紹介された．異常のみられた臨床検査所見は，白血球数：12,800/μL（4,000-8,000），好中球：38.0％（50.0-60.0），好酸球：48.0％（≦3.0），リンパ球：12.0％（20.0-40.0），血小板数：46.1×10^4（14.0-34.0×10^4），LDH：271IU/L（110-220），CRP：4.40mg/dL（≦0.30），ESR（1h）：80mm（2-20），IgG：2,657mg/dL（875-1,850），IgE：2,500IU/mL（≦170），RA（＋），RF：242IU/mL（≦15）．その他，抗核抗体，血清補体価，C3，C4，MPO-ANCA，PR3-ANCA，クリオグロブリン，抗カルジオリピン抗体に異常なし．病理組織学的所見を示す 図3．最も考えられる疾患はどれか？

（図1 は，皮膚科の臨床．2009；51（2）：135-138 より転載許可を得て掲載）

A：IgA 血管炎
B：薬疹＋脳血管障害
C：顕微鏡的多発血管炎
D：多発血管炎性肉芽腫症
E：好酸球性多発血管炎肉芽腫症

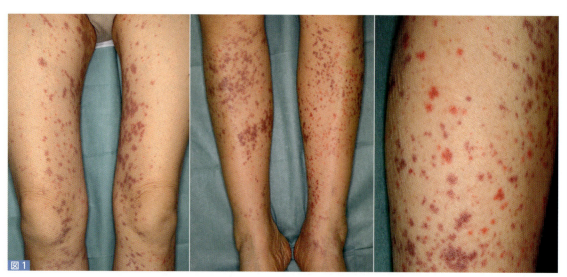

図1
左：大腿／中：下腿／右：拡大像

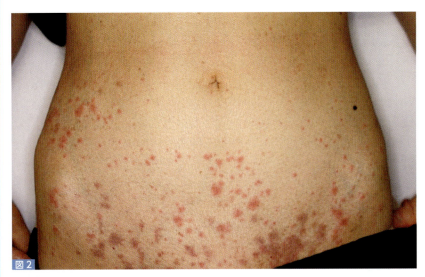

図2 下腹部

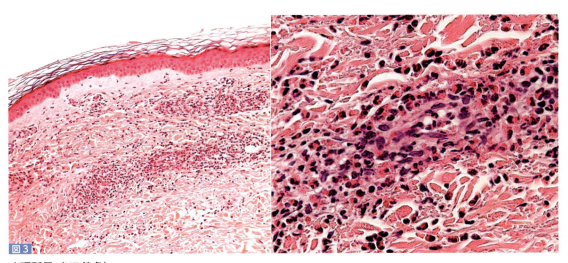

図3 病理所見（HE染色）
（左：弱拡大像／右：強拡大像）

Answer

68 正解は D 「好酸球性多発血管炎肉芽腫症」

本例は，「成人発症性の喘息」があり，浮腫性紅斑，紫斑の出現とほぼ同時期に「多発性単神経炎」の症状が現れている．また，検査所見で白血球増加，"末梢血好酸球増多"，血小板増加，ESR 亢進，CRP 高値，IgE 増加，RF 陽性を示しており，「好酸球性多発血管炎肉芽腫症」の典型例である．

Chapel Hill 分類 2012 で Churg-Strauss 症候群から好酸球性多発血管炎肉芽腫症（Eosinophilic granulomatosis with polyangitis, EGPA）へと名称が変更された．本疾患は，改名からも想像できるように，高好酸球血症に伴う好酸球の組織浸潤および全身性血管炎の合併を特徴とする「血管炎症候群」である．MPO-ANCA 陽性率が 30 〜 40％を示す「ANCA 関連血管炎」であり，"腎炎"を伴う例では陽性例が多く，"心病変"を伴う例では陰性例が多いとされ，本例もこれに合致していた．

EGPA における血管炎症候群の臓器症状は，神経，皮膚，消化管，心，肺，眼，鼻，耳，中枢神経，腎・尿路と多岐に渡るため，これらの症状に応じて受診する診療科が一定せず，臨床医として注意を要する疾患である．副腎皮質ステロイド薬に対する反応は良好であり，早期に診断し治療を開始すれば予後は良い．ただし，血管炎症候群の諸症状により死亡率 19％，後遺症 30％であり診断が遅れてはならない．

皮膚病変がみられるのは約 6 割に過ぎず，血管炎症候群の発症時に明らかな病理組織学的血管炎所見がないこと（pre-vasculitic phase）が多いため，EGPA の診断基準 1998 では生検による病理組織学的所見が得られなくとも臨床所見のみより診断が可能となっている．

EGPA の皮膚の病理組織学的特徴は，真皮内の「白血球破砕性血管炎」（leukocytoclastic vasculitis, LV），「好酸球性血管炎」，「肉芽腫性炎症」である．ただし，pre-vasculitic phase であれば，当然，血管炎の所見はなく "好酸球浸潤のみ" となる．病理組織学的血管炎が顕在化し vasculitic phase となれば治療に対する反応が悪くなり，予後の悪化や後遺症の残存につながるため，pre-vasculitic phase の段階で臨床所見より EGPA を早期に診断することが大切である．本例の病理組織学的所見を確認すると，真皮内の血管周囲および膠原線維間に多数の好酸球が浸潤しているが，壊死性血管炎や肉芽腫性変化は明らかではなく 図3 ，pre-vasculitic phase と考えた．

Case 69

出生時より出現した褐色斑が増えてきた 10 歳児．検索すべき合併症は？

難易度 ★★★

　10歳，女児．出生時より存在した褐色斑が増加してきたため心配になり受診した 図1 図2 ．この患児で検索しておくべき合併症のうち，頻度が最も低いものはどれか．

A：脳腫瘍　**B**：脊椎彎曲　**C**：学習障害　**D**：虹彩小結節　**E**：脳波の異常

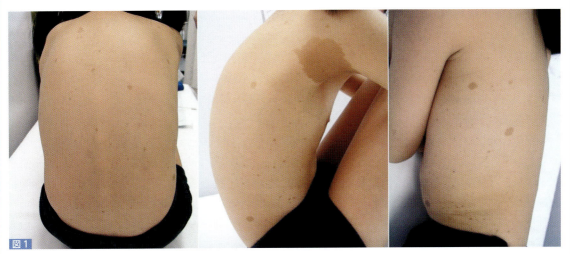

図1
左：背部／中：右体幹／右：左体幹

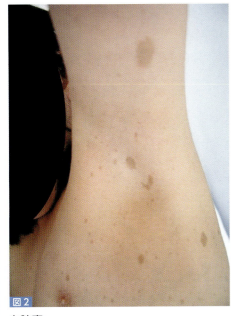

図2
左腋窩

Answer 69 正解は A 「脳腫瘍」

本例にみられる褐色斑は，ミルクコーヒー色に似ていることより「カフェ・オ・レ斑」(café-au-lait-spot) と呼ばれる．大きさが小児で5mm以上，成人で15mm以上のカフェ・オ・レ斑が6個以上みられる場合には，将来的に95％以上の確率で「レックリングハウゼン病（von Recklinghausen病）」（神経線維腫症 I, neurofibromatosis I, NF I）を発症するとされ (Krof BR. Pediatrics. 1992; 90: 924-927)，これを「six spots criterion」と呼ぶ．

本例では，小豆大以下の「小レックリングハウゼン斑」，小指〜拇指頭大の褐色斑，手掌大の「大レックリングハウゼン斑」がみられる 図1 ．左腋窩にみられる小レックリングハウゼン斑は「axillary fleckling」と呼ばれ 図2 ，診断価値が高い．本例は six spots criterion を満たしており，axillary fleckling もみられることより，NF I を念頭に置き検索を進める必要がある．

NF I 患者にみられる症候のおおよその初発年齢および合併頻度は，脳腫瘍（30歳〜，0.3％），脊椎彎曲（10〜15歳，10％），学習障害（学童期，20％），虹彩小結節（5歳〜，80％），脳波の異常（幼児期，30％）となる．本例では虹彩小結節がみられたが，その他の症候はなかった．その後，17歳より皮膚の神経線維腫が出現し始めた．

NF I は，特徴的なカフェ・オ・レ斑より疑いを持ち，six spots criterion および axillary fleckling により高い確率で早期に診断が可能な疾患である．本問題の選択肢に示した症候以外にも多様な症候（皮膚・神経・びまん性の神経線維腫，悪性末梢神経鞘腫瘍，頭蓋骨・顔面骨の骨欠損，視神経膠腫，脊髄腫瘍，縦隔腫瘍，痙攣発作，注意欠陥・多動障害）を生じる可能性がある．

無闇に不安がらせないよう両親への説明には十分な配慮が必要であるが，定期的な検査と診察および早期対応の重要性を伝える．そして，出現した症候に応じて皮膚科，小児科，眼科，整形外科，形成外科，脳外科など多岐に渡る診療科が連携して管理および治療を行う．

他症例でも six spots criterion が見られ 図3 ，NF I を念頭にフォローしていたところ，10歳時に学習障害が出現した．

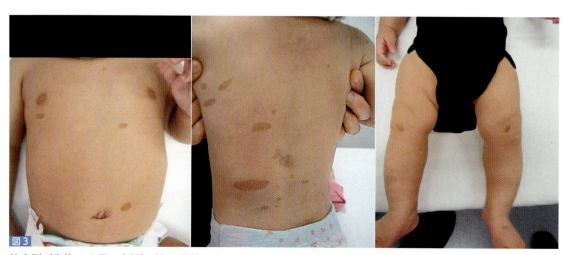

図3 他症例（生後6カ月，女児）（左：体幹／中：背部／右：下肢）

「レックリングハウゼン病」（神経線維腫症Ⅰ，NFⅠ）の他症例1を提示する 図4 図5 ．大小の神経線維腫が頭部・顔面〜体幹〜四肢へと全身性に無数に多発している 図4 ．両側腋窩に小レックリングハウゼン斑「axillary fleckling」がみられた 図5 ．合併症を検索したところ，脊椎側弯症，脊椎圧迫骨折，左股関節部に大腿方形筋，内閉鎖筋，坐骨神経を圧排する巨大腫瘤，などがみられた．家族歴は，父親，姉2人，および娘1人がNFⅠである．

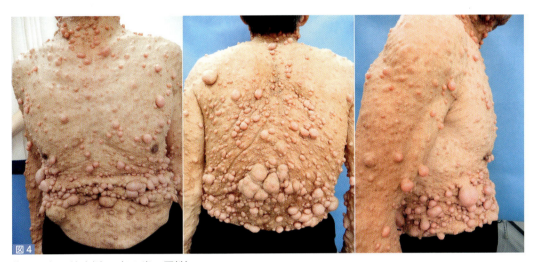

図4 「NFⅠ」の他症例1（66歳，男性）

腋窩にみられる小レックリングハウゼン斑「axillary fleckling」

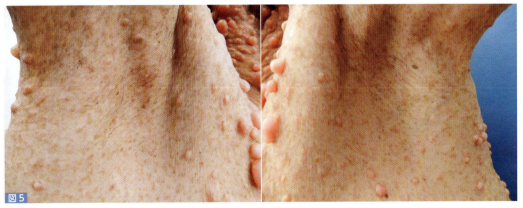

図5 図4 と同症例

「レックリングハウゼン病」（神経線維腫症Ⅰ，NFⅠ）の他症例2を提示する 図6 図7 ．小レックリングハウゼン斑がびまん性に分布しており，大レックリングハウゼン斑と小指頭大の神経線維腫が散在している 図6 ．両側腋窩に小レックリングハウゼン斑「axillary fleckling」がみられた 図7 ．合併症を検索したところ，右腎囊胞がみられた．

実は，他症例1と他症例2は親子である．他症例2は二人姉妹であるが，妹はNFⅠを発症していない．NFⅠは常染色体優性遺伝で浸透率はほぼ100％であるため，NFⅠに罹患している他症例1および他症例2の子供に遺伝する確率は常に50％となる．ただし，NFⅠの半数以上は孤発例であり，両親ともに健常であっても突然変異により生じると考えられている．NFⅠは出生約3,000人に1人の割合で生じる（NFⅠ診療ガイドライン2018．日本皮膚科学会雑誌．2018; 128: 17-34）．

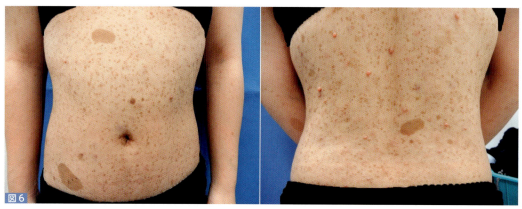

図6 「NFⅠ」の他症例2（26歳，女性）

腋窩にみられる小レックリングハウゼン斑「axillary fleckling」

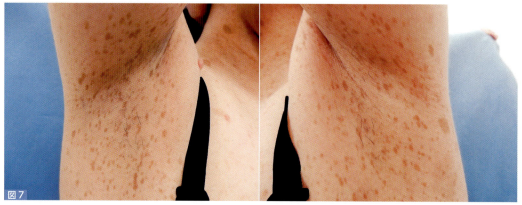

図7 図6 と同症例

Case 70 リドカインアレルギーと言われている小手術希望患者への対応は？

難易度

　25歳，女性．顔面の色素性母斑の切除を希望して来院した．以前に小手術を受けた際に局所麻酔薬のリドカインを使用したところ，顔面蒼白，冷汗，一時的な意識消失が出現したため，リドカインアレルギーと言われている．次のうち適切でないものはどれか？

A：リドカインアレルギーではない可能性が高い
B：リドカインアレルギーなので局所麻酔薬は使用できない
C：リドカインアレルギーと診断された経緯について詳細に病歴を聴取する
D：リドカインアレルギーであっても他の局所麻酔薬を代替薬として使用可能な場合が多い
E：リドカインアレルギーを疑う場合には局所麻酔薬のアレルギーテストを施行し使用の可否を検証する

Answer

70 正解は B 「リドカインアレルギーなので局所麻酔薬は使用できない」

　小手術などで局所麻酔薬が使用される機会は多く，時に「リドカインアレルギー」と言われている患者に遭遇し対応に苦慮することがある．

　局所麻酔薬による全身性副反応・偶発症の頻度は 0.5 〜 0.65％であるが，その大半（80 〜 90％）は「血管迷走神経失神」とされる（Baluga JC. Rev Alerg Mex. 2003; 50: 176-181）．小手術などで局所麻酔薬の使用時に顔面蒼白，冷汗，一時的な意識消失などが出現した場合，「血管迷走神経失神」と診断されずに「局所麻酔薬アレルギー」と診断されてしまうことがある．すると，患者は「局所麻酔薬の使用を避けるように」と指導され，以降の医療行為を受ける際に支障をきたす．そこで，リドカインアレルギーと言われている患者が来院した場合の対応について考えてみる．

　まずは，本当に局所麻酔薬アレルギーなのかどうかを検討する．つまり，実際に即時型アレルギー症状である蕁麻疹，血管性浮腫，呼吸困難，アナフィラキシーを生じたのかどうか詳細な病歴を聴取する必要がある．そして，局所麻酔薬アレルギーの疑いがある場合には，局所麻酔薬のアレルギーテストを施行して使用の可否を確認する．リドカインアレルギーと判断されていた（疑い含む）症例のほとんど（85％）がチャレンジテストで陰性と確認され，実際には使用が可能と判断されている（山口剛史. アレルギー. 2009; 58: 657-664）．

　局所麻酔薬は大きく「エステル型」（プロカイン，テトラカインなど）と「アミド型」（リドカイン，ジブカイン，メピバカイン，ブピバカインなど）の2つに分類され，アナフィラキシーの頻度はエステル型に高い．これは，血漿中のコリンエステラーゼにより加水分解されたパラアミノ安息香酸が高い抗原性を持つためである．アミド型による頻度は低いが，添加されているメチルパラベンが強い抗原性を示すためアレルギー反応の原因となる．一般的には，エステル型とアミド型での交差反応はないとされている．しかしながら，抗原性の高いパラアミノ安息香酸（エステル型）とメチルパラベン（アミド型）が交差抗原性を示すため，エステル型でアナフィラキシーを起こした場合には，アミド型の使用時にもアナフィラキシーを生じる可能性があり注意を要する．

　エステル型同士には交差反応があるが，アミド型同士には交差反応がないため，アミド型であるリドカインアレルギーが疑われる場合にも他のアミド型が使用できる可能性は十分にある．

　「リドカインアレルギー」と言われている患者は，実際には「血管迷走神経失神」である可能性が高く，リドカインまたは他のアミド型局所麻酔薬を使用可能であることが多い．もしリドカインアレルギーを強く疑う場合には，アレルギーテスト（プリックテスト・スクラッチテスト・皮内テスト・チャレンジテスト）をして使用の可否を確認する．もちろん局所麻酔薬のアナフィラキシーには十分に注意を払う必要があるが，必要な医療が受けられないような不利益が生じないように不十分な検証のまま安易な判断で使用禁止とすることは慎みたい．

Case 71

足のしびれ・感覚鈍麻あり．
趾に悪臭を伴う皮膚病変が出現．診断は？

難易度 ★★★

　54歳，女性．既往歴：腰部ヘルニアのため足のしびれと感覚鈍麻がある．左第1趾に悪臭を伴う皮膚病変がみられる 図1．約1年前に出現し徐々に悪化している．診断はどれか？
　（図1 は，皮膚科の臨床. 2010; 52(8): 1176-1177 より転載許可を得て掲載）

A：胼胝
B：尋常性疣贅
C：皮膚悪性腫瘍
D：角化型足白癬
E：diabetic foot

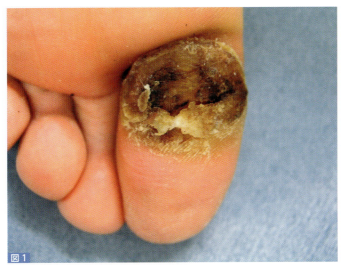

図1
左第1趾

Answer 71 正解は E 「diabetic foot」

本例は，以前に難治性の「胼胝」(たこ)として加療を受けていた．胼胝は骨を被覆する脂肪組織が少ない皮膚に局所的な機械的刺激が慢性的に加わることで生じ，足や手指に好発する．第1趾に生じる場合には，本例とは異なり靴と接触する外側面に生じる．「角化型足白癬」は足底全体〜趾にかけてみられる．本例は，足底，第1〜3趾にかけて足白癬を疑わせる落屑等はない．

「足のしびれと感覚鈍麻」＋「趾に生じた難治性の角化性病変」より「verrucous skin lesions on the feet in diabetic neuropathy」(VSLDN)を想起する．これは，神経障害を合併したコントロール不良の糖尿病患者の足に生じる良性反応性の疣状病変である．つまり，「足のしびれと感覚鈍麻」は「糖尿病性神経障害」であり，「趾に生じた難治性の角化性病変」は「diabetic foot」であると結び付けられるかがポイントとなる．

直ちに糖尿病の検査を進めた．口渇があり，Body Mass Index (BMI)が13.4 (18.5未満が低体重)とるい痩が著明．随時血糖600mg/dL (70〜108)，HbA1c 14.1% (3.8〜5.8)と2型糖尿病を確認し，さらに糖尿病性神経障害，糖尿病性腎症，網膜前糖尿病網膜症，糖尿病黄斑症による視力低下も生じていた．各専門科による治療により幸い経過は良好であった．

VSLDNの診断には，コントロール不良の長い糖尿病歴を有し，糖尿病性神経障害を合併していることが有力な情報となる．しかしながら一方で，本例のように間接的な情報から疑いを持つことにより精査を進め，放置された糖尿病および合併症を発見する契機となることもあるため注意を要する．

鑑別すべき疾患として，「皮膚悪性腫瘍」(特にverrucous carcinoma)と「尋常性疣贅」が挙げられるが，皮膚生検を行い病理組織学的に除外した．

「VSLDN」の他症例を提示する 図2 ．いずれも糖尿病歴が長くコントロール不良で，糖尿病性神経障害を合併していた．

(図2左は，皮膚科の臨床. 2007; 49(3): 283-286 より転載許可を得て掲載)

47歳，男性．左足底   74歳，女性．右足底

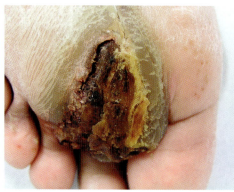 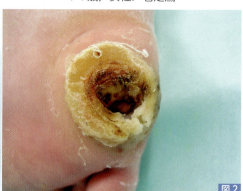

「VSLDN」の他症例

Case 72

シクロスポリン投与中に体幹に皮膚病変が出現．診断は？

難易度 ★★

84歳，男性．既往歴：高血圧症，高脂血症，気管支喘息，不眠症（投薬中）．尋常性乾癬に対してシクロスポリンを1年以上内服している．11月に腹部と背部に皮膚病変が出現した 図1 ．診断はどれか？

- **A**：水痘
- **B**：薬疹
- **C**：毛嚢炎
- **D**：伝染性軟属腫
- **E**：伝染性膿痂疹

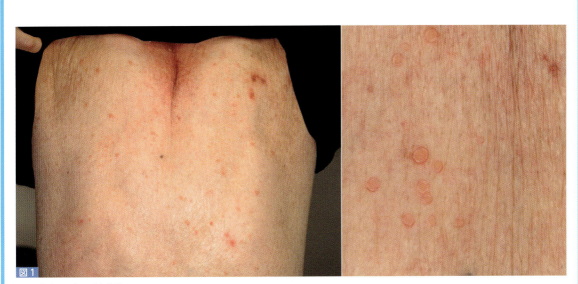

図1
左：背部／右：拡大像

Answer 72 正解は D「伝染性軟属腫」

　皮膚所見は，背部に淡紅色〜紅色丘疹が孤立性または集簇性に散在しており，部分的に炎症を伴っている 図1左 ．この時点ではA〜Eのすべての鑑別が必要である．拡大すると常色〜淡紅色の丘疹・小結節がみられ，中央は臍窩状に陥凹している 図1右 ．これは「伝染性軟属腫」に特徴的な所見である．

　伝染性軟属腫はポックスウイルス群伝染性軟属腫ウイルスとの接触感染により生じる．一般的にはドライスキンやアトピー性皮膚炎などバリア機能障害のある乳幼児が，夏季にプールや入浴の際に直接的またはビート板，浮き輪，タオルなどを介して間接的な接触により感染する．本例のように冬季・成人に生じることは稀であるため注意が必要である．成人に発症する背景として，血液悪性腫瘍，HIV感染症，慢性呼吸器疾患，免疫抑制薬使用患者などの免疫不全状態が関与する．

　比較的まれな成人の伝染性軟属腫を見逃さないために3つのポイントは，①全体像のみではなく個疹の特徴をしっかりと捉えること，②免疫抑制状態にある患者背景を念頭におくこと，③診断に確信が持てない場合には，個疹を試験的に鋭匙ピンセット 図2左 で摘み取り，白色の内容物を確認すること 図2右 である．

　治療法には諸説あるが，診断したその日にすべての個疹を摘除することが最も確実に根治に至らしめる方法と考える．適宜，局所麻酔薬リドカインテープを前処置として使用する．摘除後には必ずスキンケア指導を行い，障害されたバリア機能を回復させておくことで再感染を減らすことができる．特にアトピー性皮膚炎患児では再発率が高く兄弟間の感染も多いため患者教育が大切である．

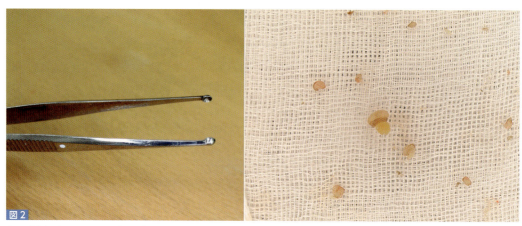

図2　左：鋭匙ピンセット／右：白色の内容物

Case 73 両下腿に水疱・びらんが拡大．まず実施すべき項目は？

難易度 ★★

51歳，女性．脳梗塞，高血圧症にて通院加療中．2月中旬に左下腿に表皮剥離が出現し，その後，両下腿に水疱・びらんが拡大してきた 図1 ．皮膚生検の結果，落葉状天疱瘡を疑われて紹介を受けた 図2 ．まず実施すべき項目はどれか？

A：CT 血管造影の施行
B：糖尿病の有無の確認
C：抗デスモグレイン抗体価の測定
D：こたつやストーブの使用状況の確認
E：膠原病，抗リン脂質抗体症候群，ANCA 関連血管炎のスクリーニング検査

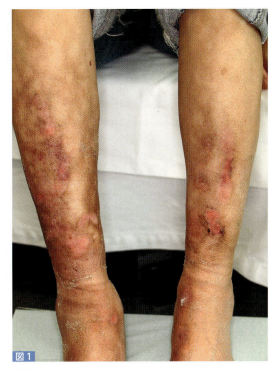

図1
下腿

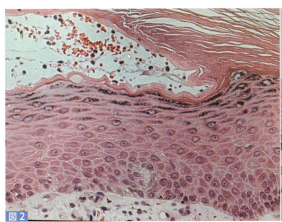
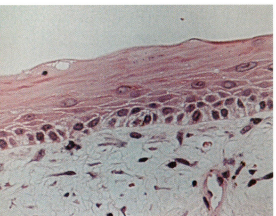

図2
病理所見

Answer 73 正解は D「こたつやストーブの使用状況の確認」

　本例は前医でいくつかの精査を受けていた．一般的な血液検査所見では，血糖，HbA1c も含めクレアチニン 1.27mg/dL（0.50〜1.00）以外に異常はなく，免疫グロブリン，抗核抗体，P-ANCA，C-ANCA も異常なし．下肢の CT 血管造影（CT angiography, CTA）では，動脈に狭窄はなく，深部静脈血栓もみられない．そこで，水疱形成部位より皮膚生検を施行され，病理組織学的に「落葉状天疱瘡」（pemphigus foliaceus, PF）が疑われたという経緯である．

　天疱瘡を疑う際には，「抗デスモグレイン（desmoglein, Dsg）抗体価」を測定する．この自己抗体の同定は感度・特異度ともに高く，天疱瘡の診断に有用な検査である．2003 年に保険収載され，広く臨床応用されており認知度も高い．ただ，本例では最も診断に有用な項目には該当しない．天疱瘡を疑われた病理標本では，角層下部に裂隙がみられるものの，表皮角化細胞の棘融解および表皮内の棘融解性水疱形成はない．このため，天疱瘡は否定される（図2 解説）．

　日常診療で，問診や紹介状の内容より詳細に情報を収集することは非常に大切である．その上で，客観的な視点で "虚" と "実" を見極めなければ，診断や治療があらぬ方向へ迷走してしまうことになりかねない教訓例として紹介した．

　"冬季" に "脳梗塞" 患者が来院し，"下腿に限局" して表皮剥離・水疱・びらんが出現し増悪傾向である．臨床所見を確認すると，膝下〜下腿中部にかけて「網状皮斑」（リベド病変）がみられ，下腿中部〜遠位側にかけてびらんが上皮化した状態と思われる淡紅色の痂疲性局面が散在している 図1 ．以上より，前医の情報がなくとも真っ先に思い浮かべる疾患は，「温熱性紅斑」（erythema ab igne），いわゆる "火だこ" である．そこで，こたつやストーブの使用状況を確認したところ，「暖房器具が "こたつ" しかないので，在宅中はずっとあたっている」との有用な情報を得た．また，脳梗塞後遺症により右半身のしびれと軽度麻痺があるとのことで，臨床的にやや右側優位な分布を示していることに合致する．

　患者（家族）に病態を説明し十分に納得を得ることが治療効果に結び付く．暖房器具の適切な使用方法を指導することで症状は改善し，以後再燃はない．

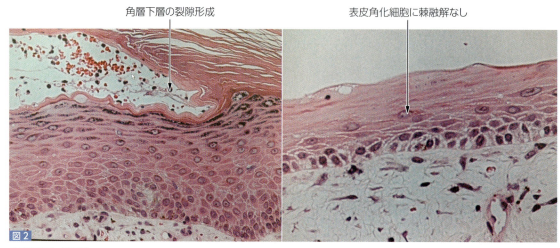

図2　病理所見（解説）
（左：角層下層の裂隙形成　右：表皮角化細胞に棘融解なし）

Case 74 紫外線とサンスクリーン剤について適切なアドバイスは？

難易度 ★

　45歳, 女性. 敏感肌とシミで悩んでいる患者から「紫外線とサンスクリーン剤についてどういう点に気を付ければ良いのでしょうか？」と相談を受けた. 最も適切なアドバイスはどれか？

A：「サンスクリーン剤は, 薄くまんべんなく塗りましょう」
B：「紫外線量は, 快晴時に比べて薄曇りの場合は30％程度になります」
C：「サンスクリーン剤は, SPF50＋の製品を出かける前に1回塗りましょう」
D：「サンスクリーン剤は, SPF30程度の製品を数時間おきに塗り直しましょう」
E：「サンスクリーン剤は, 紫外線吸収剤入りの効果の高いものを使いましょう」

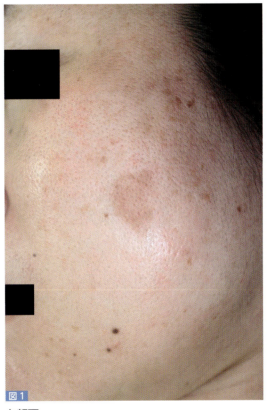

図1 左顔面

Answer 74

正解は D 「サンスクリーン剤は，SPF30 程度の製品を数時間おきに塗り直しましょう」

　紫外線が強くなり始めると，このような相談を受けることが増えてくる．豆知識を少しだけ深めておくと，何気ない相談にも適切に応じることができる．

　「SPF」（Sun Protection Factor）値は，UVB 透過率の逆数である．つまり，

表1

SPF	UVB 透過率	UVB 防御率（遮断率）
10	1/10 ＝ 10%	90%
30	1/30 ≒ 3%	97%
50	1/50 ＝ 2%	98%
100	1/100 ＝ 1%	99%

となる．ここで注目すべき点は，SPF30 で UVB 透過率がたったの 3% に過ぎない．つまり，UVB の大半（97%）を遮断できる．しかも SPF 値を 30 → 50 → 100 と大幅に上げたとしても，UVB 透過率は 3%→ 2%→ 1%（UVB 遮断率は 97%→ 98%→ 99%）とわずか 1% 刻みの改善しか示さない．このため，企業による無意味な過当競争を避けるために，日本化粧品工業連合会により SPF50 以上はすべて「50＋」と表示されるようになった．

　サンスクリーン剤（日焼け止め）の有効成分には，主に紫外線「散乱剤」（酸化チタン，酸化亜鉛）と紫外線「吸収剤」がある．前者は，紫外線を物理的に反射させる無機成分であり，後者は，紫外線を吸収し化学反応を利用して効果を発揮する有機成分である．前者に比べ後者の優れた点は，白粉（おしろい）のように白くなることやベタつき感を減らし SPF を高めやすいこと．ただ，アレルギー性接触皮膚炎（かぶれ）の発症には注意が必要であり，化学反応により変質するため効果が持続しない．高 SPF 製品は吸収剤入りが多いが，"吸収剤フリー"（ノンケミカル）と表記してある散乱剤のみの製品もみられる．

　もう一つ重要な点は，サンスクリーン剤は「外用量によって効果に差が出る」こと．
　一般の使用量は測定試験の半量程度に過ぎないため，意識的に"たっぷりと多めに"外用する必要がある．また，ムラ塗りとなることも多いので"まんべんなく念入りに"外用する．さらに，汗や擦れることで取れてしまうため"2 〜 3 時間おきに塗り直す"ことも忘れない．

　選択肢を確認する．A：「サンスクリーン剤は，薄くまんべんなく塗りましょう」．薄く→たっぷりと多めに．B：「紫外線量は，快晴時に比べて薄曇りの場合は 30% 程度になります」．薄曇りの場合は 30%→薄曇りの場合でも 80%．C：「サンスクリーン剤は，SPF50 ＋の製品を出かける前に 1 回塗りましょう」．SPF50 ＋の製品→ SPF30 程度の製品で十分．/ 出かける前に 1 回塗りましょう→高 SPF 製品だからと安心することが危険．必ず塗り直す．E：「サンスクリーン剤は，紫外線吸収剤入りの効果の高いものを使いましょう」．本例のように"敏感肌"の患者には特に刺激の少ない紫外線"吸収剤フリー"の製品を勧める．SPF30 → SPF50 ＋にしても UVB 遮断率はたった 1 〜 2% 程度上がるに過ぎない．一般的には，光線過敏症患者，日光曝露で紅斑が非常に強く出現し色素沈着を生じないスキンタイプ，熱帯地方で過ごすなど特殊な場合を除き，SPF30 程度で十分効果は期待できる．

Case 75 左下腿に悪臭のあるデキモノが出現．診断は？

難易度 ★★

70歳，女性．既往歴：直腸癌・多発リンパ節転移．手術は施行せず化学療法により消褪傾向があり半年前に一旦終了した．最近，両下肢の浮腫が著明となり，2週間前より左下腿に悪臭のあるデキモノが生じ疼痛を伴う ．正常であった腫瘍マーカーが1カ月前より上昇し始めた．診断はどれか？

A：蜂窩織炎
B：帯状疱疹
C：悪性リンパ腫
D：転移性皮膚癌
E：Stewart-Treves 症候群

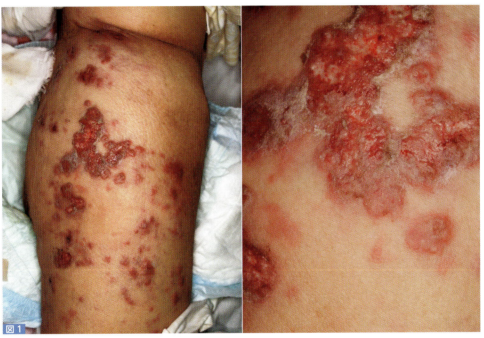

左：左下腿後面／右：拡大像

Answer 75 正解は D「転移性皮膚癌」

皮膚所見は，左下腿全体が浮腫状であり，一部びらんを伴う紅色～紫紅色結節が孤立性または癒合性に分布している 図1 ．

「蜂窩織炎」は下腿に好発するが，結節ではなく発赤・腫脹を特徴とする．担癌患者では「帯状疱疹」が重症化し，時にびらん・皮膚潰瘍・壊死を生じることがあるが，結節はみられない．本例は，直腸癌・多発リンパ節転移の既往があり，化学療法で効果がみられたものの終了後に両下肢の浮腫が著明となったことより，直腸癌およびリンパ節転移が悪化したためにリンパ流のうっ滞が生じているものと推察する．さらに 1 カ月前より腫瘍マーカーが上昇し始め，2 週間前から悪臭のある一部びらんを伴う紅色結節が出現したことより，「直腸癌の皮膚転移」を第一に考える．

臨床的に最も鑑別を要する疾患は，種々の原因による四肢の慢性リンパ浮腫を発生母地として脈管肉腫が発症する「Stewart-Treves 症候群」である．臨床的には乳癌根治術のリンパ節廓清後に高度浮腫をきたした上肢や子宮頸癌術後の下肢に生じる．本例では，両下肢に著明な浮腫がみられたものの直腸癌根治術およびリンパ節廓清は行われておらず，腫瘍マーカーが上昇し始めたタイミングで下腿に結節を生じたことより，臨床的に「直腸癌の皮膚転移」と診断した．

最終的には皮膚生検を行い病理組織学的に検討し，真皮内に異型上皮細胞が柵状に増殖しわずかに腺腔を形成しており 図2 ，直腸癌の皮膚転移と診断を確定した．

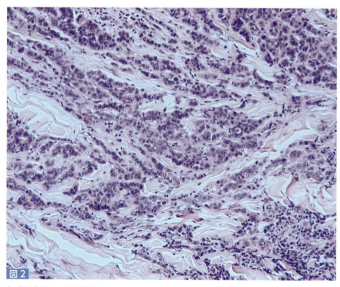

図2 紅色結節の病理所見

Case 76 肝・腎機能障害のある蕁麻疹患者に安全性の高い抗ヒスタミン薬は？

難易度

63歳，男性．蕁麻疹が出現したとのことで外来を受診した．肝機能障害および腎機能障害がある．この患者に非鎮静性抗ヒスタミン薬を処方する際に，比較的安全性が高いと考えられるのはどれか？

A：ビラスチン（商品名：ビラノア）
B：オロパタジン塩酸塩（商品名：アレロック）
C：レボセチリジン塩酸塩（商品名：ザイザル）
D：ベポタスチンベシル酸塩（商品名：タリオン）
E：フェキソフェナジン塩酸塩（商品名：アレグラ）

Answer

76

正解は D 「フェキソフェナジン塩酸塩」（商品名：アレグラ）

　非鎮静性抗ヒスタミン薬は日常診療で使用頻度の多い薬剤である．そのため，疾患，年齢，痙攣・てんかん，肝・腎機能障害，併用薬，妊婦・授乳婦，自動車運転などを加味して臨機応変に選択する必要がある．

　非鎮静性抗ヒスタミン薬は肝臓で代謝される薬剤が多いため，添付文書に慎重投与「肝機能障害のある患者」，また重大な副作用「肝機能障害，黄疸」の記載があるものが多い．特にオロパタジン塩酸塩は，重大な副作用「劇症肝炎」の記載があるため注意を要する．一方で，ビラスチン，ベポタスチンベシル酸塩，フェキソフェナジン塩酸塩の 3 剤には慎重投与の記載はなく，肝機能障害のある患者に比較的安全性が高いと言える．ただし，フェキソフェナジン塩酸塩には重大な副作用「肝機能障害，黄疸」の記載はある（自発報告において認められている副作用）．

　また，非鎮静性抗ヒスタミン薬は，添付文書に慎重投与「腎機能障害のある患者」の記載があるものが多く注意を要する．特にレボセチリジン塩酸塩とセチリジン塩酸塩（商品名：ジルテック）はクレアチニンクリアランスに応じて投与量の調節が必要であり，10mL/min 未満の患者への投与は禁忌となっている．その一方で，フェキソフェナジン塩酸塩，エピナスチン塩酸塩（商品名：アレジオン），エバスチン（商品名：エバステル）の 3 剤には慎重投与の記載はなく，腎機能障害のある患者に比較的安全性が高いと言える．

　以上より，肝機能障害および腎機能障害のある患者に非鎮静性抗ヒスタミン薬を投与する際に比較的安全性が高いのは，フェキソフェナジン塩酸塩となる．

Case 77

顔面に浸潤を触れる紅斑が散在し難治．診断は？

難易度 ★

79歳，女性．既往歴：虹彩炎（ステロイド点眼治療中），4年前に完全房室ブロック（ペースメーカー植え込み）．現病歴：10年以上前から顔に浸潤を触れる紅斑が散在しており，近医で加療していたが難治 図1．皮膚生検を施行した病理組織学的所見を示す 図2．末梢血，生化学検査では白血球数：3,800/μL（4,000-8,000），LDH：268IU/L（110-220）以外に異常なく，その他，抗核抗体：160倍（Speckled）（＜39倍），血清可溶性IL-2受容体（sIL-2R）：1,370U/mL（124-466），血清アンギオテンシン変換酵素（ACE）：28.5IU/L（7.7-29.4）であった．最も考えられる疾患はどれか？

A：酒さ　**B**：日光角化症　**C**：接触性皮膚炎　**D**：サルコイドーシス　**E**：全身性エリテマトーデス

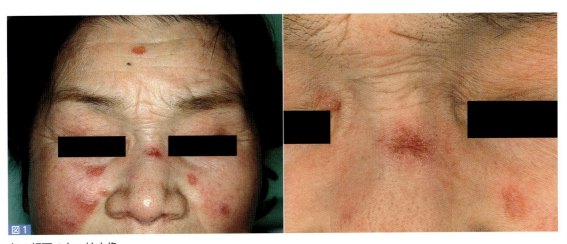

図1
左：顔面／右：拡大像

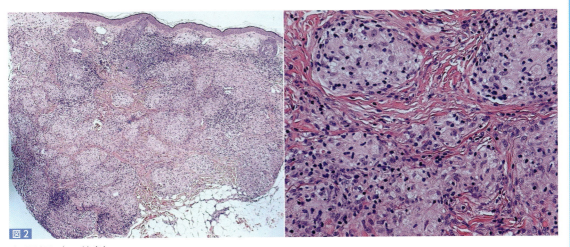

図2
病理所見（HE染色）
（左：弱拡大像／右：強拡大像）

Answer
77　正解は D「サルコイドーシス」

臨床所見は，顔面に類円形〜楕円形の浸潤性紅斑局面が散在しており，中央部がやや萎縮性に陥没している 図1．浸潤を触れることは病変の主体が真皮であることを思わせ，「局面型皮膚サルコイド」を考える．

既往歴の「眼病変」との関連が強い疾患には，A「酒さ」と D「サルコイドーシス」があり，前者は「角膜炎」，後者は「ぶどう膜炎」が特徴的であり「虹彩前癒着」もみられる．本例の眼病変を再評価したところ，ステロイド点眼中にもかかわらず虹彩前癒着を伴う虹彩炎があり，サルコイドーシスとの関連が考えられた．

次に，既往歴の「心病変」との関連が強い疾患には，D「サルコイドーシス」と E「全身性エリテマトーデス」(systemic lupus erythematosus, SLE) があり，前者は死因の半数以上が「心サルコイドーシス」であり，刺激伝導障害，頻脈性不整脈，心不全を見逃してはならない．本例の経過を振り返ってみると，10年以上前に皮膚サルコイドが出現し，その経過中に心サルコイドーシスを発症し，4年前に完全房室ブロックに対してペースメーカーの植え込みが施行されたものと推察する．一方，後者の心病変は「心膜炎」が多い．

本症例は，臨床所見より「局面型皮膚サルコイド」を疑い，既往歴の"眼病変"と"心病変"がサルコイドの臓器病変を示唆していることと結び付けられるか否かが診断の鍵となる．疑いさえ持てれば，臨床検査所見や組織学的所見による裏付けを進めることにより自ずと診断に至る．

病理組織学的所見は，真皮内に壊死を伴わない「類上皮細胞肉芽腫」がみられ 図2，「サルコイドーシス」の診断を決定付けた．ここで注意すべきことは，A：「酒さ」にも類上皮細胞肉芽腫がみられることである．ただし，本例のように真皮全層ではなく，"毛包周囲性"にみられるのが特徴である．また，「肉芽腫性酒さ」という一型もあるが，臨床的には眼囲，頬部，口囲に丘疹が多数みられる点で本例には合致しない．

サルコイドーシスの診断基準2015では，有名な「血清アンギオテンシン変換酵素 (angiotensin converting enzyme, ACE) 高値」以外にも「可溶性インターロイキン2受容体 (soluble interleukin-2 receptor, sIL-2R) 高値」も特徴的な検査所見として記載されていることは，未だ認知度が低いかもしれない．本例では，ACE は基準値内であったが，sIL-2R が高値を示した．また，細胞性免疫低下によりツベルクリン反応が陰転化することが知られており，本例でも陰性であったが，診断基準2015では参考所見から除外されている．

なお，本例のCT所見は，肺尖部に炎症性変化がみられ 図3上，縦隔リンパ節がやや目立つ 図3下．ガリウムシンチグラフィで，縦隔，両側肺門上部に集積亢進がみられ 図4，サルコイドーシスに合致する所見であった．

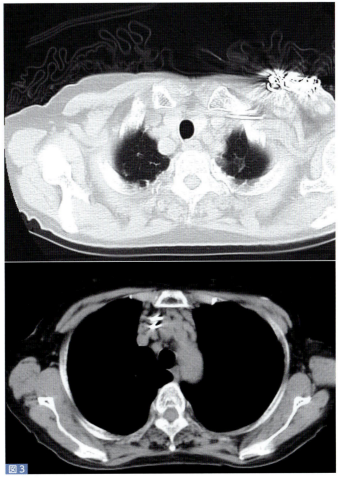

図3
CT 所見

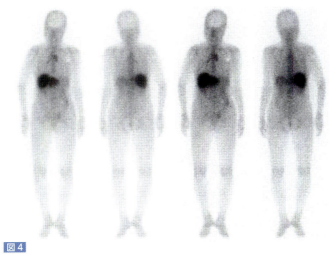

図4
ガリウムシンチグラフィ

Case 78

日光照射で増悪する顔面の紅斑．念頭に置くべき項目は？

難易度 ★★★

　14歳，女性．5歳頃より日光に当たると顔面に紅斑が出現し自然に軽快していたが，今回は紅斑が持続している 図1上．膠原病も含めて精査を受けたが異常なしと言われている．脱毛，口内炎，関節痛，発熱，Raynaud症状，筋力低下，朝の手のこわばり，乾性咳，息切れなどはみられない．臨床検査所見の推移を 表1 に示す．なお，EBVは既感染パターン，ポルフィリン症は否定的であった．胸部CT検査で異常所見なし．顔面の紅斑はタクロリムス軟膏の外用で軽快した．しかしその後，運動の大会で一日中直射日光を浴びた後に顔面の紅斑が増悪した 図1下．口唇腺生検の病理組織学的所見を示す 図2．今後，本例において念頭に置くべきことで，当てはまらないものはどれか？

A：黄疸
B：習慣性流産
C：内臓悪性腫瘍
D：先天性完全房室ブロック（胎児）
E：血栓症（脳梗塞，肺梗塞，虚血性心疾患，深部静脈血栓症）

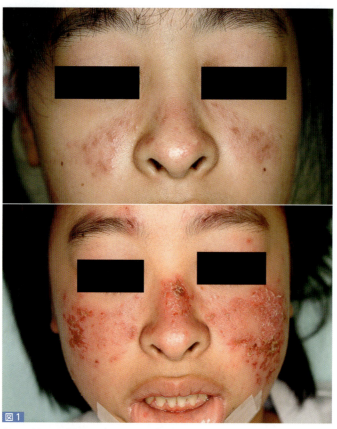

図1
顔面（上：初診時／下：10カ月後）

表1

臨床検査所見	初診時	6カ月後	1年2カ月後
白血球数（4,000 〜 8,000/μL）	4,400	3,300 ↓	4,600
リンパ球（μL）	2,244	1,584	2,397
赤血球数（400 〜 500 × 10⁴）	415	443	401
血小板数（14.0 〜 34.0 × 10⁴）	15.6	16.6	21.5
AST（≦ 35IU/L）	24	55 ↑	30
ALT（≦ 34IU/L）	28	102 ↑	43 ↑
LDH（110 〜 220IU/L）	200	204	183
CK（≦ 229IU/L）	95	79	75
BUN（5.3 〜 21.3mg/dL）	12.4	13.9	15.5
Crea（0.50 〜 1.00mg/dL）	0.47	0.46	0.49
IgG（875 〜 1,850mg/dL）	2,393 ↑	2,540 ↑	2,702 ↑
尿蛋白定性	（−）	（−）	（−）
血清補体価（29.0 〜 48.0U/mL）	< 10.0 ↓	< 10.0 ↓	< 10.0 ↓
抗核抗体（≦ 39 倍）	80 ↑（speckled）	640 ↑（homo, speckled）	640 ↑（homo, speckled）
LE 細胞	（−）	（−）	
LE 因子	（−）	（−）	（−）
抗 Sm 抗体（倍）	検出せず	4 ↑	1
抗 ss-DNA 抗体（≦ 25AU/mL）		523 ↑	744 ↑
抗 ds-DNA 抗体（≦ 12IU/mL）	11	73 ↑	288 ↑
STS 定性		（−）	
TPHA 定性		（−）	
抗カルジオリピン抗体（≦ 9.9U/mL）		18.7 ↑	31.9 ↑
抗 SS-A 抗体（倍）		32 ↑	32 ↑
抗 SS-B 抗体（倍）		検出せず	検出せず
抗ミトコンドリア M2 抗体（≦ 6.9）		15.8 ↑	14.8 ↑

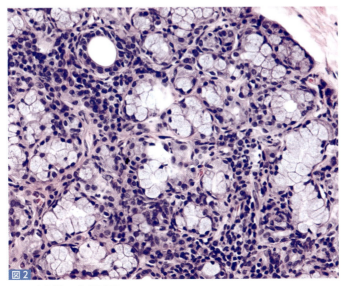

図2

口唇腺生検の病理所見

Answer

78　正解は **C** 「内臓悪性腫瘍」

　本例のポイントは，経過中にみられる皮膚所見および臨床検査所見の変化を読み取り，整理することにある．

　幼少時より「光線過敏症」を有していたことがわかる．また，思春期に生じた持続性の頬部紅斑は「蝶型紅斑」であり 図1 ，まず「全身性エリテマトーデス」(systemic lupus erythematosus, SLE) を想起する．その他，膠原病に特徴的な臨床所見はない．抗核抗体は 80 倍であったが，臨床的に意味のある陽性とは言えない．本検査は健常人において 40 倍陽性は 32%，80 倍は 13%，160 倍は 5% に認められるため，160 倍以上陽性を臨床的に意義のある陽性と考えるのが現実的である．この時点で SLE の診断には至らず，タクロリムス軟膏の外用にて慎重に経過を観察した．すると，6 カ月後の臨床検査所見にて，白血球数減少，抗核抗体 640 倍，抗 ds-DNA 抗体高値，抗 Sm 抗体の存在，抗カルジオリピン抗体陽性を示した．

　SLE の SLICC (Systemic Lupus International Collaborating Clinics) 診断基準（2012 年）に照合すると，臨床 11 項目のうち，急性皮膚ループス（ループス頬部皮疹，光線過敏ループス皮疹），白血球数減少（少なくとも 1 回は 4,000/μL 未満）（本例では 3 週間後も 3,500/μL と 2 回満たす）の 2 項目，そして，免疫 6 項目のうち，抗核抗体陽性，抗 ds-DNA 抗体陽性（2 回以上），抗 Sm 抗体陽性，抗カルジオリピン抗体陽性，補体低値の 5 項目に該当した．以上より，臨床 11 項目と免疫 6 項目からそれぞれ 1 項目以上，合計 4 項目以上を満たし，SLE と診断した．

　SLE 患者で"抗カルジオリピン抗体"が陽性を示す場合には，12 週間以上の間隔をあけて再検査する．2 回以上陽性の場合には，「抗リン脂質抗体症候群」を考え，血栓形成による様々な症状（「血栓症」，子宮内胎児死亡による「習慣性流産」，神経症状，皮膚症状）の発現に注意する．

　"抗 SS-A 抗体"が陽性を示す場合には，「シェーグレン症候群」の合併を疑い口唇腺生検を施行する．病理組織学的に検討したところ導管周囲に 50 個以上のリンパ球浸潤がみられ，シェーグレン症候群の診断基準 4 項目中 2 項目を満たし，シェーグレン症候群と診断した．抗 SS-A 抗体を有する妊婦では，抗 SS-A 抗体が胎盤を通過して胎児に移行し，「先天性完全房室ブロック」（心筋内刺激伝導系の変性）を惹起する可能性があることを念頭に置き，慎重に管理を行う．

　"抗ミトコンドリア M2 抗体"は「原発性胆汁性肝硬変」(primary biliary cirrhosis, PBC) に特異的で高率に出現するため，「黄疸」の出現に注意する．PBC は，シェーグレン症候群などの膠原病を合併しやすいことで知られている．

　膠原病に遭遇した場合には，単一疾患として扱うのではなく，複数の膠原病や免疫異常を伴う「オーバーラップ症候群」（重複症候群）の存在も念頭に置き，さらなる精査を進め，将来的に出現が懸念される合併症に十分注意を払いながら管理することがポイントとなる．

Case 79

左顔面に皮疹が出現し ballooning cell を確認．注意すべき合併症は？

難易度 ★★★

　89歳，女性．4日前から左顔面に痛痒い皮疹が出現した 図1左．発熱，頭痛はない．前額部の水疱より Tzanck 試験を施行したところ ballooning cell を確認した 図1右．本例に合併するリスクが高いため特に注意すべき合併症を2つ選べ．

　a　脳炎　　b　髄膜炎　　c　角膜炎　　d　結膜炎　　e　顔面神経麻痺

A：a と b
B：b と c
C：c と d
D：d と e
E：e と a

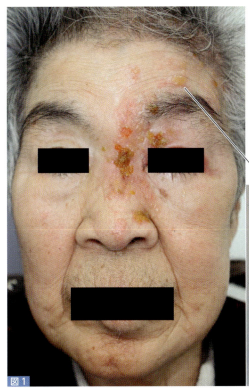
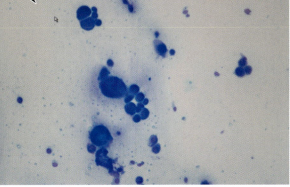

左：左顔面／右：Tzanck 試験

Answer 79 正解は c 「c と d」

　帯状疱疹における痛みの程度は様々であり，患者によって"チクチク""ズキンズキン""ズーン"などと表現したり，"全く痛くない""痒い""痛痒い"などという患者もいる．また，典型的な紅斑・水疱のみならず，黄色痂疲・黄白色～黒色壊死組織・びらん・潰瘍などが混在する場合もあり，時に診断に苦慮する．本例は"痛痒く"黄色痂疲が目立ち典型例とは言えないが，皮疹は左三叉神経第1枝域に限局して分布しており，前額部水疱のTzanck試験にてballooning cellを確認したことより「帯状疱疹」と診断する．

　三叉神経第1枝域に生じた帯状疱疹で"鼻尖部"に水疱がみられる現象を「Hutchinson徴候」と呼び，「角膜病変」を合併する確率が高い．これは三叉神経第1枝から分枝する鼻毛様体神経が鼻尖部と角膜に分布するためである．また，滑車上神経領域（"前額下部"および"上眼瞼"）に水疱がみられる場合には「結膜病変」を合併することがある．本例では鼻尖部，前額下部および上眼瞼に皮膚病変がみられるため 図1，角膜病変および結膜病変の合併に注意する必要がある．自覚的に眼の違和感（ゴロゴロ感）と痛みがあり眼球結膜の充血も著明であることより 図2，眼合併症が強く疑われた．即日，眼科へコンサルトしたところ「ヘルペス性角結膜炎」の診断にて早期に治療を開始されたことで後遺症を残さず治癒した．ヘルペス性角結膜炎を合併すると不可逆性の視力低下を生じうるため，発症早期に眼科と連携して治療する必要がある．万が一，事情により眼科受診が遅れる際には，受診日まで可及的にアシクロビル眼軟膏を処方しておく．また，眼脂が多い場合にはキノロン系抗菌点眼薬も併用する．

　顔面に生じた帯状疱疹に"発熱"，"頭痛"を伴う場合には「脳炎・髄膜炎」の合併を考慮し，"耳介部に水疱"がみられる場合には「Ramsay Hunt症候群」（顔面神経麻痺）の合併を考慮する．

　鼻尖部に「Hutchinson徴候」を呈した他症例を提示する 図3．

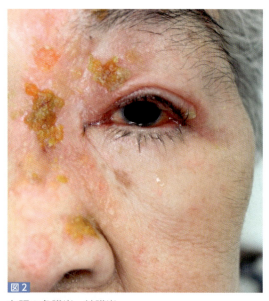

図2　左眼の角膜炎・結膜炎

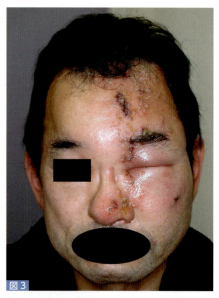

図3　「Hutchinson徴候」を呈した他症例（55歳，男性）

Case 80

敏感肌の患者から化粧品の相談.
適切なアドバイスは？

難易度
★★★

　敏感肌の28歳，女性患者が8月に来院し，「最近，肌の調子が良くなってきたので，新しい化粧品を試してみようと思っています．でも，また肌トラブルを起こすのが怖くて……，どうしたらいいでしょうか？」と相談を受けた．そして，「新しい化粧品を使う前にパッチテストで確認するのが良いことはわかっていますが，汗かきなので夏はやりたくないです」という．最も適切なアドバイスはどれか？

A：「汗をかいても構いませんのでパッチテストを予定しましょう」

B：「肌の調子が良いのであれば新しい化粧品を試してみても大丈夫でしょう」

C：「化粧品にアレルギーテスト済みと記載があれば心配ありませんので確認してください」

D：「化粧品を肘窩に1日2回，5日間塗ってください．そして，5日後に判定しますから来院してください」

E：「化粧品を肘窩に1日2回，5日間塗ってみて途中でアレルギー反応がでなければ使用可能な場合が多いので，自分で確認してください」

Answer 80

正解は E 「化粧品を肘窩に 1 日 2 回，5 日間塗ってみて途中でアレルギー反応がでなければ使用可能な場合が多いので，自分で確認してください」

敏感肌や接触性皮膚炎（かぶれ）患者において使用可能な製品のスクリーニングに有用な検査として，「ROAT」(Repeated open application test) (Hannuksela M, et al. Contact Dermatitis. 1986; 14: 221-227) が知られている．

ROAT は，肘窩に被疑物質を 1 日 2 回，5 日間塗布し，アレルギー反応（紅斑，浮腫，丘疹）が出現するかどうかを確認する検査である．もし途中で反応が生じれば，その時点で陽性と判断する．パッチテストと比べると，"患者が自分の目で判定できる" ため頻回の通院が不要であり，発汗や入浴などの制約もなく季節を問わず非常に簡便な検査である．ただし，1 度に判定できる被疑物質は左右の肘窩で 2 つに限られる．

ROAT が陰性であれば実際に塗布したい部位に開始し，ROAT が陽性となれば使用を控える．もし高価な化粧品を購入後に ROAT が陽性となった場合には金銭的な損害を被ってしまうため，まずは予め入手した試供品で ROAT を行うよう患者にアドバイスしておく．

「パッチテスト」は発汗しない環境下で行う必要がある．発汗により被疑物質が溶出したり，隣の被疑物質と混合したり，固定するテープが剥がれたりするため，正確な判定に支障をきたす．そのため，一般的には日常生活を送りつつ夏季に行うのは難しい検査である．夏季は，入浴や激しい運動を避けたとしても，電車やバスによる通院途中，病院駐車場から外来へ移動するだけでも発汗してしまうため，パッチテストに固執せず ROAT で代用するがよい．

化粧品に "アレルギーテスト済み" と記載があっても，安易に「心配ありません」と伝えるべきではない．健常な被験者には安全であっても敏感肌や接触性皮膚炎患者では種々の物質に感作されていることがあるため，アレルギー症状を生じる可能性は十分にある．

金属パッチテストで「angry back syndrome」(excited skin syndrome) を呈した症例を提示する 図1．非常に強い陽性反応が，その近傍にも陽性反応を出現させている．

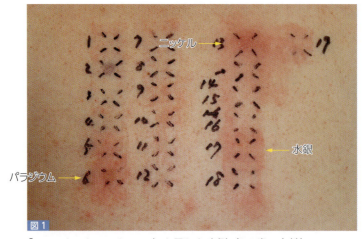

図1 「angry back syndrome」を呈した症例（34 歳，女性）

Case 81 銀白色雲母状鱗屑を伴う紅斑．念頭に置くべき疾患は？

難易度 ★★★

36歳，男性．10年前から銀白色雲母状鱗屑を伴う境界明瞭な紅斑が出現した 図1．本疾患と関連があるため念頭に置くべき疾患はどれか？　正しくないものを一つ選べ．

A：ブドウ膜炎
B：内臓悪性腫瘍
C：炎症性腸疾患
D：心血管イベント
E：メタボリック症候群

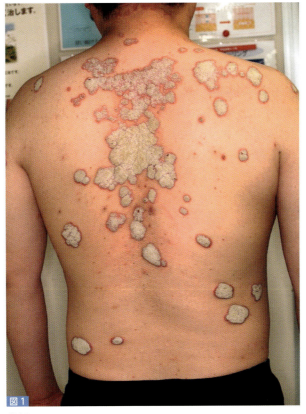

図1　背部

Answer 81 正解は B 「内臓悪性腫瘍」

　本疾患は典型的な「尋常性乾癬」である．従来，乾癬は皮膚科領域の疾患と考えられてきたが，近年，全身性炎症性疾患（乾癬マーチ，psoriatic march）という疾患概念により複数の診療科で対応すべき疾患とされる．約40万人の乾癬患者のうち肥満度の高い男性に発症率が高く，脂肪組織由来の悪玉アディポサイトカイン（TNF-α, IL-6, resistin, plasminogen activator inhibitor；PAI-1, leptin, angiotensinogen）が上昇し，善玉アディポサイトカイン（adiponectin）が低下する傾向にある．TNF-αとIL-6は炎症性サイトカインとして炎症性疾患である「ブドウ膜炎」や「炎症性腸疾患」に関連する．TNF-αとresistinはインスリン抵抗性の原因となり糖尿病に，leptinとangiotensinogenは高血圧に，つまり「メタボリック症候群」（肥満，高血圧，糖尿病，高脂血症）に関連している．PAI-1は血栓形成因子，adiponectinは動脈硬化抑制因子となり，「心血管イベント」（動脈硬化，心筋梗塞）に関連している．

　以上より，乾癬患者に対する診療方針として，外用療法，光線療法および経口薬などの一般的な治療に留まらず，炎症性疾患，メタボリック症候群，心血管イベントの有無を検索し，必要に応じて複数科で全身的に管理を行うことが肝要となる．特に，炎症性疾患，メタボリック症候群，心血管イベントを合併する乾癬患者においては，生物学的製剤であるTNF-α阻害薬により治療を行うことで生命予後を改善し得ることが期待されている．

　尋常性乾癬の他症例を提示する．「外用加療により全体的に症状は落ち着いているが，腹部〜腰部周囲だけが治らない」と相談を受けた 図3 ．乾癬診療で知っておくべきポイントは，擦過や圧迫などの物理的刺激により皮疹が誘発されるケブネル現象の影響を強く受ける疾患であるということである．診察すると案の定，腰部に食い込みの強い圧迫を受ける下着を着用していた 図4 ．難治部位（頭部，肘頭，前腕伸側，臀部，膝蓋，下腿伸側）の大半は"ケブネル現象"の影響であるため，十分な患者指導が必要である．

腰部

右腹部

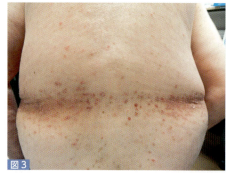
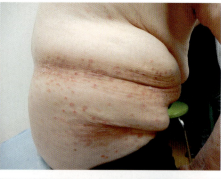

「尋常性乾癬」の他症例（85歳，女性）：腹部〜腰部周囲

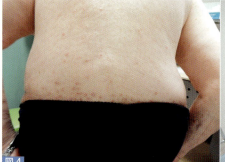
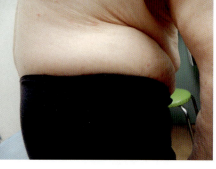

図3 と同症例：下着着用時

Case 82　2歳児に擦ると変化する特徴的な皮疹が出現．適切な項目は？

難易度 ★★

2歳，女児．1歳になる少し前より右頸部，大腿，下腿に皮疹が出現し 図1 ，時々水疱を形成する．皮疹を擦ったところ 図2 のように変化した．病理組織学的所見を示す 図3 ．本例に関して最も適切なものはどれか？

A：思春期までに自然軽快することが多い
B：リンパ節，肝臓，脾臓，骨髄病変を生じることが多い
C：血小板減少性出血傾向を示したり，白血病化することが多い
D：全身症状（嘔吐・下痢・腹痛・心悸亢進・頭痛など）を伴うことが多い
E：抗ヒスタミン薬・抗アレルギー薬の内服およびステロイド外用薬は無効である

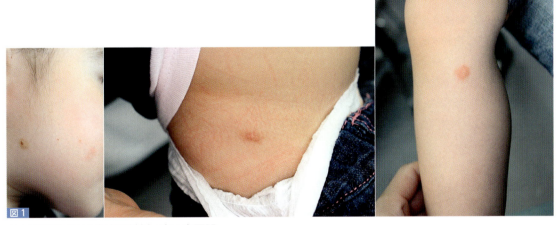

図1
左：右頸部 / 中：右大腿外側 / 右：右下腿

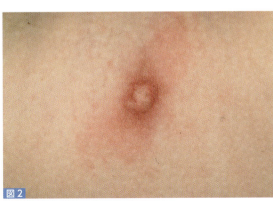

図2
皮疹を擦った後の変化：拡大像

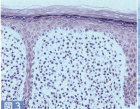
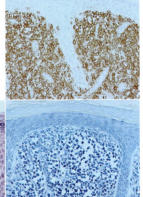

図3
病理所見

Answer
82 正解は A 「思春期までに自然軽快することが多い」

皮疹は爪甲大までの紅褐色〜黄褐色調の紅斑でやや隆起性があること 図1 ，時々水疱を形成すること，皮疹を擦ると著明に膨隆したこと（Darier's sign 陽性）図2 より「肥満細胞症」mastocytosis（「色素性蕁麻疹」urticaria pigmentosa）を考える．そして，病理組織学的所見を確認すると 図3 ，真皮上層に稠密な肥満細胞の増殖があり（HE 所見），肥満細胞は Toluidine blue 染色でメタクロマジー（異染性）を示し，c-kit（CD117）免疫染色で陽性を示すことより，肥満細胞症（色素性蕁麻疹）と診断を確定する．本症では，肥満細胞の増殖・分化に重要な役割を果たしている c-kit 遺伝子の活性型変異がみられ，腫瘍性増殖を示す．

肥満細胞症は以下の 5 型に分類される．I. cutaneous mastocytosis (urticaria pigmentosa, solitary mastocytoma, diffuse cutaneous mastocytosis, telangiectasia macularis eruptiva perstans), II. systemic mastocytosis with or without skin involvement, III. mastocytosis in association with haematological disorder, with or without skin involvement, IV. lymphadenopathic mastocytosis with eosinophilia with or without skin involvement, V. mast-cell leukaemia. (Golkar L, Bernhard JD. Mastocytosis. Lancet. 1997; 349: 1379-85)

一般的に小児に好発する皮膚限局型の肥満細胞症である色素性蕁麻疹は，思春期までに自然軽快し予後良好である．皮疹が全身に汎発化する場合には，過度の摩擦，運動，温度変化などの刺激により肥満細胞から急速にヒスタミンなどが放出され全身症状（嘔吐・下痢・腹痛・心悸亢進・頭痛など）を伴うことがあり注意を要するが，皮疹が 3 個に過ぎない本例には該当しない．治療は対症療法として，抗ヒスタミン薬・抗アレルギー薬の内服およびステロイド薬を外用する．一方，成人型の色素性蕁麻疹は難治であり，後に全身性肥満細胞症を生じることがあるため，リンパ節，肝臓，脾臓，骨髄への浸潤，血小板減少性出血傾向，白血病化を念頭に置きながら慎重に経過観察を行う．

「肥満細胞症」に特徴的な「Darier's sign」陽性を呈した他症例を提示する 図4 ．

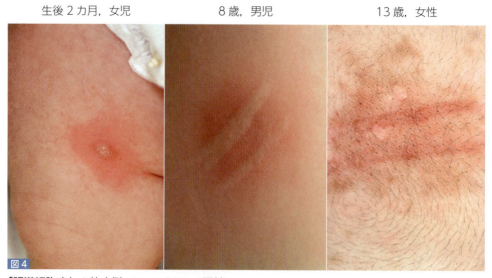

「肥満細胞症」の他症例：Darier's sign 陽性

Case 83

足背に強い痒みを伴う皮疹が出現．新たに左耳にデキモノ．診断は？

難易度 ★

85歳，女性．1カ月前（5月下旬）より左足背に強い痒みを伴う皮疹が出現し来院した 図1．家族内同症なし．山歩きなどはしていない．畑仕事をする．犬を飼っている．1週間後には新たに左耳にデキモノが生じた 図2．診断はどれか？

（図は，竹田綜合病院医学雑誌. 2006; 32: 1-6 より転載許可を得て掲載）

A：白癬
B：虫刺症
C：猫ノミ症
D：マダニ刺咬症
E：水疱性類天疱瘡

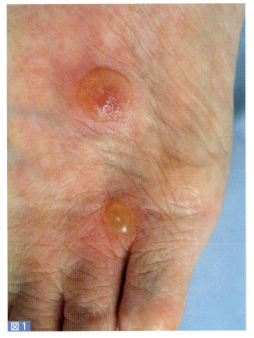

図1 左足背

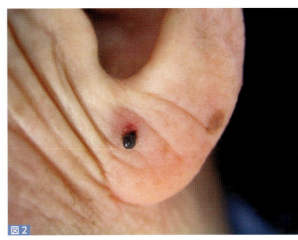

図2 左耳

Answer 83 正解は D 「マダニ刺咬症」

　左足背の所見は，紅斑を伴う緊満性水疱であり 図1 ，「猫ノミ症」と「水疱性類天疱瘡」（bullous pemphigoid, BP）を最も考える．「白癬」の水疱は側縁や足底に生じることが多く，水疱蓋は汗疱様小水疱が集簇する像を呈する．また，水疱周囲に白癬を疑わせる落屑や汗疱様小水疱をみる．「虫刺症」は夏季に好発し露出部にみられる．素足で過ごすことの少ない5月（春季）に発症することは考えにくい．「マダニ刺咬症」は通常マダニが皮膚に食い込むように吸着する．皮膚所見からは猫ノミ症とBPが疑わしいが，前者の通常の分布は下腿に多発し次第に大腿，上半身へ拡大するため，1カ月の経過で左足に2カ所の水疱形成のみに留まることは不自然である．後者でも水疱が多発し，全身に紅斑を伴うことが多いため同様である．

　診断を確定できないため新たに生じた1週間後の所見を確認する．左耳に軽度の炎症を伴う黒色小結節があり 図2 ，マダニが吸着している像であると認識できればマダニ刺咬症を第一に考え，猫ノミ症と水疱性類天疱瘡は否定的といえる．念のため全身の皮膚を改めて確認したところ，頸部 図3 ，右下腿 図4 などに計29匹のマダニを確認した 図5 ．通常のマダニ刺咬症ではマダニが皮膚に吸着し 図4左 ，次第に皮膚に食い込み刺咬部周囲に炎症がみられるようになる 図2 図3 ．本例では例外的に強いアレルギー反応により水疱を形成したために 図4右 ，マダニは吸血を維持することができず吸着を解除した．このために初診時にマダニがみられず単に紅斑を伴う緊満性水疱という非典型的な臨床像を呈した 図1 ものと考えられる．発症誘因として，犬または畑仕事中に草木よりマダニが吸着した可能性を考えた．しかしながら，家屋内の駆虫により再燃がないことより，ネズミなど家屋内にマダニが生息できる何らかの環境が存在していた可能性も否定できない．

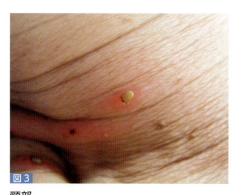

図3 頸部

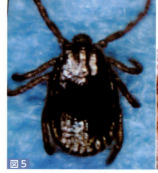
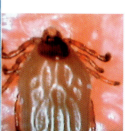

図5 マダニ

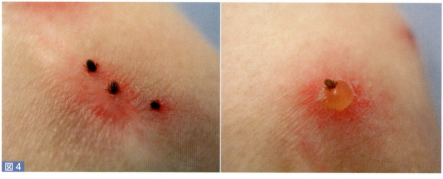

図4 右下腿

Case 84

乳児の腰部に皮膚腫瘍が出現し増大傾向．適切な対応は？

難易度 ★

生後7カ月，女児．生後2カ月頃より右腰部に皮膚腫瘍が出現し，徐々に増大傾向が続いている 図1．20×30mm大，弾性硬，浸潤あり．皮膚生検を施行し病理組織学的所見を確認した 図2．今後の対応として適切でないのはどれか．

- A：眼病変の有無を確認する
- B：骨病変の有無を確認する
- C：早期に皮膚腫瘍を切除する
- D：末梢血，生化学検査をする
- E：臓器病変の有無を確認する

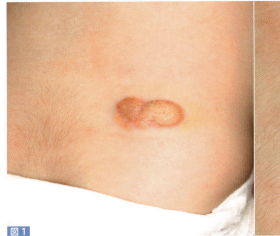
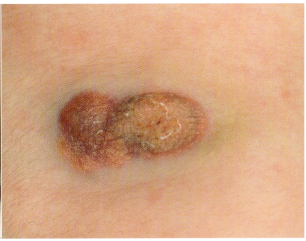

図1
左：右腰部／右：拡大像

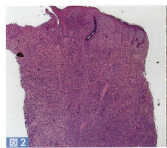
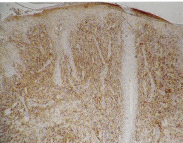
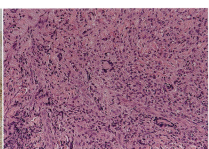

病理所見（弱拡大像）　　免疫染色：CD68 陽性を示す　　病理所見（強拡大像）
　　　　　　　　　　　（S-100, CD1a：陰性）

Answer 84 正解は c 「早期に皮膚腫瘍を切除する」

　生後数カ月以内に発症していること，腫瘍表面の皮膚が淡紅色〜黄色調を呈していること 図1 ，病理組織学的所見で真皮全層に CD68 陽性の組織球が充実性に増殖しており 図2左・中 ，異物巨細胞および Touton 型巨細胞も散見されることより 図2右 （ 図2 解説矢印），「若年性黄色肉芽腫」(juvenile xanthogranuloma) と診断する．

　本症はまれに「眼病変」，口腔内病変，「臓器病変」(肺，肝臓，腎臓，睾丸，心囊，中枢神経系)，「骨病変」を伴うことがある．また，白血病やレックリングハウゼン病（von Recklinghausen 病）（神経線維腫症Ⅰ，neurofibromatosis Ⅰ，NF Ⅰ）に関連して生じることもあるが，本例ではいずれの所見も見られなかった．高脂血症に随伴して見られる黄色腫で Touton 型巨細胞を確認することが多いが，若年性黄色肉芽腫では脂質代謝異常はみられず本例でも同様であった．以上より懸念される他臓器病変や合併症がないことを確認した．

　それでは，増大傾向が続いている 20 × 30mm 大の腫瘍病変を今後どうするか？　という問題が残る．両親がかなり心配していたため，全身麻酔下に摘出術を施行する選択肢もあった．ただ本症は，急速に増大するものの予後は一般的に良好であり，自然退縮傾向を示す特性を有している．そのため，両親に十分な説明を行った上で切除せずに定期的な経過観察を行うこととし，もし痛みを生じたり，さらに増大傾向が続く場合には切除を考慮する方針とした．

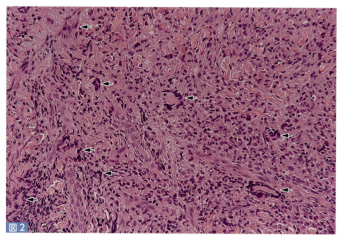

図2　病理所見解説（強拡大像）

すると，5カ月後には隆起していた腫瘍の平坦化傾向がはっきりと確認され，色調が紅黄白色調を帯び，表面に皺が目立つようになった 図3．そして1年4カ月後には黄白色でほぼ平坦となり，3年1カ月後には正常色に近くなり，浸潤もほぼ触れなくなった．そして最終的に4年1カ月後には軽度の瘢痕を残して完全に消失したため，両親の納得と満足も得られ終診とした．

生後間もなく出現する黄色調の皮膚腫瘍に遭遇した場合には，若年性黄色肉芽腫を念頭に置き病理組織学的に検討する．そして，臓器病変や合併症の有無を検索した上で，経過観察をしながら自然退縮を待つことがポイントとなる．

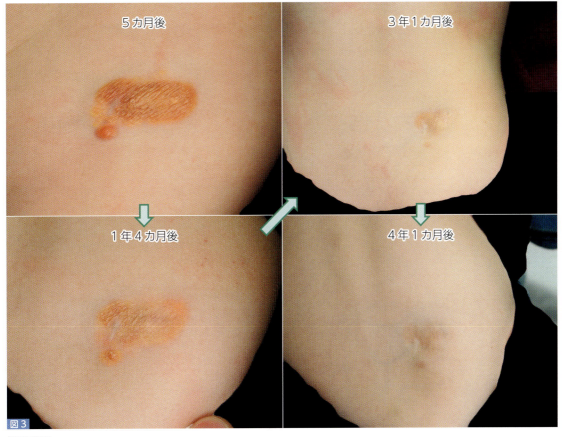

図3 臨床経過

Case 85

発熱・咽頭痛に抗菌薬と解熱鎮痛薬を投与された後に全身に皮疹が出現．診断は？

難易度 ★★

50歳，男性．既往歴：特記事項なし．5日前に発熱と咽頭痛が出現し，レボフロキサシン水和物とアセトアミノフェンの投薬を受けた．3日後に体幹，四肢に発疹が出現したため，紹介を受けた 図1 図2 ．皮膚生検を施行した病理組織学的所見を示す 図3 図4 ．最も考えられる疾患はどれか？

A：薬疹
B：IgA 血管炎
C：伝染性単核球症
D：好酸球性多発血管炎肉芽腫症
E：クリオグロブリン血症性血管炎

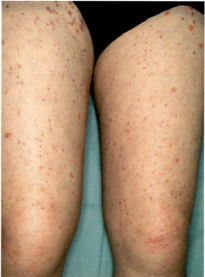
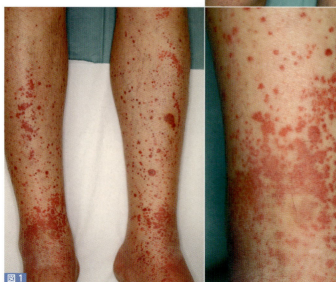

図1
上：大腿／左下：下腿／右下：右足首の拡大像

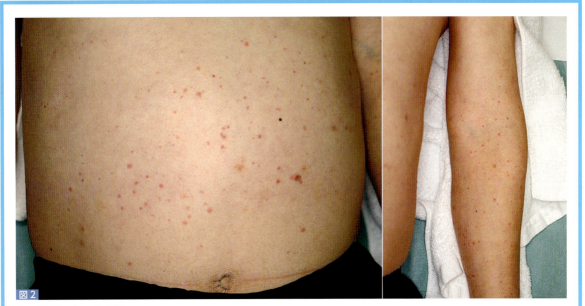
図2 左：腹部／右：左上肢

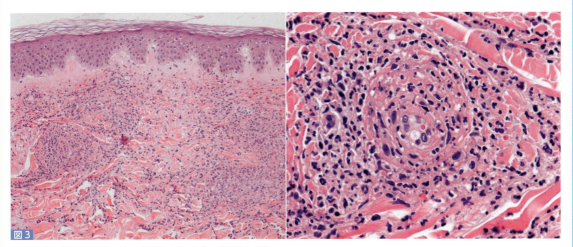
図3 病理所見（HE染色）（左：弱拡大像／右：強拡大像）

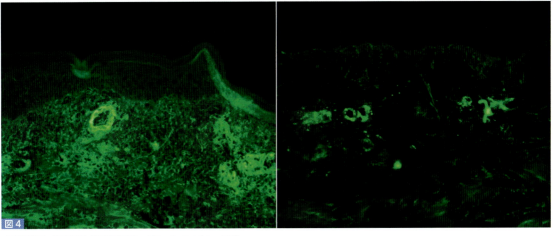
図4 病理所見（蛍光抗体直接法）（左：IgA／右：C3）

Answer 85 正解は B 「IgA 血管炎」

本例は，特に既往歴のない中年男性に発熱と咽頭痛が出現した際に，ニューキノロン系抗菌薬と解熱鎮痛薬を投与された．その3日後に体幹，四肢に皮疹を生じたため，「薬疹」を疑われ紹介を受けた．

臨床所見を注意深く観察すると，体幹，四肢に点状出血〜紫斑が散在性にみられるが，下肢，特に下腿に優位な特徴的な分布を示し，部分的に集簇性局面を形成している 図1．この所見より薬疹は否定的であり，5日前に出現した「発熱と咽頭痛」より「先行する溶連菌の上気道感染」を想起できれば，「IgA 血管炎」を第一に考える．本例では，扁桃腺の腫大がみられ，A 群溶血レンサ球菌抗原（＋）であった．また，腹痛や関節痛を伴うことがあるため確認したところ，関節痛をみた．なお，「伝染性単核球症」は，成人に Epstein-Barr virus（EBV）が初感染した際にペニシリン系（or セフェム系）の抗菌薬が投与されると紅斑・紫斑が誘発されることで知られている．

病理組織学的所見（HE 染色）を確認すると，真皮内に「白血球破砕性血管炎」（leukocytoclastic vasculitis, LV）がみられ 図3，「IgA 血管炎」，「好酸球性多発血管炎肉芽腫症」（Eosinophilic granulomatosis with polyangiitis, EGPA），「クリオグロブリン血症性血管炎」の鑑別が必要である．蛍光抗体直接法（direct immunofluorescence, DIF）所見で血管壁に IgA および C3 が沈着していることより 図4，「IgA 血管炎」と診断する．この"血管壁への IgA 沈着"が重要視されており，Chapel Hill 分類 2012 でアナフィラクトイド紫斑病（anaphylactoid purpura）or ヘノッホ-シェーンライン紫斑病（Henoch-Schönlein purpura）から IgA 血管炎（IgA vasculitis）へと名称が変更された．

点状出血や紫斑を確認した場合には，必ず「触診」（palpitation）することが重要である．指先の腹の部分にわずかな盛り上がりを触れることができれば，「palpable（palpitation + able）purpura」である．この所見は，"真皮に LV が生じている"ことを指し，臨床的価値が高いので見逃してはならない．本例の紫斑も palpable purpura であり，病理組織学的に LV であった．

「IgA 血管炎」の他症例を提示する 図5．本例と同様の病理所見が得られた．腹痛があり，尿潜血と便潜血が陽性であったため，中等量の副腎皮質ステロイド内服を開始したところ，紫斑，腹痛，尿潜血，便潜血は消失し，漸減中止後も再燃はなかった．

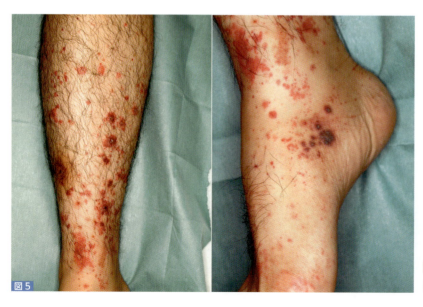

「IgA 血管炎」の他症例
（28歳，男性）

Case 86 口唇に有痛性皮疹が出現し腫脹．適切な治療薬は？

難易度 ★

28歳，女性．1週間前に口唇に痛みのある皮疹が出現し，2〜3日後に腫れてきた 図1．口腔内にも痛みがある．最も適切な治療薬はどれか？

A：抗菌薬
B：解熱鎮痛薬
C：抗ウイルス薬
D：抗ヒスタミン薬
E：副腎皮質ステロイド薬

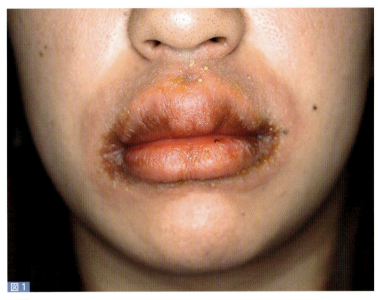

図1 口唇

Answer
86 正解は c「抗ウイルス薬」

　本例は，成人女性の口唇に単純ヘルペスウイルス（herpes simplex virus, HSV）が"初感染"した「単純疱疹」である．口唇ヘルペスの"再発病変"は日常診療で遭遇する機会の多い Common disease であるが，"初感染の重篤例"は比較的頻度が低い．

　日常診療でたびたび遭遇する限局性の小水疱を呈する「単純疱疹」は，"再発病変"であり，典型的な臨床像より診断は容易である．その一方で，本例のように青年の"初感染"では非典型的な激しい臨床像を呈するため，注意が必要である．

　本例は，口唇の発赤・腫脹（上口唇優位）が著明であり，紅斑が口囲全周性に及んでおり，黄色痂皮や膿疱を伴っていた 図1 ．この臨床所見から「単純疱疹の初感染」を強く疑い，さらに，青年発症，1週間前に口唇に痛みのある皮疹が出現し2～3日後に腫れてきた，口腔内にも痛みがある，という情報を聴取することで診断を確定し，抗ウイルス薬（バラシクロビル塩酸塩 1,000mg/日，ビダラビン軟膏）のみを投与した．すると，5日後には自覚症状および臨床症状ともに著明に改善しており，臨床診断を裏付けた 図2 ．

　初診時に提出しておいた検査結果を後日確認すると，HSV IgM（＋）1.86（≦ 0.79），HSV IgG（－）であり，「単純疱疹の初感染」を示唆する所見が得られた．

　本例のように初診時の症状が激しく，かつ診断に確信が持てない患者に遭遇した場合には，接触性皮膚炎，細菌感染，ウイルス感染など種々の疾患に有効な治療薬（抗ヒスタミン薬，副腎皮質ステロイド薬，抗菌薬，抗ウイルス薬）を同時に開始したくなる．ただし，それで軽快しない場合にはお手上げ状態となる．仮に軽快したとしても，臨床診断が不十分なままで的を射ない乱射的な治療癖が身に付いてしまうリスクが高く，症例数や経験年数が増えたとしても臨床医としての経験値は決して上がらない．それを避けるためには，診断が不明瞭なままで多剤の治療薬を併用するという安易な診療を慎み，診断を絞り込んだ上で，シンプルな治療を心がけることが要諦となる．

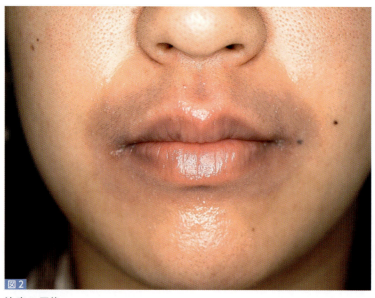

図2 治療5日後

Case 87 待合所では無症状，診察室へ入室後に突然皮疹が出現．本疾患の特徴は？

難易度 ★★★

　18歳，男性．注意欠如多動性障害にて加療中．半年前から全身の広範囲に皮疹が出現するようになった．3種類の抗ヒスタミン薬（エピナスチン塩酸塩，オロパタジン塩酸塩，ベポタスチンベシル酸塩）を試されたが無効であったという．待合所では無症状であったが，診察室へ入室し問診を始めたところ突然皮疹が出現してきた 図1 ～ 図3 ．本疾患の特徴のうち，あてはまらないものはどれか？

- **A**：夜間に症状が強くなる
- **B**：治療は誘因の除去が最優先である
- **C**：思春期に好発し，夏季増悪，冬季軽快の傾向がある
- **D**：抗ヒスタミン薬に関して有効性のエビデンスはあるが，効果が得られにくい症例が多い
- **E**：難治例に対しては，抗ヒスタミン薬の種類の変更および増量，また他の補助的治療薬の併用を検討する

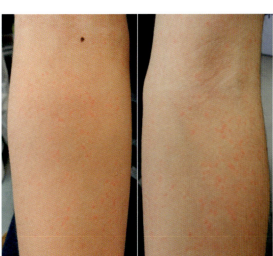

図1　前腕内側・肘窩付近

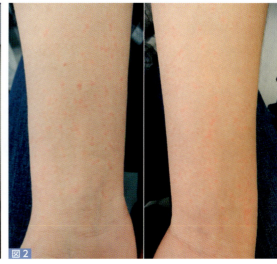

図2　前腕内側・手首付近

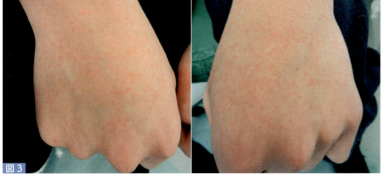

図3　手背

Answer 87 正解は A「夜間に症状が強くなる」

本例は，"診察"という"精神的緊張"が加わることにより，突然全身に帽針頭大の癒合傾向のない膨疹が出現したこと 図1 ～ 図3 ，抗ヒスタミン薬が無効であったことから，「コリン性蕁麻疹」を思い浮かべる．そして問診により，「体が熱くなったり，緊張すると出現する」「部屋が暑かったり，寒いところから暑いところへ移動したりすると出現する」「入浴時に出現する」「"痛み"を伴う痒みがある」という情報を聴取し，診断を確定した．

コリン性蕁麻疹は，「思春期に好発」し（比較的神経質な青年に多い），温熱，疲労，精神的緊張，ストレス，発汗刺激（運動，入浴）が誘因となる．そして，蕁麻疹の中でも非常に特異的な症状を示す．つまり，膨疹の大きさが帽針頭大～小豆大までと小さく癒合傾向はなく，痒みだけでなく"痛み"を伴うことがある．また，「夏季増悪，冬季軽快」の傾向があり，大脳皮質安静時の「夜間には生じない」，という特徴を有する．

コリン性蕁麻疹は，症状を誘発できる（誘因の明らかな）蕁麻疹であるため，治療の第一は「誘因の除去」，第二が第二世代の抗ヒスタミン薬による薬物療法となる．「抗ヒスタミン薬の有効性にはエビデンスがあるものの実際は治療に難渋することが多い」．「難治例に対する臨床効果を上げるためには，抗ヒスタミン薬の種類の変更および増量，また他の補助的治療薬の併用」を検討する．本例では，抗ヒスタミン薬をレボセチリジン塩酸塩に変更し，通常量の2倍量とした．さらに，抗ロイコトリエン薬，グリチルリチン製剤を併用したところ，症状の出現を完全に阻止することはできないものの，自覚的に楽に過ごせるレベルにまで軽減した．

なお，コリン性蕁麻疹は稀に眼瞼，口唇に血管性浮腫を伴うことがあり，アナフィラキシーに進展することもあるので念頭に置いておく．「血管性浮腫」の症例を提示する 図4 ．

発作時（自宅撮影） 初診時 8日後

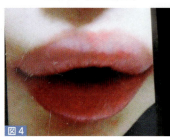
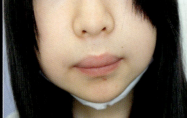
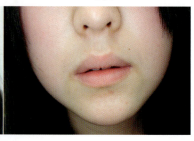

図4 「血管性浮腫」（16歳，女性）

Case 88 右上肢に生じた広範囲のスキン-テア．適切な処置は？

難易度 ★

83歳，男性．自宅で転倒して右肘〜前腕外側にかけて広範囲に表皮が剥離したため直ぐに来院した 図1．最も適切な処置はどれか？

A：抗菌薬入り軟膏をたっぷりと外用してガーゼで覆う
B：止血剤を投与し，ガーゼを厚く当てて圧迫固定する
C：剥離した表皮をクーパーで除去し，皮膚潰瘍治療を開始する
D：生理食塩水で洗浄後，剥離した表皮を元の位置へ戻し固定する
E：止血作用のある薬剤（トロンビン，アルギン酸塩被覆材など）を用いて処置する

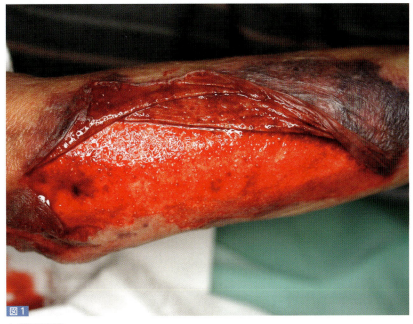

図1 右前腕外側

Answer 88

正解は D「生理食塩水で洗浄後，剥離した表皮を元の位置へ戻し固定する」

　高齢者，特に長期間内用および外用ステロイド薬を投与中の患者が不意に上肢をテーブルの角でぶつけたり，転倒したりして表皮が剥離することがある．これは，スキン-テア（skin tear）として広く認知されており，脆弱な皮膚を有する患者において，軽微な外力により生ずる皮膚の裂傷を指す．受傷直後であれば細菌感染の可能性は低く，剥離した表皮も壊死していないため局所皮弁として利用可能でありリカバーできる．

　本例は，以下の処置を行い自宅安静とし1週間後には略治していた 図2 ．
① 無菌操作で行うため滅菌手袋を着用する．
② 剥離した表皮とびらん面を生理食塩水で十分に洗浄し血液を洗い流す．
③ 洗浄は綿球で優しく撫でるように愛護的に行う．
④ 剥離した表皮を本来の位置へ戻し，滅菌ガーゼをあてて水分を吸い取った後にガーゼをゆっくりと剥がす．
⑤ 正常皮膚と接する境界部位に皮膚接合用テープ（ステリストリップ™）を垂直方向に貼り，剥離した表皮を固定する．
⑥ まず剥離した表皮側にテープを少し貼り，正常皮膚側へ向けて少しテンションをかけながら隙間を作らないように貼る．
⑦ 上記操作を連続的に繰り返し剥離した表皮をすべてテープで固定する．
⑧ 抗菌薬（フラジオマイシン硫酸塩貼付剤やゲンタマイシン硫酸塩軟膏）を外用する．
⑨ 血腫形成予防と剥離表皮を下床と密着させるためにバラガーゼを数枚あててからガーゼ包帯をして圧迫固定する．
⑩ 関節部周囲は，さらにオールコットン弾力包帯（エラスコット®）で固定を補強する．
⑪ 3日間抗菌薬を内服し，自宅安静を保つ．
⑫ 1週間後にガーゼ包帯を取り除き，創部を確認する．生理食塩水を垂らしてテープを浸軟させた後にゆっくりと剥がして行く．
⑬ 通常，大部分は生着しており 図2 ，境界部位の部分的な皮膚潰瘍は外用治療を追加する．

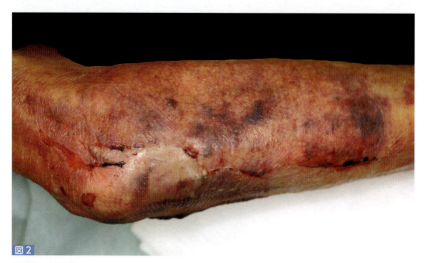

図2 治療1週間後

Case 89 紅斑, 発熱, 関節痛が出現. 検索すべき項目は？

難易度 ★★★

82歳, 女性. 2週間前から体幹・四肢に紅斑が出現した . 抗ヒスタミン薬を内服しても消退しない. 37.8℃の発熱, 多発関節痛, 足の浮腫がみられる. 咽頭痛はない. 末梢血・一般生化学検査所見を以下に示す. 診断を確定するためにさらに検索すべき項目はどれか？ あてはまらないものを一つ選べ.

白血球数：20,700/μL（4,000-8,000）, 好中球：85.0%（50.0-60.0）, CRP：18.83 mg/dL（≦ 0.30）, AST：29 IU/L（≦ 35）, ALT：29 IU/L（≦ 34）, LDH：340 IU/L（110-220）, ALP：593 IU/L（115-359）, BUN：14.8mg/dL（5.3-21.3）, Crea：0.62mg/dL（0.50-1.00）.

A：感染症
B：膠原病
C：悪性腫瘍
D：血清フェリチン
E：血清 IgE, 血清 TARC

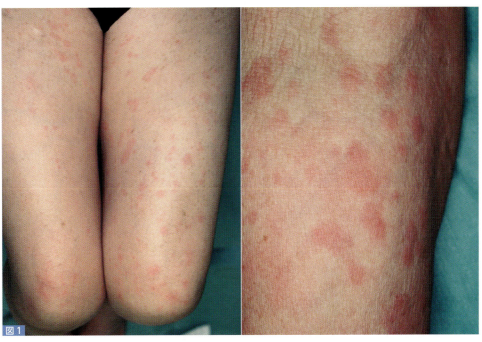

図1
左：大腿 / 右：右前腕の拡大像

Answer 89 正解は E 「血清 IgE, TARC」

体幹・四肢にみられる特徴的なサーモンピンクの蕁麻疹様紅斑, 不明熱, 関節痛, 好中球増多を含む白血球増多より, 「成人 Still 病」を疑う. 初診時には診断基準を満たしてはおらず, さらに血清フェリチン著増 (5倍以上) を確認し, 感染症 (敗血症, 伝染性単球症など), 膠原病 (悪性関節リウマチ, 多発動脈炎など), 悪性腫瘍 (悪性リンパ腫など) を除外する必要がある. 初診時に「血清フェリチン」: 7,120 ng/mL (4.0-64.2) と著増を示した. 各種ウイルス検査, 細菌培養検査, 抗核抗体, リウマチ因子, 抗 CCP 抗体, 免疫グロブリン, P-ANCA, C-ANCA, 全身 CT 撮影, 皮膚生検による病理組織学的検討を行い, 「感染症」, 「膠原病」, 「悪性腫瘍」を否定した. 各種検査の検索期間中は抗菌薬を投与したが, 発熱, 皮疹, 関節痛は改善しなかった.

1週間後の血液検査所見は, 白血球数: 16,800/μL, 好中球: 95.0%, CRP: 22.65 mg/dL, AST: 56 IU/L, ALT: 38 IU/L, LDH: 345 IU/L, ALP: 740 IU/L, BUN: 16.4mg/dL, Crea: 0.51mg/dL, 血清フェリチン: 19,900.0ng/mL であった. 再度, 成人 Still 病の診断基準で評価したところ, 大項目のうち関節痛 (2週間以上), 定型的皮疹, 80%以上の好中球増多を含む白血球増多 (1万以上), 小項目のうち肝機能異常, リウマチ因子陰性および抗核抗体陰性が該当し, 大項目2つ以上を含む計5項目以上を満たした. また参考項目の血清フェリチン著増 (5倍以上) を示し, 除外項目の感染症, 膠原病, 悪性腫瘍を否定したことより, 成人 Still 病と診断を確定した.

治療経過は臨床症状, 検査値異常ともに中等量の副腎皮質ステロイド薬投与が著効し, 漸減・中止後も再燃はみられなかった. 特徴的な臨床所見より成人 Still 病を疑うこと, および初診時に診断基準を満たさない場合でも期間を置いて再度評価を行うことが重要である.

なお, 血清 TARC (thymus and activation-regulated chemokine) はケモカインの一種で, TARC 受容体 CCR4 を特異的に発現する Th2 細胞に対する遊走活性を有しており, アトピー性皮膚炎の病勢マーカーとして有用である.

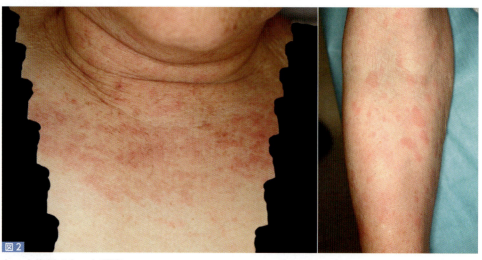

図2
左: 上胸部 / 右: 右前腕

Case **90**	長距離トラック運転手に蕁麻疹が出現． 安全性の高い抗ヒスタミン薬は？	難易度 ★★★

38歳，男性．数日前から蕁麻疹が出現し軽快しないため来院した．職業は長距離トラック運転手．下記の非鎮痛性抗ヒスタミン薬のうち，添付文書に「自動車の運転等危険を伴う機械の操作」に関する注意書きの記載がない薬剤はどれか？

A：ロラタジン（商品名：クラリチン）

B：エバスチン（商品名：エバステル）

C：オロパタジン塩酸塩（商品名：アレロック）

D：エピナスチン塩酸塩（商品名：アレジオン）

E：ベポタスチンベシル酸塩（商品名：タリオン）

Answer
90　正解は A 「ロラタジン」（商品名：クラリチン）

　非鎮静性抗ヒスタミン薬は日常診療で使用頻度の多い薬剤である．そのため，疾患，年齢，痙攣・てんかん，肝・腎機能障害，併用薬，妊婦・授乳婦，自動車運転などを加味して臨機応変に選択する必要がある．

　抗ヒスタミン薬は血液脳関門を通過しやすいため中枢神経系抑制による眠気や倦怠感を生じやすい．そのため，血液脳関門の通過性が低く中枢抑制作用がほとんどみられない非鎮静性抗ヒスタミン薬が第一選択として用いられる．なお，抗ヒスタミン薬の脳内H1受容体占拠率により「非鎮静性」（20％以下），「軽度非鎮静性」（20-50％），「鎮静性」（50％以上）に区分されている．

　ただし，"非鎮静性"抗ヒスタミン薬といえども，添付文書の重要な基本的注意として，「自動車の運転等危険を伴う機械の操作」に関する記載のある薬剤が多いので注意を要する．注意記載がない薬剤には，ビラスチン，ロラタジン，デスロラタジン，フェキソフェナジン塩酸塩の4剤がある．本例のように長距離トラック運転手をしている蕁麻疹患者が来院した場合には，この点も考慮して処方する必要がある．

　レボセチリジン塩酸塩，セチリジン塩酸塩，オロパタジン塩酸塩，ルパタジンフマル酸塩には重要な基本的注意として，「眠気を催すことがあるので，本剤投与中の患者には自動車の運転等危険を伴う機械の操作には"従事させない"よう十分注意すること」と記載されているので留意する．エピナスチン塩酸塩，ベポタスチンベシル酸塩，エバスチンには，「眠気を催すことがあるので，本剤投与中の患者には自動車の運転等危険を伴う機械の操作には"注意させること"」と記載されている．

Case 91

陰股部から体幹や大腿へ皮疹が拡大．検索すべき疾患は？

難易度 ★

　71歳，男性．脳梗塞による麻痺があり，オムツ管理となっている．下痢ではないが尿量が多く蒸れる．陰股部に皮疹が出現したのち次第に体幹や大腿へ拡大してきたため4月中旬に来院した ．検索すべき疾患はどれか？

A：高血圧
B：糖尿病
C：高脂血症
D：肝機能障害
E：腎機能障害

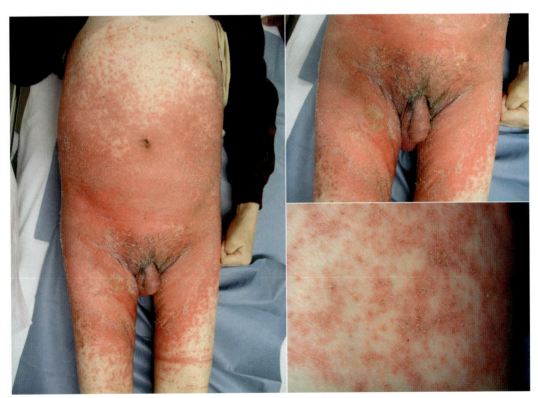

左：① 体幹前面〜大腿 / 右上：② 下腹部〜大腿 / 右下：③ 拡大像

Answer 91 正解は B「糖尿病」

　皮膚所見を確認すると，陰嚢・陰茎も含めた陰股部に鮮紅色の紅斑がみられ，湿潤し白く浸軟した部位とびらん部が混在している 図1①②．紅斑の辺縁にはオブラート状の薄い鱗屑が付着しており，さらに外側には痂皮や鱗屑を伴う紅色丘疹や紅暈を伴う膿疱が散在している 図1③．この特徴的な臨床所見より陰股部に生じた「カンジダ性間擦疹の重症化」と診断し，抗真菌薬テルビナフィンの内服およびルリコナゾールの外用により治療を開始したところ，13日後には著明に軽快した 図2．培養検査で Candida albicans（2＋）を検出した．

　本例の病態を推察してみる．尿量が多くオムツ内が蒸れることにより陰股部が高温多湿で不潔な環境となったために「カンジダ性間擦疹」を発症した．初期の発症誘因はオムツ内の"局所因子"と考えられる．しかしながら，これのみで皮膚病変が胸腹部や大腿部にまで拡大し重症化するとは考えにくく，何らかの"全身性因子"が内在していることを示唆しており，さらに検索を進める必要がある．全身性因子として，「糖尿病」，血液疾患，副腎皮質ステロイド薬や免疫抑制薬の長期投与を見逃してはならない．糖尿病の合併が多いため検査したところ，血糖（食事2時間後）：475mg/dL（70-108mg/dL），HbA1c（JDS）：12.4％（3.8-5.8％）と糖尿病が見つかり，専門医による治療が開始された．

　カンジダ性間擦疹が重症化したり再発を繰り返す場合には，糖尿病の合併を検索しておく．また逆に，糖尿病管理がコントロール不良の際には，カンジダ性間擦疹が重症化したり再発を繰り返すことにもつながる．カンジダ性間擦疹は，高温多湿で不潔な環境となりやすい梅雨〜夏季に生じやすい傾向があるが，本例のように糖尿病を合併している症例では春季でも重症化することがあり注意を要する．

　カンジダ性間擦疹は"乳児"の陰股部に生じることもあり，「乳児寄生菌性紅斑」と呼ばれており，紅斑落屑性の「乾燥型」図3 と小水疱・小膿疱が混在する「湿潤型」がある．

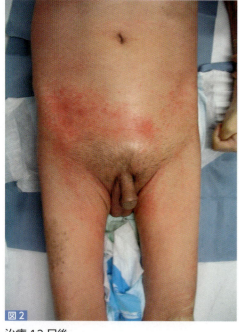

図2
治療13日後

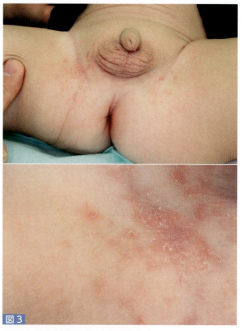

図3
「乳児寄生菌性紅斑（乾燥型）」
（生後11カ月，男児）

Case 92

上腕外側に自覚症状のない皮疹が出現．診断は？

難易度 ★

62歳，男性．上腕外側が徐々に赤くなってきたことを気にして来院した 図2．自覚症状はない．検索すべき疾患はどれか？

A：糖尿病　**B**：高脂血症　**C**：高尿酸血症　**D**：肝機能障害　**E**：腎機能障害

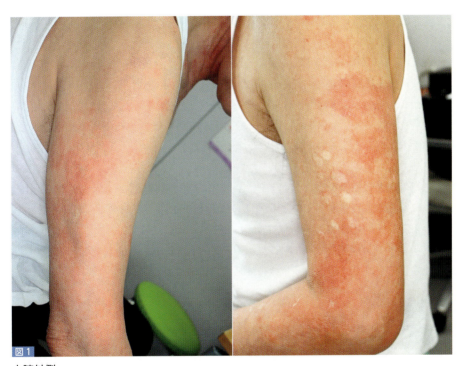

図1 上腕外側

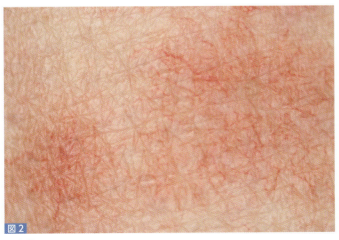

図2 拡大像

Answer 92 正解は D「肝機能障害」

　両側の上腕外側に自覚症状のない紅斑が左右対称性に分布している 図1 ．拡大すると毛細血管拡張性の紅斑であることがわかる 図2 ．この所見は，ドル紙幣を光に向けてかざした時にみえる細繊維に似ていることから「紙幣状皮膚」(paper money skin)と呼ばれており，慢性肝障害患者にみられることで知られている．早速，肝機能をチェックしたところ，AST：122 IU/L（≦ 35 IU/L），ALT：73 IU/L（≦ 34 IU/L），LDH：317 IU/L（110-220 IU/L），γGTP：724 IU/L（≦ 76 IU/L）と肝機能障害がみられた．HBs抗原，HCV抗体は陰性であり，薬剤服用歴もないことから，アルコールの摂取状況を確認した．すると，ウイスキーを連日 0.5 本（1 本 720mL）飲用していた．アルコール性肝障害と診断し摂取を控えたところ肝機能は正常化した．

　「Dermadrome」(デルマドローム)は，「dermatology」(皮膚)と「syndrome」(症候群)を合わせた造語であるが，内臓疾患と皮膚病変との関連がみられる多くの内臓皮膚症候群が知られている．そのうち紙幣状皮膚(paper money skin)は肝疾患の存在を示唆する皮膚病変として比較的認知度が高いと思われる．紙幣状皮膚だけでなく，「クモ状血管腫」や「手掌紅斑」を含めた皮膚に出現する血管病変が肝疾患を発見する貴重な契機となることを再認識したい．

　では，顔面に"毛細血管拡張"がみられる他症例を考えてみる 図3 ．よく観察すると，これは「紙幣状皮膚」のような毛細血管拡張性紅斑ではなく，毛細血管拡張，皮膚萎縮，紫斑がみられ，「長期ステロイド外用による局所的副作用」の所見である．問診で詳しく聞いてみると，2 年間にわたりミディアムランクのステロイド外用薬を 1 カ月あたり 50g コンスタントに外用していたことが判明した．このような医原性の「ステロイド酒さ」が未だにみられるため注意を要する．

顔面　　　　　　　　　　　　右頬部拡大像

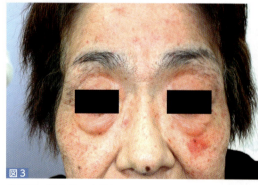 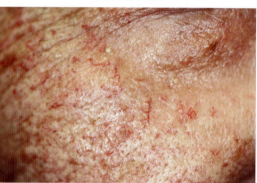

図3　他症例（80 歳，女性）

Case 93

ヒゼンダニの検出率が高い疥癬の皮膚病変は？

難易度 ★★★★

疥癬患者にみられた臨床写真を示す．直接鏡検でヒゼンダニ（成虫，幼虫，卵，抜け殻，糞など）を検出する確率が非常に高い皮膚病変はどれか？　正しくないものを一つ選べ．

A：図1（陰嚢）　**B**：図2（左手掌）　**C**：図3（亀頭）　**D**：図4（右腋窩周囲）　**E**：図5（体幹）

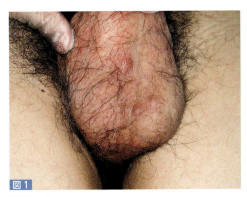

図1 陰嚢

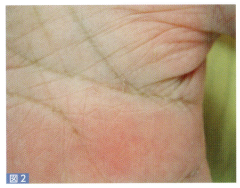

図2 左手掌

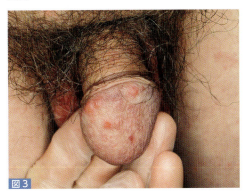

図3 亀頭

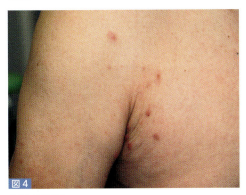

図4 右腋窩周囲

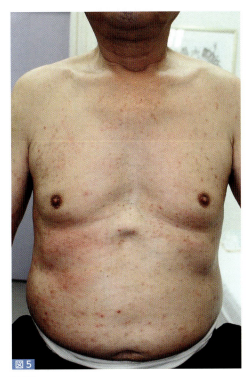

図5 体幹

Answer
93 正解は E 「 図5 （体幹） 」

　股部, 陰嚢 図1, 亀頭 図3, 腋窩周囲 図4, 手首などに散在性または集簇性にみられる"紅色小結節"は「疥癬」に特徴的な皮膚病変である. 時にステロイド外用薬で治療され悪化しているケースに遭遇する. また, 手掌 図2, 指間, 手首, 肘, 足などにみられるニョロニョロと蛇行する白色線は"疥癬トンネル"であり, ヒゼンダニのメスが角質層内を産卵しながら掘り進んだ跡である. ダーモスコピーを使用すると精度の高い臨床診断が可能となるが, 疥癬トンネルを多数例経験すれば肉眼で十分に診断できる.

　疥癬トンネルを検体としてKOH直接鏡検すると, 産卵しながらトンネルを掘り進むヒゼンダニ（メス）の生態がリアルに読み取れる 図6. 一方, 体幹にみられる中毒疹様の紅色小丘疹には 図5, 通常ヒゼンダニは検出されない.

　臨床医にとって疥癬は日常診療で一度は経験するcommon diseaseである. 「この患者は疥癬だ」と言われると, 上記のような特異疹を確認して納得できる. ただしそれが, 診療に追われる環境下で疥癬を疑い初診時に的確に診断するのは比較的困難である. 皮膚科医であればむしろ外来患者のほとんどが何らかの「痒み」を訴えているため, 流れ作業的に疥癬を疑うことなくステロイド外用薬を処方してしまい, ノルウェー疥癬へ進行させてしまったという苦い経験を人知れず持っている. もし患者が他の医療機関へ行ってしまえば, その事実にすら気付かない. 実際に当科で診断した疥癬患者の半数以上は, 医療機関を受診しても改善しない難治性の痒みのためにドクターショッピングをしていた.

　疥癬患者を漏れなく診断するための3つのポイントは, ①疥癬の疑いを持つ, ②疥癬の特異疹が好発する部位をサッと診察する, ③特異疹（疥癬トンネルと紅色小結節）を見つけることである. 疑いを持たなければ, 決して疥癬の診断には至らない. 「夜すごく痒い」「リハビリ中である」「デイサービスを利用している」「老人ホーム入所歴がある」「悪性腫瘍治療中である」「糖尿病歴がある」「家族内同症あり」「治療を受けているが痒みが治らない」などが疑うきっかけとなる. 疥癬を疑えば, 特異疹の好発部位を診察する. 手掌, 指間, 手首, 肘, 足の順に診察し, 腋窩と股部, 特に男性では亀頭と陰嚢を診察する. 紅色小結節や疥癬トンネルを確認できれば, まず疥癬に間違いない. KOH直接鏡検が可能であれば, 特異疹から検体を採取すると簡単にヒゼンダニを確認できる.

　採取するツールには諸法あるが, 鋭匙ピンセット 図7 でえぐる様に摘むと確実に短時間で診断できる. 以上を駆使しても唯一のピットホールがある. ヒゼンダニに感染後, 無症状の潜伏期間が1カ月間あることである. そのため時には期間をあけて再評価することも必要である.

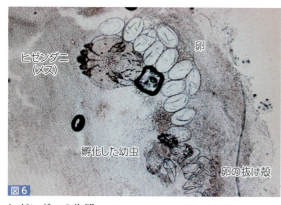

図6 ヒゼンダニの生態

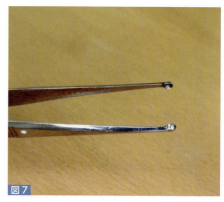

図7 鋭匙ピンセット

Case 94

右耳介〜下顎に痛みを伴う皮疹が出現．注意すべき事項は？

難易度 ★★

　73歳，男性．5日前より軽度の痛みを伴う皮疹が出現し 図1 ，「かぶれ？」と思い来院した．頭痛，発熱なし．次のうち注意すべき症状・疾患はどれか？

A：糖尿病
B：角膜炎
C：脳炎・髄膜炎
D：顔面神経麻痺
E：内臓悪性腫瘍

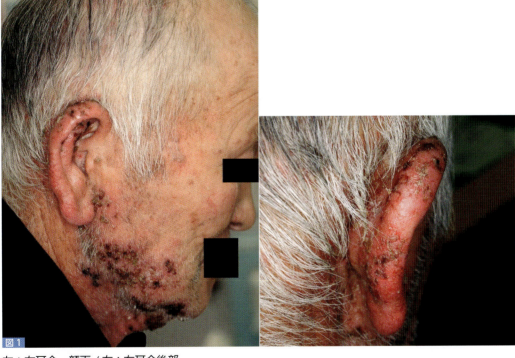

図1　左：右耳介〜顔面／右：右耳介後部

Answer 94 正解は D「顔面神経麻痺」

　本例は，水疱はみられないものの，三叉神経第三枝領域に限局した軽度の痛みを伴う痂疲性紅斑より，「帯状疱疹」と診断する．帯状疱疹が"耳介部"にみられた場合には，「顔面神経麻痺」の出現に注意する．そして，外耳道・軟口蓋・舌病変の有無，および耳痛・耳鳴・味覚障害の有無を合わせてチェックしながら，抗ウイルス薬に加え，副腎皮質ステロイド薬の追加投与を検討する．

　耳介の帯状疱疹，顔面神経麻痺，第8脳神経症状（耳鳴・難聴）を3徴とする「Ramsay Hunt症候群」は広く知られている．Ramsay Hunt症候群を発症するとステロイド大量投与を行っても完全治癒率は50〜70%程度であり顔面神経麻痺を残す可能性が高いため，耳介の帯状疱疹は十分な経過観察が必要である．幸い本例は，顔面神経麻痺は出現しなかったため，通常の抗ウイルス薬の内服および局所処置にて順調に軽快した 図2 ．

　帯状疱疹で"鼻尖部"に水疱がみられるものを「Hutchinson徴候」と呼び，「角膜炎」の合併率が高い．また，帯状疱疹で"発熱"や"頭痛"を伴っている場合は「脳炎・髄膜炎」の初期症状である可能性があり注意を要する．

　ここで，帯状疱疹後に左顔面神経麻痺を生じた他症例を紹介する．1カ月前に近医にて「脳梗塞＋帯状疱疹？」として精査・加療を受けたのち，帯状疱疹後神経痛を主訴に来院した．一見して左表情筋の運動障害を連想させ 図3 ，左右差が顕著な構音障害がみられ 図4 ，飲水時に口角から水がこぼれ落ちることも確認した．

　"耳介"の帯状疱疹に遭遇した場合に，重要な初期徴候を見逃して治療のゴールデンタイムを逸してしまうと，不可逆性の顔面神経麻痺を残し手の施しようがなくなる．そのため，本症については診療科を問わず広く認知して頂きたい．

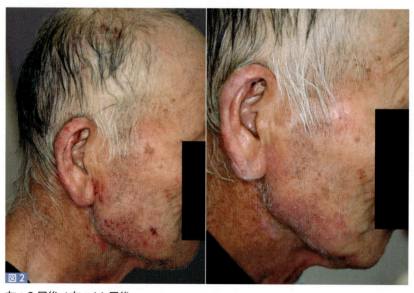

図2　左：3日後／右：11日後

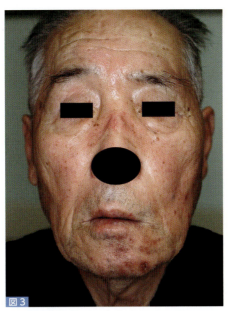

図3 「帯状疱疹後の左顔面神経麻痺」を生じた他症例（85歳，男性）

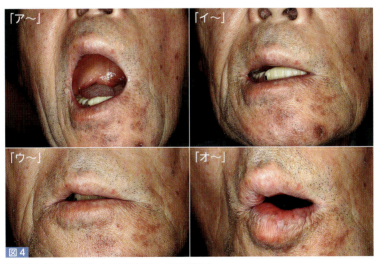

図4 図3と同症例（左右差が顕著な構音障害）

Case 95

術後，腹部に発疹が出現し急速に全身に拡大．診断に有用な所見は？

難易度 ★★★

71歳，男性．高血圧症，不整脈，脳梗塞で加療中．小脳出血の手術を受けた．術前・術後に16種類の薬剤を使用していた．術後約1カ月経過した時に腹部に発疹が出現し，1週間で急速に全身に拡大した 図1 ．白血球数：4,600/μL（4,000-8,000），好酸球：19.0%（≦3.0），CRP：2.02mg/dL（≦0.30），血清 TARC（thymus and activation-regulated chemokine）値：4,020pg/mL（≦449）．肝機能障害および腎機能障害はない．初診時臨床像 図1 図2 ，および病理像 図3 を示す．診断に有用な特徴的所見のうち，あてはまらないものはどれか？

A：Nikolsky 現象を認める
B：口唇に血性痂皮を付着する
C：典型的ターゲット状紅斑を認める
D：紅斑は体幹優位に全身性に分布する
E：病理組織学的に表皮の壊死性変化（表皮細胞壊死〜全層性壊死）を認める

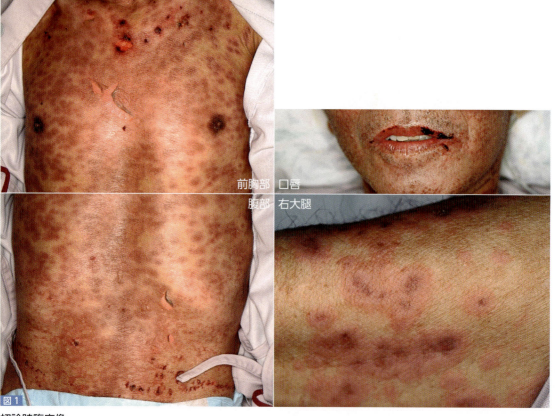

図1 初診時臨床像

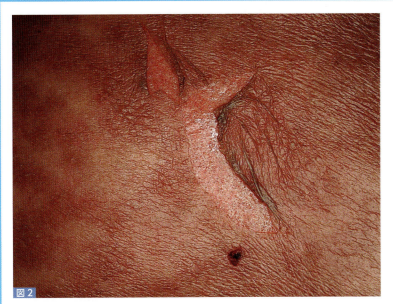

図2 前胸部（拡大像）

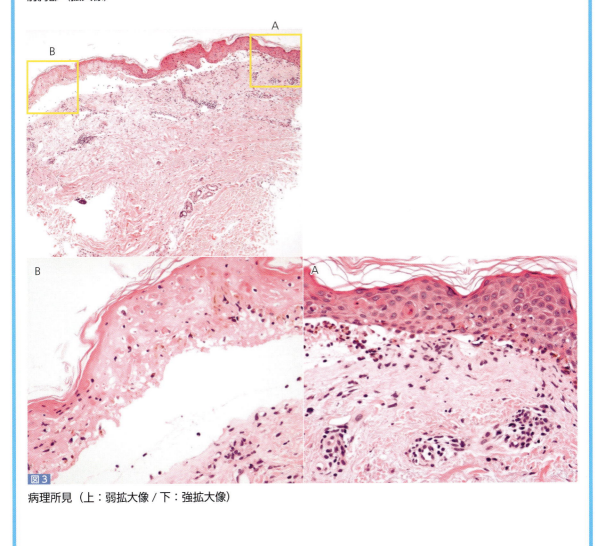

図3 病理所見（上：弱拡大像／下：強拡大像）

● 217

Answer 95 正解は c「典型的ターゲット状紅斑を認める」

本例は典型的な「中毒性表皮壊死症」(toxic epidermal necrolysis, TEN) であり，致死率が高いため（20〜30％），時期を逸することなく即座に対応しなければならない．

TEN に特徴的な臨床所見として，「口唇に血性痂皮が付着する」図1右上，「Nikolsky 現象」（紅斑を指で押すとズルッと表皮が容易に剥離しびらんを生じる現象）を認める 図1左 図2，「紅斑は体幹優位に分布」し，「flat atypical targets」を呈し急速に拡大する 図1左，全身症状に重篤感が強いことなどが挙げられる．

TEN に特徴的な病理組織学的所見は，表皮の壊死性変化と炎症性細胞浸潤が少ないことである．表皮の全層性壊死を確認すれば確実であるが，少なくとも 200 倍視野で 10 個以上の表皮細胞壊死を確認することが望ましい．初診時に施行した皮膚生検の病理所見の確認には，残念ながら数日を要するのが一般的である（生検皮膚の凍結切片を用いれば当日中に確認できる）．

ここで本例の病理所見を検討してみる．「基底細胞層の液状変性」が「表皮下水疱」へ，「表皮細胞の好酸性壊死」が「表皮の全層性壊死」へ進展する像を確認できる（図3 A→B 解説）．これは臨床的に，紅斑を指で押すとズルッと表皮が容易に剥離しびらんを生じる Nikolsky 現象を反映している 図2．つまり，たとえ病理所見を確認する前でも Nikolsky 現象がみられれば，TEN に特徴的な病理所見を示す可能性が高いため，この時点から TEN に準じた治療を開始することが望ましい．

本例でも病理所見を確認する前の初診時に，被疑薬を中止し，副腎皮質ステロイド薬（パルス療法）およびヒト免疫グロブリン製剤静注療法を開始した．2 日後には改善傾向を示し，1 週間後にはびらんは全て上皮化し色素沈着のみとなった．その後，1 カ月でステロイド薬を漸減・中止したが再燃なく後遺症を残さずに完治した．

なお，「典型的ターゲット状紅斑」は多形紅斑に，「flat atypical targets」は Stevens-Johnson 症候群や TEN に特徴的な臨床所見である．

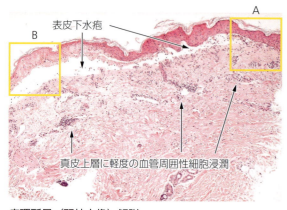

病理所見（弱拡大像）解説

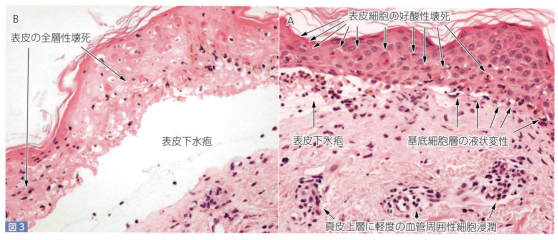

病理所見（強拡大像）解説

Case 96

治療抵抗性のピリピリ感・突っ張り感．効果的なアドバイスは？

難易度 ★★★

　81歳，女性．「皮膚のピリピリ感と突っ張り感が強く，お風呂にも入れない」と悩んでいる．水道水が原因と思い込み，ミネラルウォーターを使用して入浴している．総合病院皮膚科を2件受診し相談したところ，「老人性……」，「乾燥性……」と言われた．保湿薬・ステロイド薬の外用および抗ヒスタミン薬内服による治療を受けたが改善しない．診察したところ前医の診断に誤りはなさそうである 図1．効果の期待できないアドバイスはどれか？

A：「抗ヒスタミン薬の種類を変更してみましょう」
B：「ぬるめのお湯に10〜20分ゆっくり入浴しましょう」
C：「入浴後タオルで拭いたら3分以内に外用薬を塗りましょう」
D：「入浴後に石鹸，シャンプー，リンスが残留しないように念入りに洗い流しましょう」
E：「今までと同じく保湿薬とステロイド薬を使って治療しますが，外用方法を変更しましょう」

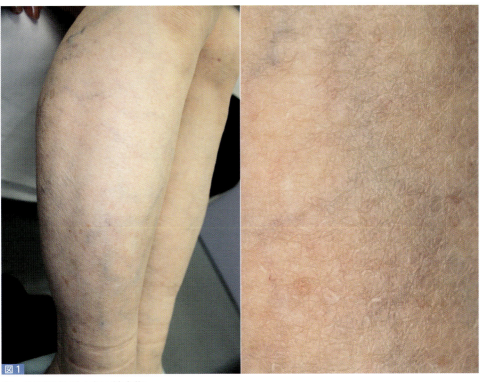

図1
左：右下腿外側 / 右：拡大像

Answer

96　正解は A 「抗ヒスタミン薬の種類を変更してみましょう」

　高齢者の乾皮症や皮脂欠乏性皮膚炎は，日常診療で非常に頻度の高いありふれた皮膚疾患であり，病態や治療法も確立されている．にもかかわらず，「皮膚科専門医を受診しても改善しない……」というケースに遭遇した場合，どうすればよいのか？　を取り上げてみる．

　2週間後に再診した患者は，「ピリピリ感も突っ張り感もなくなって，とても調子が良くなりました．水道水で入浴しても何ともないです！」と長年の悩みから解放され，安堵の笑みを浮かべた．まず，乾皮症（ドライスキン）になると皮膚で何が起こっているのか？　を考えてみる．

　皮膚のバリア機能が障害されると，外側からアレルゲンなどが侵入しアレルギー炎症が生じると同時に，内側からは水分が喪失する．そのため，保湿薬とステロイド外用薬を用いて治療するのが一般的である．では，本例のように"乾燥"や"痒み"よりも"ピリピリ感"や"突っ張り感"の訴えが強い患者はどのように考えればよいのか？　これは，「敏感肌」と呼ばれる"痒み過敏状態"である．ドライスキンになると神経伸長因子の発現が亢進し，神経反発因子（セマフォリン3A）の発現が低下することで，知覚神経線維の神経終末が表皮内にどんどん侵入してくるようになる．すると，痒みの閾値が低下し「敏感肌」となってしまう．

　「敏感肌」を治療する際の注意点は，保湿薬の効能および効果的な使い方を熟知しておくこと．つまり，①表皮内の神経伸長因子発現の亢進を抑制（正常化）し，表皮内神経線維の増生を減弱（抑制）する作用がある．②分子量が大きく皮膚の中には入らないため，擦り込もうとせずに皮膚表面に膜を作るように延ばすのがよい．③入浴後すぐに（水分が残っている間に）たっぷりと外用するのがよい．④1日1回よりも2回の方が角層水分量は高くなる（1回外用であれば入浴直後）．

　5つの選択肢を検証してみる．A：「抗ヒスタミン薬の種類を変更してみましょう」．「敏感肌」に抗ヒスタミン薬の効果は期待できないため，正解となる．B：「ぬるめのお湯に10～20分ゆっくり入浴しましょう」．「敏感肌」にはぬるめのお湯が適しており，ゆっくり入浴することで角層水分量の増加が期待できる．C：「入浴後タオルで拭いたら3分以内に外用薬を塗りましょう」．明確には3分以内でなくとも良いが，具体的な数字を提示することでアドヒアランスが高くなる．D：「入浴後に石鹸，シャンプー，リンスが残留しないように念入りに洗い流しましょう」．石鹸などが残留することにより皮膚pHが上昇すると，プロテアーゼ活性を上昇させ角質細胞が剥離して皮膚のバリア機能が低下する．E：「今までと同じく保湿薬とステロイド薬を使って治療しますが，外用方法を変更しましょう」．用いる治療薬は同じでも，病態を説明しそれを患者に理解してもらい，病態に適した使用方法に変更することで劇的に症状が改善する．そのため，B～Eのアドバイスは効果が期待できる．

　参考までに，本例の治療方法を提示しておく．1週目：ベタメタゾン酪酸エステルプロピオン酸エステル軟膏50g＋ヘパリン類似物質軟膏50g（混合）：1日2回（1週間で使い切る）．1日1回の日は入浴後に外用．2週目：ヒドロコルチゾン酪酸エステル軟膏50g＋ヘパリン類似物質軟膏50g（混合）：1日2回（1週間で使い切る）．2週間後の再診日に前述のごとく有効性を確認し，3週目以降：ヘパリン類似物質ローションの全身塗布の継続を指示．その後，"ピリピリ感"や"突っ張り感"の訴えはなく経過良好．なお，初診時より抗ヒスタミン薬を中止し，水道水を使用して入浴するようにした．

Case 97 服薬中に上肢・手背・下腿に皮疹が出現. 診断は？

難易度 ★

70歳, 女性. 高血圧症, 便秘症, 不眠症, 胆石, 乳癌の既往があり, 現在, 降圧剤, 下剤, 眠剤を服薬中. 7月末から両側上肢に瘙痒を伴う皮疹が出現し, 手背・下腿へ拡大してきたため, 8月14日に受診した 図1. 全身状態は良好である. 診断はどれか？

A：接触性皮膚炎
B：光線過敏型薬疹
C：皮脂欠乏性皮膚炎
D：SLE に伴う光線過敏症
E：晩発性皮膚ポルフィリン症

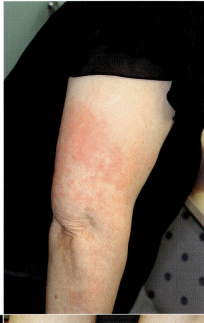
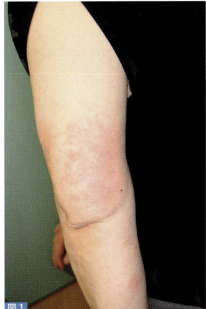
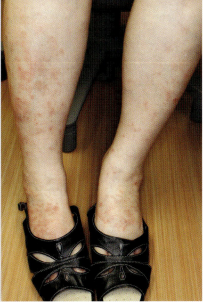

図1 上：右上肢／左下：左上肢／右下：両下腿〜足背

Answer 97 正解は B 「光線過敏型薬疹」

　もし，本例が"冬季"発症で，四肢の伸側（特に下腿）に瘙痒を伴う紅斑がみられる場合には，「皮脂欠乏性皮膚炎」も考えるが，"夏季"発症であるため考えにくい．半袖・半ズボン（スカート），サンダルといった軽装で過ごすことが多いため，「接触性皮膚炎」も考える必要がある．ただし，四肢の全体に均一に接触する原因物質として何が考えられるか？　患者から聞き出す努力をしてみる価値はあるが，特定は難しい．むしろ，日差しの強い夏季の露光部位に紅斑が限局して分布しており，特に，左足背のサンダルとの境界部位にみられる注目すべき所見に気付く 図1右．つまり，紅斑の境界が線状に明瞭であり，そのラインの遠位側には紅斑がみられない．これでピンとくれば，「サンダルを脱いでもらえますか？」とさらに詳しく臨床所見をとる．すると，サンダルに被覆され直接紫外線を浴びない足背部位には紅斑がみられないことが明瞭となる 図2．これより，何らかの「光線過敏症（光線過敏性皮膚炎）」であることが明らかとなり，光線過敏型薬疹，全身性エリテマトーデス（systemic lupus erythematosus, SLE）に伴う光線過敏症，晩発性皮膚ポルフィリン症の鑑別が必要となる．

　身体所見，病理組織学的所見，血液検査等を追加する前に，まず確認すべきことがある．高血圧症で降圧剤を服薬中であることより，"薬剤手帳"を確認して薬剤をチェックする．すると，ロサルタンカリウム／ヒドロクロロチアジド配合剤を内服しており，「ヒドロクロロチアジド」は「光線過敏型薬疹」の報告が多数みられることで有名な薬剤である．ただし，配合剤となってからヒドロクロロチアジドが含まれているにもかかわらず別の薬剤とみなされている傾向があり，注意が必要である．「ヒドロクロロチアジド」は，本例で投与されていたロサルタンカリウム／ヒドロクロロチアジド配合剤以外にもカンデサルタンシレキセチル／ヒドロクロロチアジド配合剤，テルミサルタン／ヒドロクロロチアジド配合剤，バルサルタン／ヒドロクロロチアジド配合剤などにも含まれているため，念頭に置いておく．

　本例は，ロサルタンカリウム／ヒドロクロロチアジド配合剤を中止し，抗ヒスタミン薬の内服およびステロイド外用薬で軽快，その後再燃はみられない．

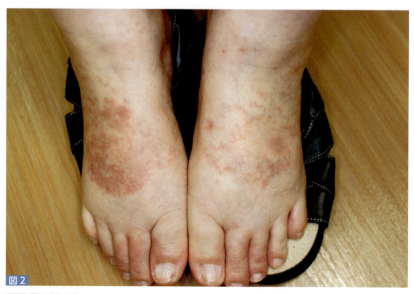

図2
両足背の拡大像

Case 98

種々の治療に抵抗性を示す上肢の皮疹．診断は？

難易度 ★

13歳，女児．半年前（6月）から上肢・手背に皮疹が出現し拡大してきたため，10月〜11月の2カ月間皮膚科に通院し種々の治療を受けたが難治である．学校で悩みがある．診断はどれか？
（図1 は，皮膚科の臨床．2010; 53(1): 109-111 より転載許可を得て掲載）

- A：光線過敏症
- B：神経症性擦創
- C：接触性皮膚炎
- D：アトピー性皮膚炎
- E：自家感作性皮膚炎

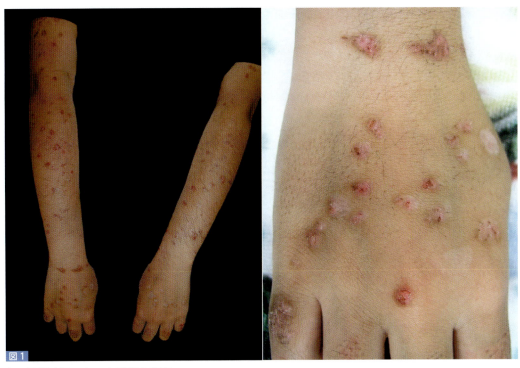

図1　左：両側上肢／右：右手背の皮疹

Answer 98 正解は B 「神経症性擦創」

　紫外線が強くなりはじめる6月に皮疹が出現し，その分布は露光部位に限局しているため，「光線過敏症」を，また露出部位に限局しているため，「接触性皮膚炎」を考える必要がある．ただし，顔面や頸部にみられないことは不自然である．また，6月は半袖を着用するには肌寒く，半袖を着用しない秋季〜初冬に集中的に皮膚科で治療を受けたにもかかわらず難治であることより，この2疾患は考えにくい．

　「自家感作性皮膚炎」は，貨幣状湿疹などの皮膚炎が軽快しないまま経過すると，その後，全身性に皮疹が拡大する疾患であるため，上肢のみに限局することはない．「アトピー性皮膚炎」は，全身がドライスキンとなり，湿疹病変は四肢の伸側よりも屈側，特に肘窩，膝窩に好発する．ときに痒疹が主体のタイプもあるが，上肢のみに限局することはない．

　本例のポイントは，(1)皮膚科で2カ月間治療を受けても難治であること，(2)学校で悩みがあること，の2点である．(1)の情報より，抗ヒスタミン薬の内服や外用ステロイド薬に反応しない疾患，つまり，一般的な湿疹・皮膚炎群に属さない疾患を考える．実際に本例は，5種類の抗ヒスタミン薬の同時内服に加え，ステロイド薬と抗菌薬の内服，抗菌薬添加ステロイド薬の外用という強力な治療にも関わらず改善がみられていない．

　(2)の情報より，精神皮膚科学分野の疾患を念頭に入れ，さらに問診で聞き出す必要がある．すると，「痒くないけれど，気になってむしってしまう」とのことで，自分で皮膚を傷つけたことを認め，かつ反省しているにもかかわらず，衝動的に無意識に指や爪で皮膚の擦創行為を繰り返していた．診断を確定させるために，"前医治療をすべて中止"したうえで「自傷行為の予防」を目的に創傷被覆材で保護したところ皮疹は著明に改善した 図2 ．さらに，精神科医による薬物療法で表情が明るくなり，衝動を抑制できるようになったことより，「神経症性擦創」と診断した．

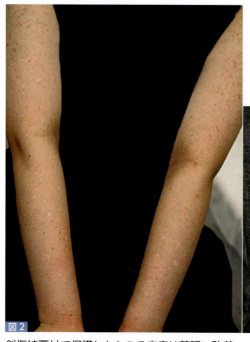
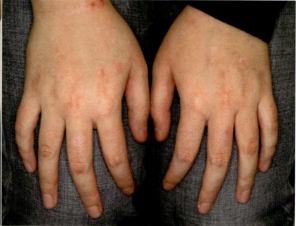

図2 創傷被覆材で保護したところ皮疹は著明に改善

Case 99

抗ヒスタミン薬1剤投与で改善しない蕁麻疹. 次の一手は？

難易度 ★★

45歳，女性．蕁麻疹が1カ月以上続くため来院した．慢性蕁麻疹に対する第一選択薬である非鎮静性抗ヒスタミン薬を1剤投与したが，症状の改善がみられない．考慮すべき治療のうち，推奨されていないものはどれか？

A：H2受容体拮抗薬の併用
B：抗ロイコトリエン薬の併用
C：非鎮静性抗ヒスタミン薬の増量
D：他の非鎮静性抗ヒスタミン薬に変更
E：他の非鎮静性抗ヒスタミン薬の追加

Answer
99 正解は E 「他の非鎮静性抗ヒスタミン薬の追加」

皮膚疾患の有病率調査（ヤフー・バリュー・インサイト株式会社のアンケート調査）によれば，蕁麻疹の既往は 19％と水虫（15％）を上回る頻度であり，診療科を問わず日常診療で遭遇する頻度が高い common disease である.

国内外を問わず，ガイドラインに示される慢性蕁麻疹治療の第一選択薬は，「非鎮静性抗ヒスタミン薬」である. ただ，日常診療では治療抵抗性の慢性蕁麻疹に遭遇する機会があるため，"次の一手"を準備しておく必要がある.

非鎮静性抗ヒスタミン薬を 1 剤投与しても効果が不十分な場合には，まずはその非鎮静性抗ヒスタミン薬を 1.5 〜 2 倍量に "増量" する. たとえば，通常用量が 1 回 1 錠，1 日 2 回（朝・夕食後）の薬剤であれば，1 回 1 錠，1 日 3 回（毎食後）または 4 回（毎食後・寝る前），1 回 2 錠，1 日 2 回（朝・夕食後）へ増量する. 欧米では，通常量の 4 倍までの増量が行われるが，本邦では保険診療の範囲内で 2 倍量までの増量が一般的である. 非鎮静性抗ヒスタミン薬のうち新薬であるビラスチンとデスロラタジンのみは，用法・用量に「年齢，症状により適宜増減する」との記載がないので留意する.

増量しても効果が不十分な場合には，他の非鎮静性抗ヒスタミン薬へ "変更" してみる. 非鎮静性抗ヒスタミン薬の効果には個人差があるため，変更することで効果が得られる場合がある.

非鎮静性抗ヒスタミン薬の増量や変更をする際の注意点としては，治療の効果判定を急がないことである. 増量や変更した直後ではなく，3 日ほど経過してから，さらには 1 〜 2 週間継続した後に症状が軽減してくることもある. なお，蕁麻疹診療ガイドラインには，非鎮静性抗ヒスタミン薬の "増量" や "変更" は推奨されているが，"追加" の記載はない.

非鎮静性抗ヒスタミン薬の投与方法を工夫しても改善しない場合には，「補助的治療薬」の併用を検討する（ただし，蕁麻疹に対する健康保険適応は未承認である）. 補助的治療薬には，「H2 受容体拮抗薬」（Histamine H 2-receptor antagonist），「抗ロイコトリエン薬」，ワクシニアウイルス接種家兎炎症皮膚抽出液（注射），グリチルリチン製剤（注射），ジアフェニルスルホン，抗不安薬，トラネキサム酸，漢方薬などが挙げられるが，エビデンスレベルの高さ，効果と副作用，投与の簡便性などを考慮すると，H2 受容体拮抗薬および抗ロイコトリエン薬のいずれかまたは両方を併用することが多い.

Case 100 左大腿部に痒み・皮疹が出現し研修医が苦慮.診断は？

難易度 ★

84歳，男性．2週間前から左大腿部に痒みが出現し，4日前に皮疹に気づいた．12月中旬に通院加療中の近医を受診したところ，紹介された ．担当した研修医が診断に苦慮している．最も考えられる疾患はどれか？

A：薬疹
B：褥瘡
C：低温熱傷
D：湿疹の潰瘍化
E：皮膚悪性腫瘍

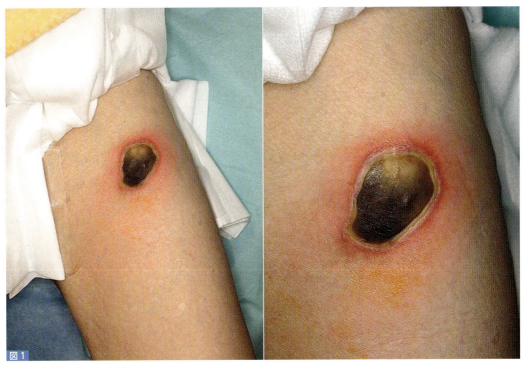

図1　左：左大腿／右：拡大像

Answer
100 正解は C「低温熱傷」

　患者自身は,「内服薬のせいか?」と心配している(**A**:薬疹).前医は,「薬疹ではないと思うが……,痒みが生じた後に皮疹に気付いたことより湿疹が潰瘍化したもの」と考えている(**D**:湿疹の潰瘍化).研修医は,「**A**でも**D**でもなさそうだけれど,何かと言われると,診断は? です」とのことである.

　臨床所見は,大腿に黄褐色〜黒褐色調の壊死組織を伴う皮膚潰瘍がみられ,周囲に鮮紅色の発赤を伴っている 図1 .これは,「二次感染を伴う壊死性皮膚潰瘍」であり,「薬疹」,「湿疹の潰瘍化」,「皮膚悪性腫瘍」の除外は容易である.この臨床像は「褥瘡」(decubitus)に酷似するが,褥瘡の好発部位である座位や臥位で圧迫を受けやすい脂肪組織の乏しい骨突出部ではないため,考えにくい.

　冬季,高齢者に突然,褥瘡の好発部位ではない大腿内側に壊死性皮膚潰瘍が出現したことより,「低温熱傷」(moderate temperature burn)を第一に考える.暖房器具の長時間曝露の有無を聞いたところ,「毎晩,"こたつ"で寝たり,"電気あんか"をしたまま寝ています」とのことであった.高齢者は,皮膚が薄く知覚が鈍麻しているため,暖房器具(湯たんぽ,電気あんか,使い捨てカイロ,電気毛布,こたつなど)の長時間曝露により低温熱傷を発症しやすく十分注意が必要である.本例のように冬季に突然,円形〜楕円形の壊死性皮膚潰瘍が生じたというケースでは,即座に診断できるようにしておく.

　低温熱傷は「皮下熱傷」(III度熱傷)であるため,外用療法では対応できない.基本的には手術が必要であり,デブリードマン(debridement)を施行し壊死組織を除去する.本例は,抗菌薬を投与し二次感染を鎮静化させた後に,壊死組織を含めて紡錘形に切除し単純縫縮術を行った.

　「低温熱傷」の他症例を提示する 図2 .

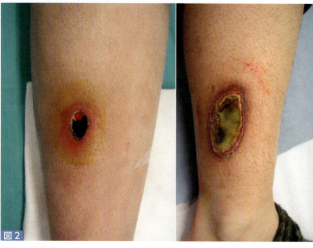
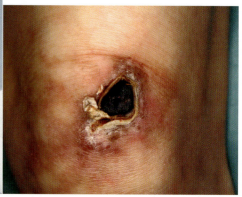

図2 「低温熱傷」の他症例

Case 101 下眼瞼・頬部が腫脹し開眼困難．診断は？

難易度 ★

77歳，女性．既往歴：30歳時に副鼻腔炎の手術をした．10日前から左下眼瞼が腫れてきて，徐々に頬部が腫脹し開眼困難になってきた ．触診すると弾性硬の皮下結節があり可動性不良．圧痛あり．発熱なし．診断はどれか？

（図1～図4は，皮膚科の臨床．2011; 53(10): 1451-1454 より転載許可を得て掲載）

A：涙嚢炎
B：骨腫瘍
C：蜂窩織炎
D：術後性上顎嚢胞
E：非結核性抗酸菌症

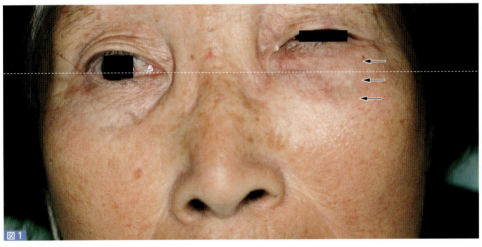

図1
左下眼瞼～頬部

Answer
101 正解は D「術後性上顎嚢胞」

　皮膚に発赤がないため「蜂窩織炎」は考えにくく，通常これに伴うことの多い発熱もみられない．可動性不良で圧痛を伴う皮下結節であることより「骨腫瘍」も考えるが，弾性硬ではなく骨様硬に触れるはずである．診断に苦慮したため試験的に穿刺吸引してみたところ，粘調性で暗黄褐色調の混濁液を確認した 図2 ．すると，皮下結節は消失，やや陥没し開眼可能となりほぼ左右差もなくなった 図3 ．念のため，穿刺吸引液を各種培養検査に提出したが，一般細菌，嫌気性菌，抗酸菌，結核菌，真菌すべて陰性であり，感染を裏付ける所見はなかった．自覚症状および皮下結節が消失し患者は満足したが，耳鼻科疾患を念頭にCT撮影を行った 図4 ．左上顎洞に膨張性の軟部陰影があり（①），洞壁には骨欠損像（②）および骨肥厚像がみられ（③），経過の長さが伺えた．30歳時に副鼻腔炎の手術歴があることより「術後性上顎嚢胞」と診断した．

　術後性上顎嚢胞は，10〜20歳代に上顎洞根治手術を受け，その後10〜30年の期間に症状が出現し，30〜50歳代に医療機関を受診することが多い．症状は上顎洞を基準として，前方・側方に発育すると頬部症状（頬部腫脹，頬部痛，違和感），内側では鼻症状（鼻閉，鼻漏），下方では口腔症状（歯痛，歯牙違和感，歯肉腫脹，口蓋腫脹，瘻孔形成），上方では眼症状（流涙，複視，眼球突出）が出現する．試験的に嚢胞内の貯留液を穿刺吸引できれば診断は容易である．日常診療において本疾患にみられる多彩な臨床症状より専門外の診療科を受診するケースも多い．副鼻腔は眼窩と隣接しているため，治療の遅れから不可逆的な視器障害を残す可能性がある．的確に診断し迅速な対応が必要な疾患であるため見逃してはならない．

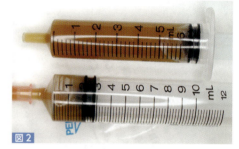

図2　穿刺吸引した混濁液

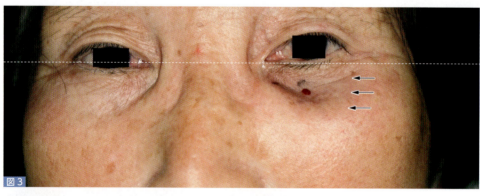

図3　穿刺吸引直後

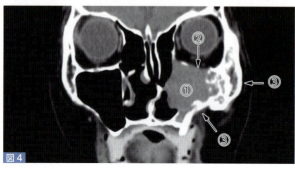

図4　CT所見

Case 102

下腿に熱感・圧痛を伴う皮下結節が出現．長い立ち仕事歴．診断は？

難易度 ★★★

　59歳，女性．2～3日前から左下腿内側が熱を持ち，押すと痛みを生じるため来院した 図1．痛みのある部位には弾性硬の皮下結節を触知したため，試験的に穿刺吸引したが何も引けない．職業歴：食堂やスーパーで立ち仕事に20年間従事していた．体温：36.9℃，白血球：5,200/μL（4,000-8,000），好中球：66.6%（55.0-75.0），CRP：0.13mg/dL（≦0.30），その他の一般生化学検査に異常なし．D-ダイマー：0.1μg/mL（≦0.70），β-トロンボグロブリン：24ng/mL（≦60），血小板第Ⅳ因子：6ng/mL（≦20）．次のうち最も考えられる疾患の組み合わせはどれか？

（図1 ～ 図3 は，整形・災害外科. 2015; 58 (12): 1583-1591 より転載許可を得て掲載）

　a：静脈瘤　b：結節性紅斑　c：静脈血栓症　d：血栓性静脈炎　e：うっ滞性症候群

A：a と b
B：a と c
C：a と d
D：a と e
E：c と d

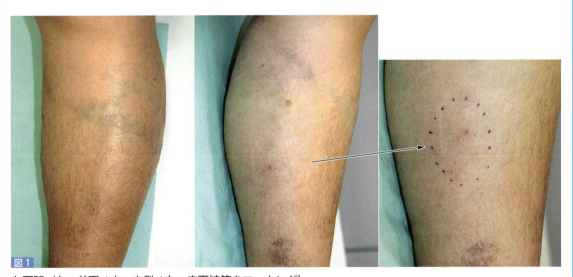

図1
左下腿（左：前面 / 中：内側 / 右：皮下結節をマーキング）

Answer 102 正解は B「a と c」

　本例は，20年間に及ぶ長期間にわたり立ち仕事に従事していた女性の下腿に，圧痛を伴う皮下結節を生じている．まずは，長期間の立ち仕事歴より選択肢にある疾患が念頭に浮かぶ．次に，臨床所見を注意深く観察すると，下腿に数本の拡張した静脈を確認でき（図2 マーキングで示す），「静脈瘤」の存在を考える．静脈瘤や皮下結節直上の皮膚に発赤・腫脹はなく，血液検査データで炎症反応もみられないことより，b「結節性紅斑」，d「血栓性静脈炎」，e「うっ滞性症候群」を否定する．そして，穿刺吸引しても何も引けない有痛性皮下結節は，c「静脈血栓症」を疑う．

　CT血管造影検査（CT angiography, CTA）で確認したところ，皮下「静脈瘤」および伏在静脈に「血栓」を確認した 図3 ．

　「D-ダイマー」の増加は二次線溶の亢進を示し，血管内に"血栓"が存在することを強く示唆する．深部静脈血栓症などの血栓性疾患の早期診断に有用である．また，「β-トロンボグロブリン」および「血小板第Ⅳ因子」の上昇は，生体内において血小板放出反応が進行していることを示しており，各種"血栓症"の診断，"血栓形成"準備状態の診断に有用とされているが，本例ではいずれも上昇はみられなかった．

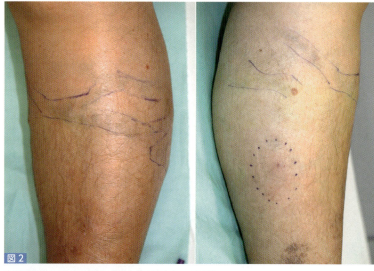

図2 左下腿マーキング後（左：前面／右：内側）

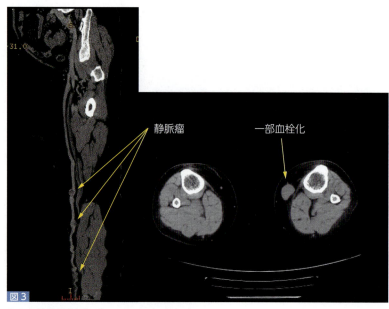

図3 CT血管造影検査（CT angiography）

Case 103

両側下腿に圧痛・熱感を伴う硬結性紅斑が出現．病因は？

難易度 ★★★

62歳，女性．3週間前より両側下腿伸側に圧痛と熱感を伴う硬結性紅斑が出現したため，近医を受診した．ベタメタゾン吉草酸エステル＋ゲンタマイシン硫酸塩配合外用薬およびナプロキセン内服投与を受けたが難治であり，他の医院で"ある疾患"を疑われ相談を受けた 図1 ．体温：37.3℃，白血球数：7,300/μL（4,000-8,000），好中球：68.0％（55.0-75.0），CRP：4.02mg/dL（≦0.30），赤沈（1hr）：75mm（2-20）．病理組織学的所見を示す 図2 図3 ．病因検索を進める際に念頭に置く必要のない疾患はどれか？

A：感染症　B：糖尿病　C：ベーチェット病　D：炎症性腸疾患　E：サルコイドーシス

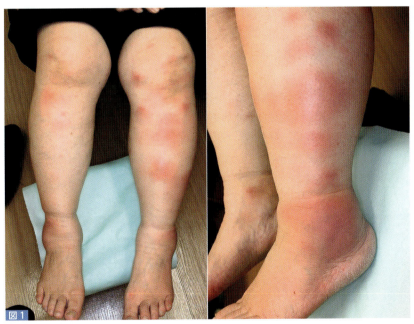

図1　左：下肢前面／右：左下腿外側〜外果周囲

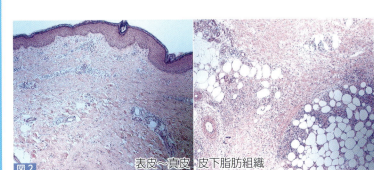

図2　病理所見（弱拡大像）　表皮〜真皮　皮下脂肪組織

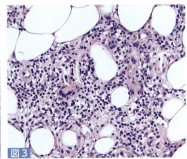

図3　病理所見（強拡大像）

Answer
103 正解は B 「糖尿病」

　本例は，中年女性の両側下腿伸側に圧痛と熱感を伴う硬結性紅斑が散在している 図1 . また，病理所見で病変の主体は皮下脂肪組織であり，分葉間隔壁・脂肪細胞間に炎症性細胞浸潤がみられ 図2 ，リンパ球を主体とし巨細胞を含む 図3 . 以上より本例は「結節性紅斑」(erythema nodosum, EN) の典型例といえる．

　本症に遭遇した場合には，いくつかの「病因」が知られているため検索しておく．「感染症」(溶連菌，結核菌，らい菌，真菌，マイコプラズマ，クラミジア，トキソプラズマ，エルシニア，サルモネラ，カンピロバクターなど），「炎症性腸疾患」(潰瘍性大腸炎，クローン病），「ベーチェット病」，「サルコイドーシス」，悪性腫瘍（悪性リンパ腫，白血病など），薬剤（経口避妊薬，サルファ剤など）．

　本例では，下腿の皮膚病変以外に臨床症状はみられず，その他の一般生化学検査，A群溶血レンサ球菌抗原，咽頭細菌培養，ASO，アンギオテンシン変換酵素 (angiotensin converting enzyme, ACE)，T-SPOT，便潜血，CT検査などでも異常所見はなく，原因の特定には至らなかった．ただ実際には，このように原因の明らかでない"特発性"のENは多くみられる．

　治療は，「安静」と「下肢挙上」が基本であり，対症的に「非ステロイド性抗炎症薬」(non-steroidal anti-inflammatory drugs, NSAIDs) を投与する．病因の中で溶連菌に続発する例が比較的多く，その際には抗菌薬を投与する．本例では，対症療法でやや軽快する程度に留まったため，皮膚病変の皮下にトリアムシノロンアセトニドを注射したところ，発赤・腫脹はすべて消失し，その後の再燃はなかった．「結節性紅斑」(EN) の他症例を提示する 図4 ．

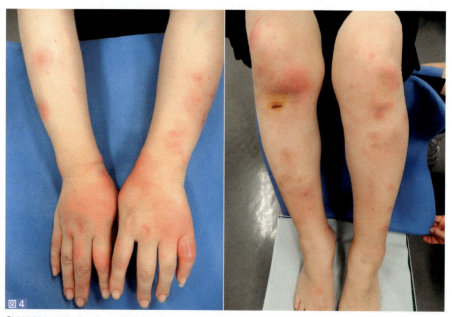

「結節性紅斑」(EN) の他症例（41歳，女性）

Case 104

左下腿に圧痛を伴う皮下硬結が出現．
発赤・腫脹・熱感あり．診断は？

難易度 ★

　61歳，男性．特に誘因なく左下腿に痛みのある発赤・腫脹が出現した．7-8年前に同様の症状が出現した際は，痛風と言われた．その後，年に1回程度同じ症状を繰り返していた．2週間前に再度出現したため，近医で精査を受けた．末梢血・一般生化学検査に異常なく，X線撮影では軟部組織の腫脹がみられ，ロキソプロフェンナトリウム水和物を投与されたが，改善しないため相談を受けた．左下腿内側に圧痛のある皮下硬結があり，発赤・腫脹・熱感を伴っていた 図1 ．体温：36.5℃．次のうち最も疑わしい疾患はどれか？

（ 図1 は，整形・災害外科. 2015; 58 (12)：1583-1591 より転載許可を得て掲載）

A：痛風
B：蜂窩織炎
C：帯状疱疹
D：結節性紅斑
E：血栓性静脈炎

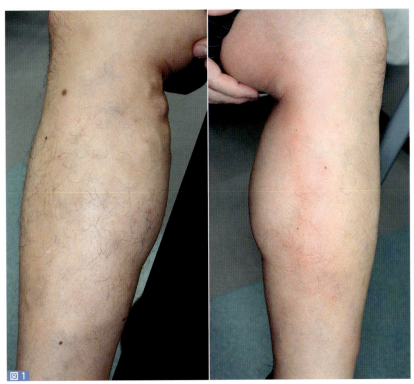

図1
左：右下腿内側／右：左下腿内側

Answer
104 正解は E 「血栓性静脈炎」

　本例では，左下腿内側に熱感を伴う有痛性の皮下硬結があり，発赤・腫脹した皮膚表面を注意深く観察すると，静脈の走行に沿って索状に分布していることがわかる（ 図1右 解説）．以上の特徴的な臨床所見より，「血栓性静脈炎」を第一に考える．これは「静脈瘤」が誘因となり生じることがあるため確認したところ，右下腿に怒張した大伏在静脈がみられた（ 図1左 解説）．

　さらにCT血管造影検査（CT angiography, CTA）を施行したところ，両側下腿に皮下「静脈瘤」があり，左大伏在静脈～下腿前方の皮下静脈内に「血栓」を形成していた．以上より，「静脈瘤を誘因として発症した血栓性静脈炎」と診断した．

　治療は，弾性ストッキングを着用し，非ステロイド性抗炎症薬（non-steroidal anti-inflammatory drugs, NSAIDs）であるロキソプロフェンナトリウム水和物を継続しながら，抗菌薬（セフカペンピボキシル塩酸塩）を追加投与したところ，有痛性の発赤・腫脹は消失した．

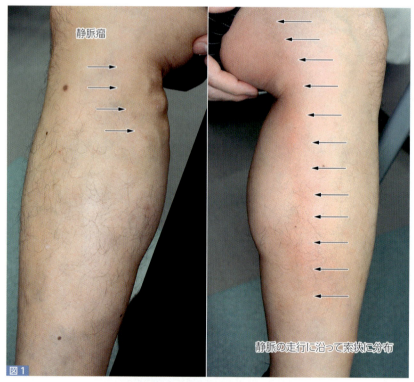

図1　左：右下腿内側／右：左下腿内側（解説）

Case 105

海水浴後に右下腿に発赤・腫脹が出現し治療抵抗性. 診断は？

難易度 ★★★★

56歳, 男性. 2週間前に海に入った後から右下腿前面に発赤・腫脹が出現したため, 近医を受診した 図1 . 検査所見は, 白血球数：6,100/μL（4,000-8,000）, 好中球：68.3%（55.0-75.0）, CRP：0.06mg/dL ≦ 0.30）, HbA1c（JDS）：5.8mg/dL（3.8-5.8）, その他の一般生化学検査に異常はなかった. セファゾリンナトリウムの点滴静注およびセフカペンピボキシル塩酸塩の内服投与を受けたが, 改善傾向が乏しいため相談を受けた. 次のうち最も可能性の高い疾患はどれか？

（図2 は, 整形・災害外科. 2015; 58（12): 1583-1591 より転載許可を得て掲載）

A：蜂窩織炎
B：皮下血腫
C：結節性紅斑
D：血栓性静脈炎
E：鬱滞性症候群

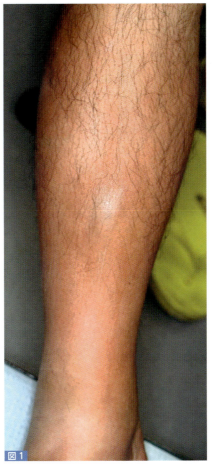

図1
右下腿前面

Answer
105 正解は B「皮下血腫」

　本例は,「蜂窩織炎」を疑われ,抗菌薬の投与を受けていたものと推察される.ただし,臨床所見を確認すると,右下腿の発赤・腫脹は明らかではなく 図1 ,血液検査データでも好中球優位の白血球増多や CRP 上昇といった細菌感染を疑わせる所見がないため,蜂窩織炎は否定的である.そこでさらに注意深く観察すると,下腿前面中央部あたりの皮膚がドーム状にやや隆起している.そして,その隆起した部位には光沢があり,体毛の分布が周囲より明らかに少ないこともわかる 図1 .マーキングした拡大像を示す 図2 .触診すると,可動性のない弾性硬の皮下結節を触知した.

　以上より,「蜂窩織炎」ではなく,何らかの外傷による「皮下血腫」を強く疑う.そこで,改めて"外傷歴の有無"を確認したところ,「そう言えば……海に入った翌日に柔道の練習でスネをぶつけました」と新たな情報が得られ,念のため CT 検査をしたところ「皮下血腫」を確認した 図3 .非ステロイド性抗炎症薬(non-steroidal anti-inflammatory drugs, NSAIDs)内服と冷湿布による保存的治療にて経過をみたところ軽快した.

　日常診療で下肢(特に下腿)の皮膚症状を訴えて受診する患者は多い.詳細な問診と臨床所見の把握によりある程度診断を絞り込み,さらに精査を進めることで最終診断に結びつける.同時に,選択した治療の効果を十分に検証することで診断の裏付けがなされ,臨床力の向上に役立つ.

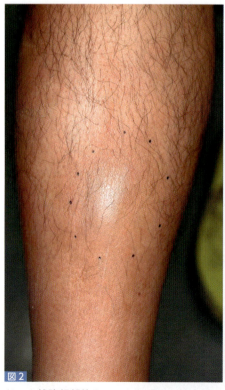
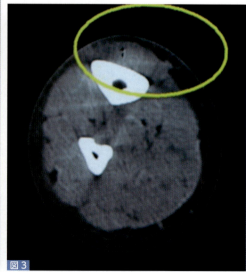

図2 ドーム状隆起部位をマーキングした拡大像　　図3 造影 CT 所見

Case 106 種々の皮膚病変と回腸潰瘍．診断は？

難易度 ★

25歳，女性．種々の皮膚病変がみられ 図1 ～ 図3 ，右下腹部の腹痛を訴えたため下部消化管内視鏡検査を施行したところ回腸潰瘍を確認した 図4 ．以前に口内炎と外陰部潰瘍が出現し40℃の発熱が1週間続いたため総合病院の4つの診療科で精査を受けたが原因不明のまま経過観察となっている．診断はどれか？

（図2 図4 図5 図7 は，皮膚科の臨床．2010; 52(6): 789-793 より転載許可を得て掲載）

A：膠原病
B：クローン病
C：ベーチェット病
D：サルコイドーシス
E：後天性免疫不全症候群

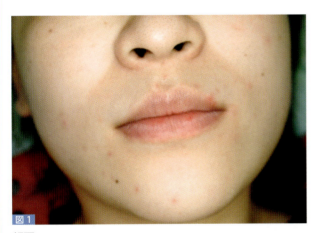
図1 顔面

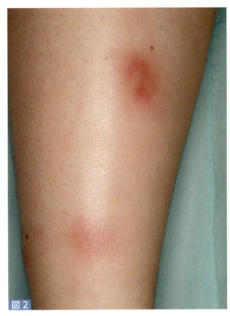
図2 右下腿

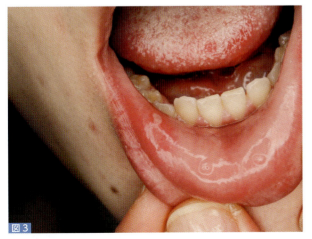
図3 口腔粘膜

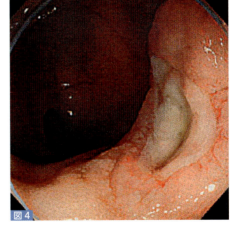
図4 下部消化管内視鏡検査所見

Answer
106 正解は c 「ベーチェット病」

　図1 は毛嚢炎様皮疹，図2 は下腿の結節性紅斑様皮疹，図3 は口腔粘膜のアフタ性潰瘍，図4 は回腸の打ち抜き様の境界明瞭な下堀れ潰瘍を示す．「ベーチェット病」の診断基準のうち，図1（毛嚢炎様皮疹）と 図2（結節性紅斑様皮疹）は主症状の皮膚症状，図3 は主症状の口腔粘膜の再発性アフタ性潰瘍に該当し，図4 は副症状の回盲部潰瘍に代表される消化器病変，既往の外陰部潰瘍は主症状に該当する．眼症状はみられず 3 主症状と 1 副症状より不全型・腸管ベーチェット病と診断できる．問診を追加したところ，経過中に皮下の血栓性静脈炎（主症状の皮膚症状）および変形や硬直を伴わない関節炎（副症状）の既往を確認し，さらに検査を追加した．

　参考となる検査所見として，白血球数 9,400/μL（4,000-8,000），CRP 3.75mg/dL（≦ 0.30）と炎症反応がみられ，HLA-B51 陽性であり，口唇のアフタ性潰瘍の病理所見は好中球性血管反応を示し 図5 ，下腿の結節性紅斑様皮疹の病理所見は好中球性脂肪織炎の像を呈した．

　ベーチェット病は多彩な臨床症状を呈するため総合的に診断する必要がある．QOL を大きく左右する眼病変（視力低下，失明）や消化器病変（急性腹症，腸管穿孔）には十分注意して早期に対応すべきである．青年期には活動性が高いことが多いためベーチェット病の主症状や副症状を見逃してはならない．

　「ベーチェット病」の他症例を提示する．他症例 1 図6：不全型ベーチェット病．HLA-B51（+）．他症例 2 図7：不全型・腸管ベーチェット病．HLA-B51（+）．

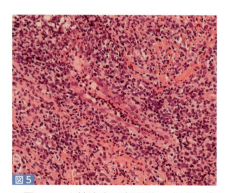

図5 口唇のアフタ性潰瘍の病理所見（強拡大像）

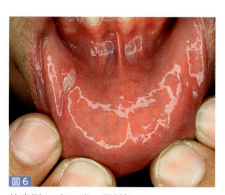

図6 他症例 1（31 歳，男性）
口腔粘膜の再発性アフタ性潰瘍

外陰部潰瘍

下部消化管内視鏡検査所見：
終末回腸の小潰瘍

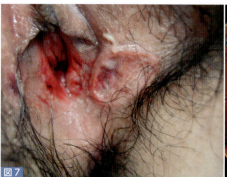

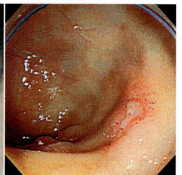

図7 他症例 2（25 歳，女性）

Case 107 ナッツアレルギーの発症率を高める項目は？

難易度 ★★★

5歳，男児．アトピー性皮膚炎（atopic dermatitis, AD）にて治療中であり 図1 ，ナッツアレルギーがあるという．ナッツアレルギーの発症率を高める項目のうち誤っているものを一つ選べ．

A：アトピー性皮膚炎がある
B：幼少時にナッツを除去する
C：家族がナッツの摂食を好む
D：幼少時からナッツを摂食する
E：ナッツオイル入り製品で保湿スキンケアをする

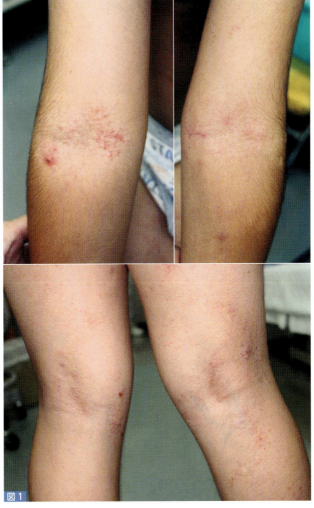

図1 上：肘窩／下：膝窩

Answer

107 正解は D 「幼少時からナッツを摂食する」

「AD がある」とバリア機能が障害されており免疫応答が亢進しているため，容易に食物アレルゲンが経皮的に皮内へ侵入し経皮感作され，「食物アレルギー」を起こしやすくなる．「家族がナッツの摂食を好む」とナッツアレルゲンの環境曝露が増え，「ナッツオイル入りの保湿スキンケアをする」とドライスキンや皮膚炎などバリア機能障害のある皮膚にナッツアレルゲンを擦り込んでいることになり，経皮感作され食物アレルギーにつながる．一方，「幼少時からナッツを摂食する」と経口免疫寛容が誘導され，「除去する」と誘導されにくくなる．

いくつかの知見を紹介する．①乳幼児 AD と食物アレルゲンの陽性率の関係は，より早期に，より重症の湿疹を発症した患児で高い陽性率を示す (Hill DJ, at al. Clinical and Experimental Allergy. 2007; 38: 161-168 / Flohr C, at al. J Invest Dermatol. 2014; 134: 345-350)．②ピーナッツアレルギーの疫学調査で，ピーナッツオイルのスキンケアは危険率が高く，生後 6 カ月未満に皮膚炎が現れ，その皮膚炎に対してピーナッツオイル配合スキンケア製品を塗り，その後にピーナッツアレルギーを発症していた (Lack G, et al. N Engl J Med. 2003; 348: 977-985)．③ピーナッツアレルゲンを含むピーナッツオイルを含有するスキンケア製品の使用は，経皮的な抗原曝露により食物アレルギーとしてのピーナッツアレルギーの発症リスクを上昇させる．④ピーナッツ摂取と環境曝露について，患児自身のピーナッツ摂取量よりも，患児の周囲で家族がたくさんピーナッツを食べることの方がリスクになる．乳児自身が直接食物に触らなくても，親や兄弟からのスキンシップや家具から容易に蛋白抗原と経皮的に接触する機会がある (Fox AT, et al. Allergy Clin Immunol. 2009; 123: 417-423 / Brough HA, et al. J Allergy Clin Immunol. 2013; 132: 623-629)．⑤ピーナッツアレルギーの有症率は，幼少時からピーナッツの摂食をしている国で低く，除去を推奨している国で高いため，経口投与が免疫寛容を誘導すると考えられる (Lack G. J Allergy Clin Immunol. 2008; 121: 1331-1336)．

本例では母親が民間療法「砂糖入り保湿剤」の成分を認識しないまま使用していた．持参させて確認したところ，ココナッツオイル，ヘーゼルナッツオイルほか多数の食物成分が含まれていた．つまり，本例のナッツアレルギーの発症機序は，AD によりバリア機能障害のある皮膚にナッツアレルゲン入り保湿スキンケア製品を擦り込むことで経皮感作され，ナッツアレルギーを発症したものと推察できる．ナッツ類以外にも化粧品，ヘアケア製品および保湿スキンケア製品などに含まれる食物由来添加物に対し経皮感作されることによって経口食物アレルギーが発症したとする多数の報告があり注意が必要である．

例えば，食物成分が含まれている化粧品，医薬部外品として，ロイヤルゼリー入りシャンプー，豆乳入りの乳液，大豆成分を含む化粧品 (豆乳摂取で全身蕁麻疹を発症)，キュウリのフェイスパック (垢すりと同時に施術)，パパインを含む洗顔料 (ワサビ，トマト，アボガドの摂取でアレルギー症状) などの報告がある．また，化粧品 (口紅・頬紅・アイシャドー・アイライナー) に含まれるコチニール色素 (カルミン，赤い色素) に経皮感作され，カクテル (赤いカンパリ)，マカロン，魚肉ソーセージ，ブラッドオレンジ，ラズベリーマカロン・ホワイトチョコレート，ストロベリーラテの摂食でアレルギー症状を生じる例もある．

Case 108

若年者の左手に強い瘙痒を伴う皮疹が出現．診断は？

難易度 ★★★

19歳，女性．数週間前から左手に強い瘙痒を伴う皮疹が出現し，増悪してきたため受診した 図1．モルモットを飼育しているが，ペットに脱毛巣はない．次のうち最も疑わしい疾患はどれか？

- A：手白癬
- B：手湿疹
- C：異汗性湿疹
- D：掌蹠膿疱症
- E：環状肉芽腫

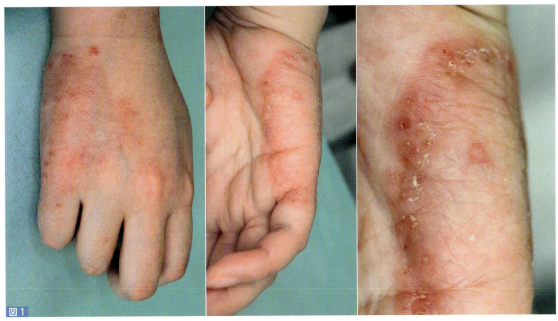

図1　左：右手背／中：右手掌／右：拡大像

Answer
108 正解は A「手白癬」

臨床所見を注意深く観察する．手背の中央〜外側にかけて淡い湿疹様紅斑がみられ，紅色丘疹も内在している 図1左 ．手掌外側には中心治癒傾向がある境界明瞭な環状の湿疹様局面がみられ，病変の辺縁に堤防上の隆起を形成している 図1中 ．さらに，辺縁隆起部位に一致して鱗屑を伴う小水疱・小膿疱，紅色小丘疹が混在している 図1右 ．そして，自覚的に強い瘙痒を伴う点も合わせると，浅在性白癬である「手白癬」を第一に考える．

若年者の手白癬に遭遇する頻度は少ないかもしれないが，特徴的な臨床所見より診断は容易である．KOH直接鏡検が可能であれば，治癒傾向のある中央部ではなく辺縁隆起部位の鱗屑や小水疱・小膿疱から検体を採取すれば糸状菌の検出率が高い 図2 ．また，手白癬は足白癬に合併することが多いため，手と足の両方に抗真菌薬を外用することで再発率は減る．

皮膚糸状菌の種類により臨床型に特徴があるため，大まかに把握して置くことが望ましい．「Trichophyton（白癬菌）属」では，

「Trichophyton rubrum」…体部・股部・足・爪白癬．
「Trichophyton mentagrophytes」…体部・足白癬．体部白癬ではウサギやモルモットなどの動物に接する部位に好発し，湿疹に似る．
「Trichophyton tonsurans」…頭部・体部白癬．柔道やレスリングなどの格闘技競技者．
「Microsporum（小胞子菌）」属では，
「Microsporum canis」…頭部・体部白癬，ケルスス禿瘡．イヌ，ネコに接触の多い女性や子供．罹患動物は脱毛巣を呈する．

もし，頭・体部白癬に遭遇した際には，ペット飼育歴（ペットの脱毛巣の有無が重要），格闘技競技者か否かの問診は必須である．

本例では，真菌培養検査を施行したところTrichophyton属（±）の同定に留まったが，ペットに脱毛巣はなく，足白癬を合併した典型的な手白癬であったため，原因菌はTrichophyton rubrum（またはTrichophyton mentagrophytes）と推察される．

「手白癬」の他症例を提示する 図3 ．いずれも臨床所見より「手白癬」を疑い，KOH直接鏡検により糸状菌を検出した．「手湿疹」の診断で漫然とステロイド外用薬を投与されているケースがみられるため注意する．

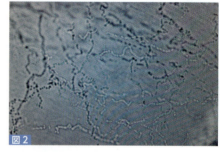

図2 KOH直接鏡検所見

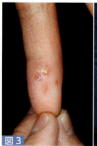
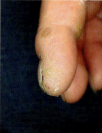
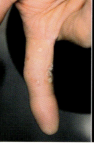
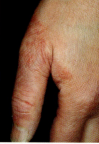

57歳，女性　57歳，男性　72歳，女性　58歳，女性

図3 「手白癬」の他症例

Case 109

下口唇に出現した難治性皮疹．本疾患の特徴は？

難易度 ★★

　52歳，女性．2年前に上の歯で下口唇を噛んでしまい傷つけてから皮疹が出現した．近医で外用加療を受けているが改善しないため相談を受けた 図1．病理組織学的所見を示す 図2．本疾患の特徴のうちあてはまらないものはどれか？

- **A**：B型肝炎の合併が多い
- **B**：投与薬剤が原因のことがある
- **C**：歯科金属が原因のことがある
- **D**：糖尿病との関連が知られている
- **E**：有棘細胞癌の発生には注意を要する

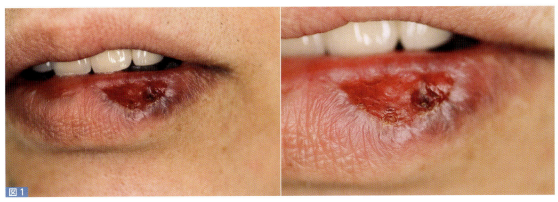

図1　左：下口唇／右：拡大像

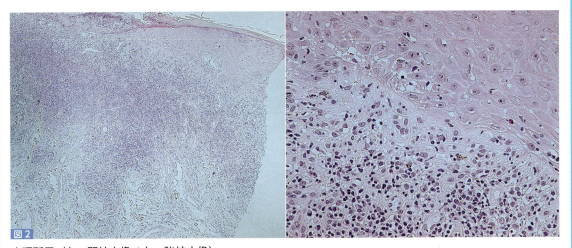

病理所見（左：弱拡大像／右：強拡大像）

Answer
109 正解は A「B 型肝炎の合併が多い」

　下口唇の臨床所見を確認すると，中央部には一部痂皮を伴うびらん・潰瘍があり，その辺縁を縁取るように扁平隆起性の白色調を帯びた赤紫色局面がみられる．これは，「扁平苔癬」(lichen planus, LP) に特徴的な所見である．病理所見を確認すると（図2 解説），鋸歯状の表皮突起の延長，シバット小体 (Civatte body)〔別称：コロイド小体 (colloid body)〕，基底層の液状変性，組織学的色素失調，表皮直下の帯状リンパ球浸潤など典型的な「苔癬型組織反応」(lichenoid tissue reaction) がみられ，臨床所見と合わせて「扁平苔癬」(LP) と診断する．

　本疾患は特発性（原因不明）が多いが，本例のように"外傷"が誘因となることもある．ただ本例では 2 年間にわたり外用加療を受けているにもかかわらず改善がみられないことより，原因検索が必要となる．特に，"薬剤"および"歯科金属"誘発性のものがよく知られている．本例に投与されていた 11 薬剤を調べたところ，ビペリデン塩酸塩，クロルプロマジン塩酸塩，フルニトラゼパム，エチゾラムに「LP 型薬疹」の報告がみられた．また，薬剤添加リンパ球刺激試験 (drug induced lymphocyte stimulation test, DLST) の結果，ビペリデン塩酸塩，フルニトラゼパムが陽性を示したため，上記 4 薬剤を中止した．また，金属パッチテストを施行したところ，ニッケルとコバルトが陽性を示したため 図3，歯科に相談したところ 10 本の歯科金属すべてに含有されており換装が行われた．薬剤の中止および歯科金属の換装により下口唇の皮膚病変は徐々に改善傾向を示し治癒した．

　本疾患の特徴として，「C 型肝炎」の合併が多く，「糖尿病」との関連も知られているため検索したが，本例ではいずれも該当しなかった．また，本例のように口唇や口腔内に LP が生じた場合には，稀に「有棘細胞癌」(squamous cell carcinoma, SCC) が発生することがあるため，治療抵抗性を示す場合や萎縮性・増殖性変化がみられた場合には適宜皮膚生検を追加し，病理組織学的に再検討する必要がある．

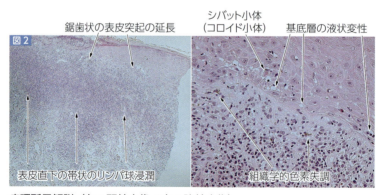

病理所見解説（左：弱拡大像 / 右：強拡大像）

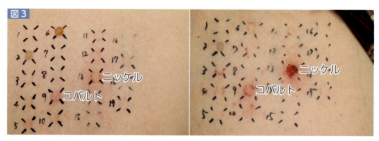

金属パッチテスト（左：2 日後判定 / 右：7 日後判定）

Case 110

**多剤服用中で「お薬手帳」不参の蕁麻疹患者.
適切な抗ヒスタミン薬は？**

難易度 ★★★

　65歳，女性．数日前より蕁麻疹が出現したため，治療を希望して来院した．現在，5種類以上の内服薬を投与されているが，「お薬手帳」を持参しておらず詳細は不明である．車は運転せず，肝・腎機能障害はない．次のうち，添付文書に併用注意の記載がない非鎮静性抗ヒスタミン薬はどれか？

a：ビラスチン（商品名：ビラノア）
b：デスロラタジン（商品名：デザレックス）
c：オロパタジン塩酸塩（商品名：アレロック）
d：エピナスチン塩酸塩（商品名：アレジオン）
e：ルパタジンフマル酸塩（商品名：ルパフィン）
f：ベポタスチンベシル酸塩（商品名：タリオン）

A：aとbとc
B：aとbとe
C：bとdとe
D：cとdとf
E：dとeとf

Answer

110 正解は D 「c と d と f」

　非鎮静性抗ヒスタミン薬は日常診療で使用頻度の多い薬剤である．そのため，疾患，年齢，痙攣・てんかん，肝・腎機能障害，併用薬，妊婦・授乳婦，自動車運転などを加味して臨機応変に選択する必要がある．

　本例は，内服中の薬剤が不明であるため，"併用注意" の記載がない非鎮静性抗ヒスタミン薬を検討する必要があり，オロパタジン塩酸塩，エピナスチン塩酸塩，ベポタスタチンベシル酸塩の 3 剤がこれに該当する．

　もし本例が車を運転する場合には，3 剤ともに「眠気を催すことがあるので，本剤投与中の患者には自動車の運転等危険を伴う機械の操作には "注意させること"」との記載があるため，注意が必要である．また，肝・腎機能障害がある際にも，オロパタジン塩酸塩とエピナスチン塩酸塩には肝機能障害，オロパタジン塩酸塩とベポタスタチンベシル酸塩には腎機能障害のある患者に「慎重投与」の記載があるため，念頭に置く．

　その他の非鎮静性抗ヒスタミン薬にはすべて「併用注意薬」があるため，患者が内服中の薬剤を確認のうえ処方する．参考までに，下記に非鎮静性抗ヒスタミン薬（併用注意薬）を列記しておく．ビラスチン（エリスロマイシン，ジルチアゼム），デスロラタジン（エリスロマイシン），ルパタジンフマル酸塩（エリスロマイシン，ケトコナゾールなど CYP3A4 阻害薬，グレープフルーツ，アルコール），ロラタジン（商品名：クラリチン）（エリスロマイシン，シメチジン），エバスチン（商品名：エバステル）（エリスロマイシン，イトラコナゾール，リファンピシン），フェキソフェナジン塩酸塩（商品名：アレグラ）（エリスロマイシン，水酸化アルミニウム・水酸化マグネシウム含有製剤），セチリジン塩酸塩（商品名：ジルテック）とレボセチリジン塩酸塩（商品名：ザイザル）（テオフィリン，リトナビル，中枢神経抑制剤，アルコール，ピルシカイニド塩酸塩水和物）．

Case 111 腹部の痛みに湿布．診断は？

難易度 ★

59歳，女性．皮膚表面が痛くて湿布を貼っていたとのことである．体幹にみられる皮膚病変 図1 〜 図3 の診断は何か？ 正しい組み合わせを選べ．

- **A**：帯状疱疹＋接触性皮膚炎
- **B**：蜂窩織炎＋接触性皮膚炎
- **C**：肋間神経痛＋接触性皮膚炎
- **D**：内臓悪性腫瘍＋接触性皮膚炎
- **E**：伝染性膿痂疹＋接触性皮膚炎

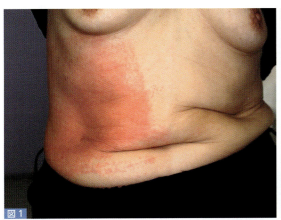

図1 腹部

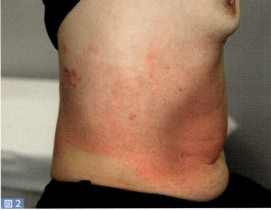

図2 右体幹

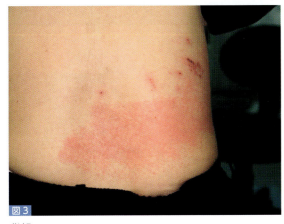

図3 背部

Answer
111 正解は A 「帯状疱疹＋接触性皮膚炎」

　皮膚所見は，境界明瞭な鮮紅色の紅斑および紅色丘疹が右体幹に片側性にみられる 図1 ～ 図3 ．これは「接触性皮膚炎」に特徴的な所見である．非ステロイド性抗炎症薬（non-steroidal anti-inflammatory drugs, NSAIDs）配合湿布が誘因となり湿布を貼った部位に限局して接触性皮膚炎が生じたものと推察される．

　患者が痛みを感じた疾患は何であろうか？「伝染性膿痂疹」（とびひ）は小児に好発し痒みを伴うことはあるが痛みは生じない．「蜂窩織炎」は四肢（特に下腿・足）に好発し発赤・腫脹を伴うため否定する．皮膚表面の痛みに対して消炎鎮痛薬の湿布を貼っていたとのことで「内臓悪性腫瘍」の痛みとは考えにくい．痛みの分類の観点から考えると，皮膚表面の痛みは神経障害性疼痛であり，内臓悪性腫瘍の痛みは侵害受容性疼痛の内臓痛に相当する．また内臓悪性腫瘍の皮膚転移を疑わせる所見はないが，仮にある場合には，その痛みは侵害受容性疼痛の体性痛に相当する．「肋間神経痛」の可能性はあるが，下腹部まで湿布をしていることより不自然である．痛みの範囲が右体幹片側性に限局していることより「帯状疱疹」を考える．

　ただ本例は一見すると帯状疱疹には見えない．接触性皮膚炎による紅斑が目立つためにわかりにくいが，注意深く観察すると帯状疱疹の陳旧性病変を確認できる 図4 ～ 図6 ．本例のように患者が自分で水疱形成の経緯を申告せず，帯状疱疹の陳旧性病変が少々散見される程度の臨床所見では見逃してしまう可能性があるため注意を要する．治療は，帯状疱疹に対して抗ウイルス薬を内服しつつ，接触性皮膚炎に対してステロイド外用薬を塗布し軽快した．

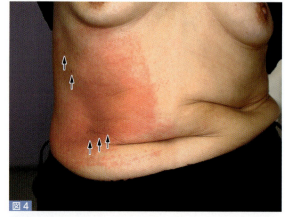

図4 腹部

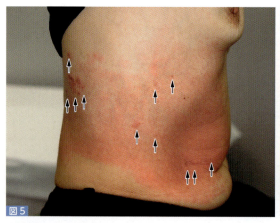

図5 右体幹

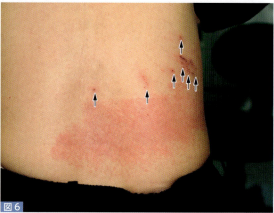

図6 背部

Case 112

皮膚に発疹がないのに全身に瘙痒が出現．原因は？

難易度 ★★★

66歳，男性．3週間前から全身の痒みが出現したため3月中旬に来院した 図1 図2 ．「見た目は何もないのに，痒くて眠れない」と訴えている．疥癬の特異疹はない．原因として最も可能性の低いものはどれか？

A：糖尿病　　**B**：肝疾患　　**C**：腎疾患　　**D**：乾皮症　　**E**：悪性腫瘍

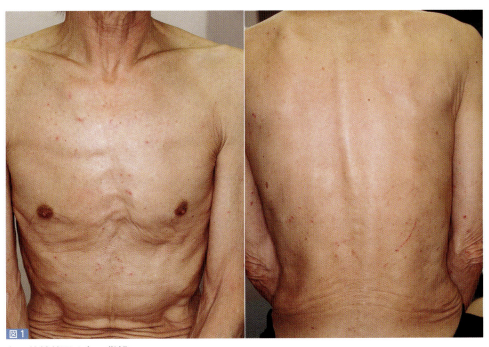

図1　左：体幹前面 / 右：背部

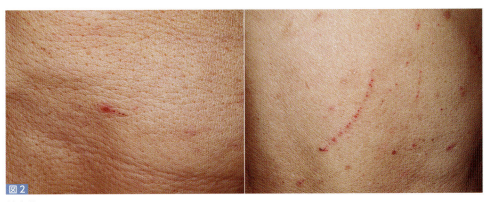

図2　拡大像

Answer
112 正解は D「乾皮症」

まずは，臨床所見をじっくりと観察する．全体像では体幹に紅色丘疹が散在しているようにみえるが 図1 ，実際には搔破による"搔破痕"であることが確認できる 図2 ．本例は，皮膚に発疹がなく瘙痒のみを訴えており，瘙痒による搔破痕が散見されるため，「皮膚瘙痒症」と診断する．本症には「汎発性」と「限局性」があり，中高年男性に好発する．前者は全身に，後者は外陰部や肛囲部に限局して生じる．

冬季～春季に生じた中高年の「皮膚瘙痒症」に遭遇した場合には，その多くが「老人性乾皮症」（ドライスキン）を基盤とした「老人性皮膚瘙痒症」である．しかしながら，本例の皮膚をよく観察すると（図2），図3 のような皮膚の乾燥粗糙化や粃糠様落屑はみられず，乾皮症を否定する．したがって，老人性ではなく「汎発性皮膚瘙痒症」と診断し，背景に潜む基礎疾患の検索が必要となる．

まずは，頻度の多い「肝疾患」（胆道閉塞性黄疸，肝炎，肝硬変など），「腎疾患」（慢性腎不全など），内分泌・代謝疾患（「糖尿病」，痛風，甲状腺機能亢進症など）の検索を進める．すると，AST：54IU/L（≦35），ALT：131IU/L（≦34），TB：2.6mg/dL（0.2-1.2），LDH：220IU/L（110-220），ALP：2,167IU/L（115-359），γGTP：353IU/L（≦76），空腹時血糖：345mg/dL（70-109），HbA1c（JDS）：7.7%（3.8-5.8）のごとく異常所見がみられ，肝疾患と2型糖尿病を見出した．

さらに，体重減少の有無を確認するため診察室で体重測定を行ったところ，「普段より4kgも体重が減少しています」とのことであった．Body Mass Index（BMI）は18.8と普通体重（18.5～25未満）下限であったことも合わせて，「悪性腫瘍」のスクリーニング検査のためCT撮影を施行した．すると，膵体部に腫瘤（膵癌疑い），肝内に多発する低吸収域（肝転移）図4 ，肝内胆管の拡張（肝転移による閉塞の疑い），腸間膜の結節影（腹膜播種）がみられ，膵癌の腫瘍マーカーCA19-9も206,316U/mL（≦37）と著増を示した．その他，悪性リンパ腫，白血病はみられなかった．

以上より本例では，「肝疾患」と「糖尿病」，さらには，「膵癌の肝転移，胆道閉塞，腹膜播種」が発見された．したがって，本例のように老人性乾皮症（ドライスキン）を伴わない汎発性皮膚瘙痒症に遭遇した際には，背景疾患の検索が非常に重要な臨床的意義を持つ．

なお，薬剤（コカイン，モルヒネ，ピリン，インスリン，抗菌薬，サルファ剤など）や寄生虫（回虫，蟯虫，鉤虫，フィラリアなど）が原因となることもあるが，本例では，胃潰瘍治療薬のみしか内服しておらず，好酸球数：3.0%（≦3.0）（実数値294/μL），TARC（thymus and activation-regulated chemokine）：196pg/mL（≦450）であることも合わせて否定的と考えた．

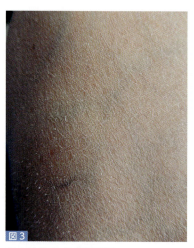

図3 老人性乾皮症の典型例

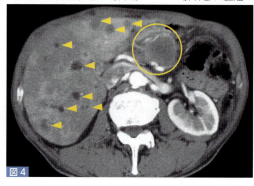

肝内に多発する低吸収域 ⇒ 肝転移　　膵体部に腫瘤 ⇒ 膵癌疑い

図4　CT所見

Case 113

口唇・口腔内に有痛性粘膜病変が出現し進行性に拡大．診断価値の高い検査は？

難易度 ★★★

　75歳，女性．2カ月前に口唇が腫れ，その後，口腔内に病変が拡大してきた 図1．最近，背部にわずかに皮膚病変が出現した．歯科，内科，耳鼻咽喉科で精査・加療を受けたが難治であり，発声・摂食不良となってきたため相談を受けた．次のうち，診断に結びつく可能性が最も高い検査はどれか？

A：Tzanck 試験
B：KOH 直接鏡検
C：抗 BP180 抗体
D：金属パッチテスト
E：抗デスモグレイン1抗体，抗デスモグレイン3抗体

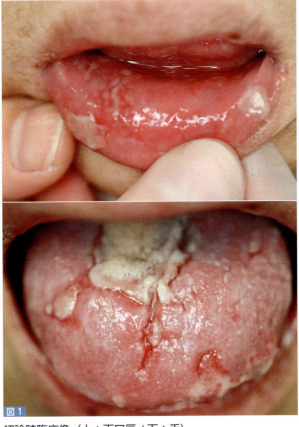

図1　初診時臨床像（上：下口唇 / 下：舌）

Answer

113　正解は E「抗デスモグレイン 1 抗体, 抗デスモグレイン 3 抗体」

　臨床所見は, 下口唇および舌に白色偽膜を付着した難治性のびらん, 潰瘍がみられる 図1 . また, 発声・摂食不良があることより, 口腔内, 咽喉頭, 声帯に広く有痛性病変が拡大していることが伺える. 以上より本例は, 「尋常性天疱瘡」(pemphigus vulgaris, PV) の典型例である.

　臨床的に天疱瘡を疑った場合の診断に有用な検査は, 天疱瘡抗原に対する自己抗体である抗デスモグレイン (desmoglein, Dsg) 1 IgG 抗体および抗 Dsg3 IgG 抗体の測定である. これは採血のみで血清学的診断が可能であるため, 診療科を問わず施行できる点で優れている. 抗 Dsg 抗体が陽性となった場合には, さらなる検査が必要であるため基幹病院皮膚科専門医へ紹介する.

　抗 Dsg 抗体の大まかな解釈法を知っておくとよい. 「抗 Dsg1 抗体」は"皮膚病変", 「抗 Dsg3 抗体」は"粘膜病変"を反映している. つまり, 抗 Dsg1 抗体のみが検出されれば「落葉状 (皮膚型) 天疱瘡」(pemphigus foliaceus, PF), 抗 Dsg3 抗体のみが検出されれば「粘膜優位型 PV」(mucosal dominant pemphigus vulgaris), そして, 抗 Dsg1 抗体と抗 Dsg3 抗体の両方とも検出されれば「粘膜皮膚型 PV」(mucocutaneous pemphigus vulgaris) と血清学的に診断する. そして, 臨床所見と抗 Dsg 抗体を照らし合わせることにより症例ごとの病態がみえてくる. 本例では, 抗 Dsg3 抗体：106U/mL（< 20.0）, 抗 Dsg1 抗体：45.7U/mL（< 20.0）と両方とも検出された. 口腔粘膜病変が重篤であり抗 Dsg3 抗体が優位に高いことより粘膜優位型 PV として発症した. そして, 経過中に抗 Dsg1 抗体も産生するようになったため, わずかに皮膚病変が出現し始めている状態と考える. このまま無治療で経過すると, さらなる抗 Dsg1 抗体の上昇に伴い皮膚病変が顕著化し, 臨床的にも明らかな粘膜皮膚型 PV へ移行するものと推察できる.

　診断を確定するために皮膚生検を施行し病理組織学的に検討する. すると, HE 所見では, 表皮基底層直上に裂隙形成, 水疱内に棘融解細胞, 墓石の列のようにみえる基底細胞がみられ, 蛍光抗体直接法 (direct immunofluorescence, DIF) 所見では表皮細胞間下層に IgG が沈着しており 図2 , PV の典型的所見が得られた.

　本例は複数の診療科で抗菌薬, 抗ウイルス薬, 抗真菌薬, ビタミン薬, 含嗽液など種々の治療が施されたが, 粘膜病変は進行性に増悪していた. 一般的に"口内炎"のみの症状では皮膚科以外の診療科を受診することが多いため, 難治・進行性の場合には早い段階で天疱瘡のスクリーニング検査として「抗 Dsg1 抗体, 抗 Dsg3 抗体」を測定することが望ましい. 重篤な粘膜病変を呈する天疱瘡は, 抗 Dsg3 抗体が高値を示す場合が多く, さらには抗 Dsg1 抗体も産生し皮膚病変が出現し始めている本例のような症例もみられるため, 初診時には必ず両抗体をセットでオーダーする. 本例の治療は, ステロイドミニパルス療法後, 中等量のプレドニゾロン (prednisolone, PSL) とシクロスポリン (cyclosporine) を併用したところ, 粘膜症状は改善し発声・摂食機能も回復し 図3 , 抗 Dsg 抗体も低下した. 臨床的に寛解状態となったのちは, 定期的に抗 Dsg 抗体のモニタリングを行い病勢を評価し, 症状再燃の予測や治療計画を考慮する際の一助とする.

　なお, 選択肢に示した検査項目に対応する疾患は, Tzanck 試験：単純疱疹, KOH 直接鏡検：口腔カンジダ症, 抗 BP180 抗体：水疱性類天疱瘡 (bullous pemphigoid, BP), 金属パッチテスト：口腔扁平苔癬であり, 臨床所見より必要に応じて施行する.

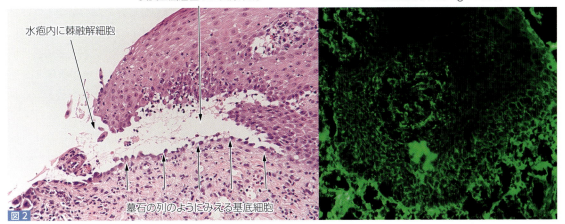

病理所見解説（左：HE 所見／右：蛍光抗体直接法，DIF）

水疱内に棘融解細胞　　表皮基底層直上に裂隙形成　　表皮細胞間下層にIgGが沈着

墓石の列のようにみえる基底細胞

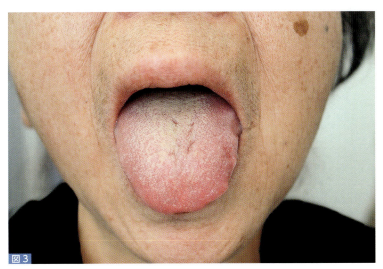

初診時に治療開始し 24 日後

「粘膜皮膚型 PV」の他症例 1 を提示する 図4 ．2 年前から口内炎が出現し，総合病院口腔外科で加療を受けているが難治・悪化傾向であり，さらに全身に水疱・びらんが出現してきたため相談を受けた．抗 Dsg3 抗体：≧1000U/mL，抗 Dsg1 抗体：136U/mL と高値を示した．本例は，もともと抗 Dsg3 抗体のみ陽性の「粘膜優位型 PV」として口内炎を発症した．そして，診断がつかないまま抗 Dsg3 抗体を産生し続けた結果，異常高値となり口腔粘膜病変が進行性に悪化した．さらに抗 Dsg1 抗体も産生するようになったため，皮膚病変も出現するようになり，「粘膜皮膚型 PV」へ移行したものと考えられる．

次に，「落葉状（皮膚型）天疱瘡」(PF) の他症例 2 を提示する 図5 ．抗 Dsg1 抗体：184U/mL，抗 Dsg3 抗体＜3.0 と抗 Dsg1 抗体のみ陽性を示した．この病型も天疱瘡と診断されないまま "難治性湿疹" や "伝染性膿痂疹" として治療を受けている間に抗 Dsg1 抗体が産生され続け，皮膚病変が進行性に悪化しているケースがみられるので注意が必要である．

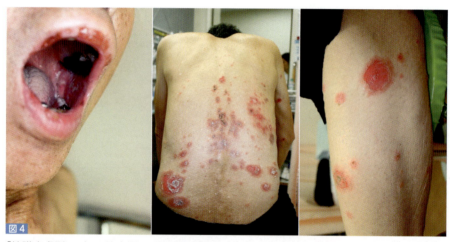

図4 「粘膜皮膚型 PV」の他症例 1（82 歳，男性）

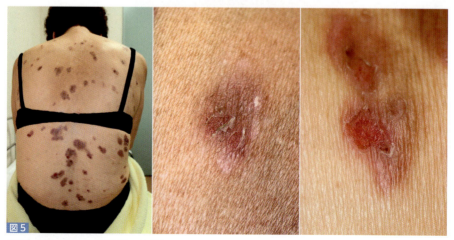

図5 「PF」の他症例 2（67 歳，女性）

Case 114

右膝部に白色調に透見できる小結節が出現．基礎疾患は？

難易度 ★★★

61歳，女性．1年前から右膝が赤く腫れていたが自覚症状がないため様子を見ていたところ，2カ月前より白いブツブツができて硬くなってきたため来院した 図1．病理組織像を示す 図2．血算，一般生化学検査に異常所見はみられず，血清カルシウム，リン濃度も正常範囲内であった．本例の基礎疾患として可能性が高いものはどれか？

A：膠原病
B：慢性腎臓病
C：慢性肝臓病
D：副甲状腺機能亢進症
E：骨破壊を伴う転移性癌

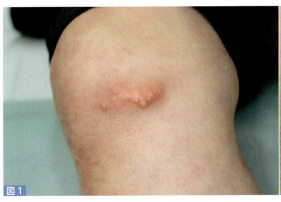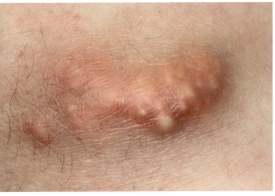

図1 初診時臨床像（左：右膝部／右：拡大像）

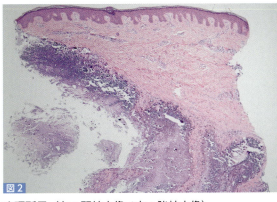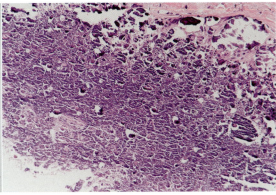

図2 病理所見（左：弱拡大像／右：強拡大像）

Answer
114 正解は A 「膠原病」

　右膝部やや内側に白色調に透見できる褐赤色の小結節が癒合し局面を形成しており 図1，「皮膚石灰沈着症」を疑う．病理所見では，真皮内に"好塩基性の無構造物質"として石灰沈着物を確認し 図2，「皮膚石灰沈着症」と診断した．

　念のため，「痛風結節」を鑑別しておく．一般的に痛風結節は，肥満型の中年男性に好発し，高尿酸血症を基に急性拇趾関節炎から無治療で数年以上経過すると出現する．病理所見では，"好酸性の針状結晶"を認め，アルコール固定検体で尿酸ナトリウム結晶沈着を確認するが，本例ではいずれも合致しなかった．また，痛風結節の内容物は白色"チョーク状物質"が特徴とされるが，本例では白色"粘土様物質"が摘出され 図3上，病理所見でも"好酸性の針状結晶"ではなく"好塩基性の無構造物質"を呈し 図3下，さらに石灰（カルシウム）沈着を確認する von Kossa 染色で黒染したため 図4，痛風結節を否定した．

　皮膚石灰沈着症は，転移性，代謝性（栄養障害性），特発性，医原性の4型に分類される．「転移性石灰沈着症」は，ミネラル代謝異常（血清カルシウムまたはリン濃度の上昇）に伴い組織にカルシウムが沈着する．高カルシウム血症は，ビタミンD過剰症，牛乳・アルカリの摂取過剰，サルコイドーシス，骨転移・骨髄腫による骨破壊，副甲状腺機能亢進症が，高リン血症は，慢性腎臓病が原因となる．本例では，ミネラル代謝異常がみられないため，「転移性石灰沈着症」を否定する．

　「代謝性石灰沈着症」は，血清カルシウム，リン濃度は正常で，「膠原病」などによる組織障害に伴い石灰沈着をきたす．本例では，「代謝性石灰沈着症」を疑い膠原病の検索をしたところ，抗核抗体：1280倍（≦39），抗RNP抗体：2倍，抗セントロメア抗体：≧500.0U/mL（<10.0）と混合性結合組織病（mixed connective tissue disease, MCTD）および CREST 症候群が疑われた．

　なお，「特発性石灰沈着症」は，男性の陰嚢に多発する特発性陰嚢石灰沈着症として，「医原性石灰沈着症」は，注射用カルシウム製剤の点滴漏れにより生じることで知られており，いずれも本例には該当しない．

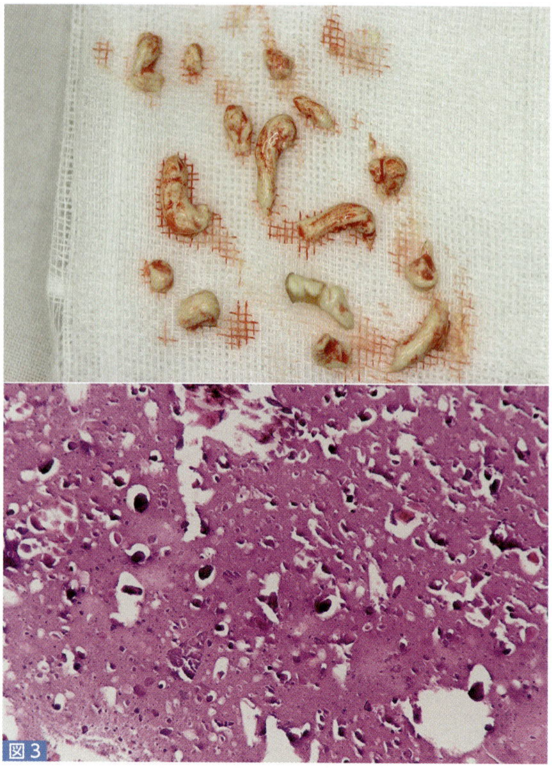

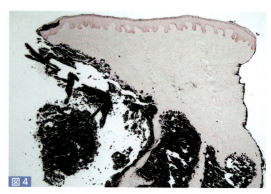

図3 結節の内容物（上：白色粘土様物質／下：病理所見）

図4 病理所見（von Kossa 染色）

Case 115

両側頬部に黒いデキモノが多発．本疾患の特徴は？

難易度 ★★★

　74歳，男性．3～4年前より両側頬部上側に小さな黒いデキモノが出現し，最近，増えてきたためかかりつけ医に相談したところ紹介された 図1．高血圧症，慢性胃炎，2型糖尿病，喘息にて6剤の投薬を受けている．本症の特徴のうち，あてはまらないものはどれか？

A：薬疹ではない
B：老人性の変化である
C：有効な治療法はない
D：日光曝露が誘因となる
E：内臓悪性腫瘍との関連はない

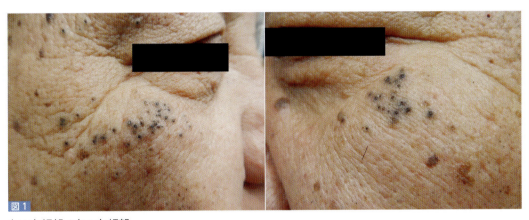

図1　左：右頬部 / 右：左頬部

Answer
115 正解は c「有効な治療法はない」

　臨床所見を確認すると，両側頬部左右対称性に黒色丘疹～小結節が多発し集簇性に分布しており，著明な深い皺襞もみられる 図1 ．前者は「老人性面皰」に，後者は「老人性弾性線維症」に相当する所見である．そして，両者を合わせて，Favre-Racouchot 症候群（嚢腫面皰性結節性皮膚弾性線維症 Nodular elastosis with cysts and comedones）と診断する．本疾患は，"日光曝露を誘因"とする"老人性の変化"で男性に多く，前額，側額，頬部，眼周囲に好発する．また，内臓悪性腫瘍との関連はない．

　黒色調であることより，「ミノサイクリン塩酸塩による色素沈着型薬疹」を想起するかもしれないが，これは臨床的に"青みを帯びた黒色斑"を呈し，"黒色丘疹"は生じない点で鑑別できる．

　本疾患では黒色面皰に準じた治療を試みる価値は十分にある．まずは，「尋常性痤瘡治療ガイドライン2017」（日本皮膚科学会雑誌. 2017; 127: 1261-1302）において面皰に強く推奨されているアダパレン0.1％ゲル（推奨度A）を2週間外用したところ，明らかな改善効果がみられる 図2 ．そして同日，軟化した黒色面皰を圧出した 図3 ．その後2週間アダパレン0.1％ゲルを外用し，落ち着いた状態を維持している 図4 ．治療による患者満足度が非常に高かったため，毛包上皮の角化を正常化させ，新たな面皰の形成を阻害する目的でアダパレン0.1％ゲルの継続をかかりつけ医に依頼した．なお，黒色面皰の圧出は，「面皰圧子」の先端の穴に黒色面皰をあて下床に押せば容易である．たとえ面皰圧子がなくとも「眼科無鈎鑷子」などで代用可能であり，黒色面皰を摘みながら下床に押せば容易に圧出できる 図5 ．

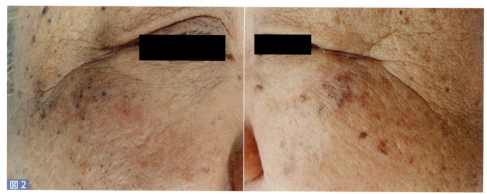

アダパレン0.1％ゲル2週間外用後（左：右頬部／右：左頬部）

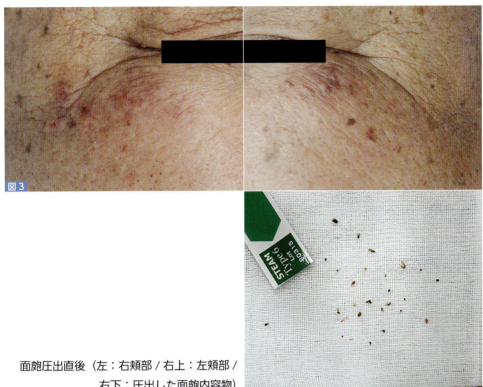

面皰圧出直後（左：右頬部／右上：左頬部／
右下：圧出した面皰内容物）

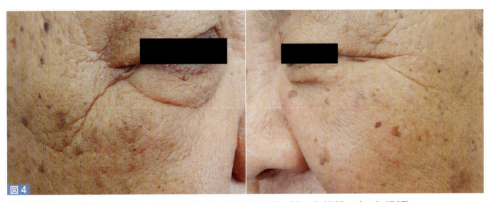

面皰圧出後さらにアダパレン 0.1％ゲルを 2 週間外用後（左：右頬部／右：左頬部）

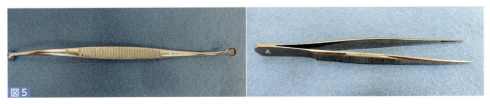

面皰圧出器具（左：面皰圧子／右：眼科無鉤鑷子）

索 引

あ

アウスピッツ血露現象	130
亜鉛華単軟膏	4, 36, 38, 42
亜急性痒疹	6
悪性黒色腫	68
悪性腫瘍	102, 204, 234, 252
悪性リンパ腫	118, 152, 234
足白癬	3, 4, 36, 38, 54,
	94, 120, 164, 244
アダパレン	66, 260, 261
アディポサイトカイン	186
アトピー性皮膚炎	19, 20, 34,
	74, 80, 83, 84, 106,
	118, 121, 122, 140,
	166, 204, 224, 241, 242
アナフィラキシー	162, 200
アナフィラキシーショック	140
アナフィラクトイド紫斑病	
	124, 196
アニサキスアレルギー	34
網目状紅斑	70
アルコール固定	258
アルドラーゼ	16, 88
アレルギー性結膜炎	134
アレルギーテスト	162
アレルギー様食中毒	34
アンギオテンシン変換酵素	152,
	176, 234

う

ウイルス性巨細胞	122
ウイルス性中毒疹	18
ウシ型結核菌	144
うっ滞性症候群	232

え

鋭匙ピンセット	62, 63, 166, 212
液状変性	18, 137, 218, 246
壊死性筋膜炎	112
壊死組織	12, 56, 110,
	148, 182, 228
壊疽性膿皮症	12
エモリエント製剤	20
炎症性腸疾患	78, 186, 234

炎症性粉瘤	108
遠心性環状紅斑	94

お

黄色腫	192
黄色ブドウ球菌	42, 43,
	76, 90, 122
黄疸	174, 180
オーバーラップ症候群	180
オールコットン弾力包帯	202
温熱照射	46
温熱性紅斑	46, 52, 98, 168
温熱療法	10

か

蚊アレルギー	10
外陰部潰瘍	240
外歯瘻	108
疥癬	82, 118, 211, 212
疥癬トンネル	82, 118, 212
回盲部潰瘍	240
潰瘍性大腸炎	12, 78
外用薬	3, 4, 20, 106
過角化	130
角化型手足白癬	120
角質水分量	19, 20
角層下膿疱症	94
角膜炎	148, 176, 182
角膜・結膜上皮障害	18
角膜上皮障害	18, 52
過酸化ベンゾイル	66
褐色斑	32, 76, 126, 158
痂皮	28, 36, 54, 60, 66,
	98, 106, 110, 122, 148,
	168, 182, 196, 208, 214, 218
カフェ・オ・レ斑	158
下部消化管内視鏡検査	12, 88,
	102
花粉・食物アレルギー症候群	140
貨幣状湿疹	42, 43,
	106, 137, 224
カポジ水痘様発疹症	122
痒み過敏状態	220
可溶性インターロイキン2	
受容体	176

き

ガリウムシンチグラフィ	
	152, 176
カルバマゼピン	137
眼科無鈎鑷子	260, 261
肝機能障害	173, 174, 210
間欠性跛行	96
カンジダ性間擦疹	208
間質性肺炎	88, 114
関節炎	129, 130
関節症性乾癬	129, 130
乾癬	106, 130, 137
乾癬マーチ	186
乾燥肌	20, 62, 63, 220
カンデサルタン	137
カンナ屑現象	32, 100
乾皮症	220, 252
汗疱	54
汗疱様湿疹	6
汗疱様小水疱	38, 190
顔面神経麻痺	182, 214, 215

き

機械工の手	88, 114
喫煙	48, 116
木村病	150
逆 Gottron 徴候	88, 114
吸収剤	170
球状変性	54
丘疹—紅皮症症候群	26
急性皮膚ループス	180
急性腹症	124, 240
胸肋鎖骨間骨化症	48
局所麻酔薬	62, 162, 166
局所麻酔薬アレルギー	162
棘融解	54, 168, 254
巨細胞	110, 152, 192, 234
魚鱗癬	102
亀裂	4, 36
筋原性酵素	16
菌糸	32
金属アレルギー	6, 48
金属パッチテスト	6, 48,
	184, 246
緊満性水疱	38, 54, 82, 190

263

索引

く

クォンティフェロン	144
クモ状血管腫	210
クラス I キナーゼ	140
クリオグロブリン	98, 196
クロモグリク酸ナトリウム	6

け

蛍光抗体直接法	195, 196, 254
経口免疫寛容	242
経皮感作	34, 140, 242
経表皮水分蒸散量	106
痙攣	131, 132
血液腫瘍	78
血痂	98, 122
血管炎症候群	156
血管腫	54
血管性浮腫	200
血管迷走神経失神	162
血清フェリチン	204
結節性紅斑	152, 232, 234
結節性紅斑様皮疹	240
血栓	168, 180, 186, 232
血栓性静脈炎	236, 240
結膜炎	137, 148, 182, 214
解熱鎮痛薬	8, 140, 196
ケブネル現象	114, 130, 152, 186
毛虫皮膚炎	118
原発性胆汁性肝硬変	180

こ

抗アレルギー点眼薬	133, 134
抗ウイルス薬	8, 18, 60, 116, 198, 214, 250, 254
抗核抗体	52, 92, 98, 180, 204, 258
抗カルジオリピン抗体	52, 98, 180
抗がん剤	119, 120
高ガンマグロブリン血性紫斑	52
抗菌薬	4, 8, 18, 42, 43, 60, 90, 196, 198, 202, 224, 228, 236
口腔アレルギー症候群	34, 140
口腔カンジダ症	254
口腔粘膜の再発性アフタ性潰瘍	240
膠原病	52, 78, 92, 98, 102, 114, 180, 204, 258

虹彩小結節	96
虹彩前癒着	176
交差反応	140, 162
好酸球	26, 137, 150, 156
好酸球性多発血管炎肉芽腫症	52, 156, 196
抗酸菌	10, 152
好酸性壊死	18, 218
抗真菌薬	4, 32, 36, 38, 94, 100, 198, 208, 244
口唇腺生検病理組織検査	52, 180
口唇メラノーシス	80
光線過敏症	170, 180, 222, 224
抗セントロメア抗体	258
好中球性血管反応	240
抗デスモグレイン抗体	168, 254, 256
抗てんかん薬	66
後天性魚鱗癬	102
後発品	20
紅皮症	20, 26, 80, 137
抗ヒスタミン薬	24, 82, 188, 198, 199, 200, 206, 220, 222, 224
抗ミトコンドリア M2 抗体	180
抗リン脂質抗体症候群	52, 98, 180
抗 ARS 抗体	88, 114
抗 BP180 抗体	38, 82, 254
抗 CCP 抗体	204
抗 ds-DNA 抗体	180
抗 Jo-1 抗体	88, 114
抗 MDA5 抗体	88, 114
抗 Mi-2 抗体	88, 114
抗 RNP 抗体	258
抗 Sm 抗体	180
抗 SS-A 抗体	52, 180
抗 SS-B 抗体	52
抗 TIF1-γ抗体	88, 114
黒色焼痂	56
黒色癜風	32
固形癌	78
コチニール色素	242
骨関節炎	48
骨シンチグラフィ	48
固定薬疹	8, 116
コバルト	6
コリン性蕁麻疹	200
混合性結合性組織病	258

コンタクトレンズ	133, 134

さ

サーモンピンクの蕁麻疹様紅斑	204
細菌感染	4, 28, 56, 90, 110, 198, 202, 238
細菌培養検査	12, 42, 43, 76, 90, 112, 204
最高血漿中濃度到達時間	50
サイトメガロウイルス感染症	16, 72, 88
魚アレルギー	34
錯角化	130
サリチル酸ワセリン	66
サルコイドーシス	102, 152, 176, 234, 258
サンスクリーン剤	169, 170
散布疹	148
散乱剤	170

し

シイタケ皮膚炎	16, 72, 88
シェーグレン症候群	52, 180
耳介偽嚢腫	84, 85
紫外線	170, 224
自家感作性皮膚炎	106, 137, 224
歯科金属	6, 246
歯科金属アレルギー	48
色素性蕁麻疹	188
色素沈着	42, 82, 94, 126
色素沈着型薬疹	2
シクロスポリン	13, 254
自己免疫性疾患	102
自己免疫性水疱症	38, 94
歯周炎	108
自傷	224
糸状菌	36, 38, 94
歯性病巣	48
歯性慢性化膿性炎症	108
湿潤環境下療法	56, 126
湿疹	22, 34, 40, 42, 43, 106, 228, 244
自動車運転	206, 248
シバット小体（コロイド小体）	137, 246
紫斑	52, 82, 124, 156, 196, 210
紫斑病性腎炎	124
紙幣状皮膚	210

索引

しもやけ	92
若年性黄色肉芽腫	192
臭化カリウム	66
習慣性流産	180
臭素疹	66
重複症候群	180
酒さ	176, 210
手掌紅斑	210
術後性上顎嚢胞	230
上顎洞根治手術	230
掌蹠膿疱症	48
掌蹠膿疱症性骨関節炎	48
小児丘疹性肢端皮膚炎	24, 70
上部消化管内視鏡検査	88, 114
静脈血栓症	232
静脈瘤	232, 236
小レックリングハウゼン斑	158, 159, 160
褥瘡	228
ショールサイン	88
食物アレルギー	140, 242
食物依存性運動誘発性 アナフィラキシー	140
腎炎	114, 156
腎機能障害	173, 174
真菌感染	4, 100, 254
神経症性擦創	224
神経伸長因子	220
神経線維腫症Ⅰ	96, 158, 159, 160, 192
神経反発因子	220
心血管イベント	186
深在性エリテマトーデス	108
心サルコイドーシス	176
滲出液	28, 42
滲出性紅斑	18, 78, 82
針状結晶	258
尋常性乾癬	130, 186
尋常性天疱瘡	10, 254, 256
尋常性疣贅	164
真性結核	144
深達性Ⅱ度熱傷	28, 126
心膜炎	176
蕁麻疹	33, 34, 49, 50, 116, 131, 132, 140, 162, 173, 200, 204, 205, 206, 226, 247

す

スイッチOTC	36

水痘・帯状疱疹ウイルス	148
水疱	18, 28, 38, 54, 60, 110, 116, 122, 148, 168, 182, 188, 190, 196, 244, 250, 256
水疱蓋	28, 38, 76
水疱性類天疱瘡	38, 82, 190, 254
ズームブルー	32
スキン-テア	201, 202
スキンケア	62, 74, 140, 166, 242
ステロイド外用薬	24, 42, 82, 94, 120, 210, 212, 220, 222, 224, 244, 250
ステロイド酒さ	210
ステロイド軟膏	20, 36, 42
スポロトリコーシス	10

せ

成人Still病	16, 72, 88, 204
精神皮膚科	224
生物学的製剤	186
赤外線照射	46
脊椎側弯症	159
石灰沈着	96, 258
赤血球の血管外漏出	52, 124
接触感染	62, 166
接触性皮膚炎	36, 38, 42, 137, 184, 198, 222, 224, 250
セマフォリン3A	220
穿刺吸引	84, 85
全身型金属アレルギー	5, 6
全身性エリテマトーデス	52, 88, 114, 176, 180, 222
全身性強皮症	88, 114
浅達性Ⅱ度熱傷	28, 126
先天性完全房室ブロック	180
先天性水痘症候群	116

そ

爪囲紅斑	72, 88, 114
早期介入	74
爪甲	40, 68
爪甲色素線条	68
爪甲剥離	68
爪上皮	40
爪上皮出血点	72, 88, 114
創傷被覆材	28, 98, 126, 224
搔破痕	24, 88
爪母	40

組織学的色素失調	137, 246
組織球	192

た

代謝性石灰沈着症	258
帯状疱疹	22, 54, 60, 110, 116, 146, 148, 172, 182, 214, 250
帯状疱疹後神経痛	148, 214
苔癬化	42
苔癬型組織反応	137, 246
苔癬様続発性紅皮症	26
体部白癬	94
大レックリングハウゼン斑	158, 160
多核上皮性巨細胞	54
多汗	32, 100
タクロリムス軟膏	20
多形紅斑	218
多血症	111
脱毛	80
多発性単神経炎	156
単純塗布	42
単純ヘルペスウイルス	18, 122, 198
単純疱疹	116, 198, 254
弾性ストッキング	236
弾性線維性仮性黄色腫	96
丹毒	60

ち

血合筋	34
痴呆症	22, 110
虫刺症	190
中枢神経障害	114
中毒性表皮壊死症	18, 218
蝶型紅斑	180
貼布	42
チョーク状物質	258

つ

痛風結節	258
ツベルクリン反応	98, 144, 152, 176
爪白癬	68, 120

て

手足症候群	120
低温熱傷	55, 56, 228
低蛋白血症	12

265

手湿疹		34, 40, 106, 140
デスモグレイン 1		76
手白癬		120, 244
デブリードマン		12, 56, 112, 228
デルマドローム		102, 210
転移性皮膚癌		108, 110, 172
添加物		36, 106
てんかん		65, 66, 132
典型的ターゲット紅斑		218
伝染性紅斑		70, 104
伝染性単核球症		204
伝染性軟属腫		62, 166
伝染性膿痂疹		76, 110, 122
天然保湿因子		80
癜風		32, 100
癜風菌		100

と

凍瘡	92
凍瘡状狼瘡	92
糖尿病	22, 90, 94, 98, 164, 186, 208, 246, 252
糖尿病性神経障害	22, 38, 164
糖尿病性水疱	38
糖尿病性皮膚潰瘍	112
ドライスキン	20, 62, 63, 166, 220, 224, 242, 252
ドレッシング材	28

な

内臓悪性腫瘍	26, 78, 88, 102, 114, 142, 250
内臓悪性腫瘍の臍転移	142
内臓癌の皮膚転移	142
内服テスト	8
ナッツアレルギー	241, 242
軟膏基剤	4, 36
軟属腫摘出術	62

に

ニコチン受容体	48
日常生活動作	1
ニッケル	6
日本肥満学会の肥満基準（2011）	12
乳児寄生菌性紅斑	208
尿素軟膏	20

ね

猫ノミ症	82, 190
熱傷	22, 27, 28, 38, 110, 126

の

脳炎・髄膜炎	116, 146, 148, 182, 214
膿汁	12
嚢腫面皰性結節性皮膚弾性線維症	260
膿栓	90
膿苔	12
膿疱	48, 66, 94, 148, 196, 208, 244
膿胞性乾癬	94
ノミ刺症	118

は

パーカインク	32
肺炎	116
梅毒	137
ハイドロコロイド	28
白色癜風	32
白色ワセリン	20
白血球破砕性血管炎	52, 124, 156, 196
パッチテスト	184
パパイン	242
パラアミノ安息香酸	162
バリア機能	20, 42, 62, 80, 106, 122, 140, 166, 220, 242
パルブアルブミン	34
瘢痕	28, 29, 56, 126
瘢痕癌	56
瘢痕浸潤	152, 153
汎発性帯状疱疹	148
汎発性皮膚瘙痒症	252

ひ

ピーナッツアレルギー	242
皮下血腫	238
皮下組織結核性肉芽腫	144
皮下熱傷	228
非乾酪性類上皮性肉芽腫	152
皮脂欠乏性皮膚炎	106, 220, 222
ヒスタミン	34
ヒスチジン	34

非ステロイド性抗炎症薬	60, 234, 236, 238, 250
ヒゼンダニ	118, 211, 212
火だこ	46, 52, 98, 168
ビタミン B12 剤	6
非鎮静性抗ヒスタミン薬	49, 50, 131, 132, 173, 174, 205, 206, 226, 248
喫煙	48
非典型的ターゲット状多型紅斑	116
ヒドロキシカルバミド	111, 112
ヒドロクロロチアジド	222
皮膚悪性腫瘍	164, 224
皮膚潰瘍	10, 108, 110, 111, 112, 148, 172, 182, 202, 228
皮膚筋炎	16, 72, 88
皮膚サルコイド	152, 176
皮膚石灰沈着症	258
皮膚接合用テープ	202
皮膚瘙痒症	252
皮膚粘膜移行部	8, 18, 116
皮膚非結核性抗酸菌症	10
飛沫感染	104
肥満細胞症	188
びまん性紅斑	26
病巣感染	48
表皮下水疱	18, 218
表皮内水疱	18, 54
表皮剝脱毒素	76
表皮剝離	168
びらん	36, 38, 76, 98, 110, 168, 172, 182, 202, 208, 218, 254, 256
敏感肌	183, 184, 220
貧血	12, 104

ふ

フィラグリン遺伝子変異	80
フェリチン	204
副腎皮質ステロイド薬	13, 18, 78, 84, 94, 150, 156, 196, 198, 204, 208, 214, 218
副鼻腔炎	230
浮腫性紅斑	88, 114, 116, 148, 156
物理的皮膚障害	46
ブドウ球菌性熱傷様皮膚症候群	76

索引

ぶどう膜炎	176, 186
プレドニゾロン	16, 93, 150, 254
プロペト	20
噴火口状潰瘍	12
蚊刺症	82

へ

閉鎖密封療法	66
併用注意	248
ベーチェット病	234, 240
ヘノッホ‐シェーンライン紫斑病	124, 196
ヘパリン類似物質	20, 29, 92, 220
ヘベイン様ドメイン	140
ヘリオトロープ疹	114
ヘルペス	8, 54, 122, 182, 198
ヘルペス性角結膜炎	182
ベンザルコニウム塩化物	134
便潜血	12, 196, 234
扁桃腺炎	48
扁平苔癬	137, 246, 254

ほ

蜂窩織炎	3, 4, 10, 110, 152, 172, 230, 238, 250
胞子	32, 68
防腐剤	134
ボー線条	40
保湿薬	74
補体	180
ポックスウイルス	62, 166

ま

マイコプラズマ	18
マダニ刺咬症	82, 190
慢性円板状エリテマトーデス	108
慢性湿疹	42

み

水イボ	62
ミネラル代謝異常	258
ミノサイクリン塩酸塩	2, 12, 13, 84, 85, 260
脈絡膜新生血管	96

む

無構造物質	258

虫歯	108
むち打ち様紅斑	16, 72, 88

め

メコバラミン	6
メサラジン	12
メタクロマジー（異染性）	188
メタボリック症候群	186
メチルパラベン	162
メラノーマ	68
免疫寛容	242
免疫抑制状態	10, 94, 120, 166
面皰圧子	260, 261

も

モイスチャライザー製剤	20
網状皮斑	46, 52, 98, 168
毛嚢炎様皮疹	240
網膜色素線条	96

や

薬剤性過敏症症候群	137, 138
薬剤感受性試験	76
薬剤添加リンパ球刺激試験	8, 137, 246
薬剤パッチテスト	8, 254
薬疹	2, 16, 72, 116, 120, 137, 196, 222, 228, 260

ゆ・よ

有棘細胞癌	56, 108, 246
癧	90

ら

落屑	36, 38, 48, 54, 102, 106, 120, 252
落葉状天疱瘡	93, 168, 254, 256
落葉状天疱瘡抗原	76
ラテックス・フルーツ症候群	140
ラングハンス型巨細胞	152

り

リドカインアレルギー	161, 162
リドカインテープ	62, 166
リベド病変	98, 168
緑膿菌	68
リンゴ病	70, 104
輪状紅斑	94

鱗屑	32, 60, 94, 100, 130, 208, 244
リンパ管腫	22, 54

る

類上皮細胞肉芽腫	152, 176
ループスアンチコアグラント	52, 98

れ・ろ

レックリングハウゼン病	96, 158, 159, 160, 192
老人性乾皮症	252
老人性弾性線維症	260
老人性皮膚瘙痒症	252
老人性面皰	260
肋間神経痛	250

A

A 群溶血レンサ球菌	18, 52, 196, 234
activities of daily living（ADL）	1
adiponectin	186
ANCA 関連血管炎	98, 156
angiotensin converting enzyme（ACE）	152, 176, 234
anaphylactoid purpura	124, 196
angiotensinogen	186
angry back syndrome	184
atopic dermatitis（AD）	20, 34, 74, 79, 84, 85, 122, 140, 241, 242
ATP-binding cassette C6	96
Auspitz phenomenon	130
axillary fleckling	158, 159, 160

B

ballooning cell	22, 110, 122, 181
BCG 副反応	144
Beau's lines	40
body mass index（BMI）	11, 12, 164, 252
bromoderma	66
bullous pemphigoid（BP）	38, 82, 190, 254

267

C

C 型肝炎　246
c-kit（CD117）　187, 188
café-au-lait-spot　158
Candida albicans　208
CD68　192
Chapel Hill 分類　124, 156, 196
Churg-Strauss 症候群　156
Civatte body　246
CK　16, 88, 114
colloid body　246
colonization　42, 43
CREST 症候群　258
CT angiography（CTA）/
　CT 血管造影　98, 112,
　　168, 232, 236
cyclosporine　254

D

Darier's sign　188
debridement　12, 56, 112, 228
deck-chair sign　26
decubitus　228
deep dermal burn（DDB）　28,
　　56, 126
dermadrome　102, 210
desmoglein（Dsg）168, 254, 256
diabetic foot　164
direct immunofluorescence
　（DIF）　196, 254, 255
discoid lupus erythematosus
　（DLE）　108
DNA-DNA ハイブリダイ
　ゼーション法　10
drug-induced hypersensitivity
　syndrome（DIHS）137, 138
drug lymphocyte stimulation test
　（DLST）　8, 137, 246
dry syrup　132

E

eosinophilic granulomatosis with
　polyangitis（EGPA）　52,
　　156, 196
Epstein-Barr virus（EBV）24, 70,
　　196
erythema ab igne　46, 52,
　　98, 168

erythema nodosum（EN）　234
eschar　56
excited skin syndrome　184
exfoliative toxin（ET）　76

F

Favre-Racouchot 症候群　260
fish tank granuloma　10
flagellate dermatitis　16, 72
flagellate erythema　16, 72, 88
flat atypical targets　218
food-dependent exercise-
　induced anaphylaxis（FDEIA）
　　140

G

Gianotti 症候群　24, 70, 104
Gottron 徴候　88, 114
green nail　68

H

Henoch-Schönlein purpura
　　124, 196
herpes simplex virus（HSV）　18,
　　122, 198
Hertoghe 徴候　80
HHV-6　137
histamine H 2-receptor
　antagonist　226
HLA-B51　240
Hobelspan phenomenon　32, 100
human parvovirus B19　104
Hutchinson 徴候　68, 182, 214

I・J

IgA 血管炎　52, 124, 196
IgA vasculitis　124, 196
IgE　150, 156
IL-6　186
juvenile xanthogranuloma　192

K

KL-6　88
KOH 直接鏡検　32, 36, 38,
　　48, 68, 94, 100,
　　118, 120, 212, 244, 254

L

latex-fruit syndrome（LFS）　140

leptin　186
leukocytoclastic vasculitis（LV）
　　52, 124, 156, 196
lichenoid tissue reaction
　　137, 246
lichen planus（LP）　246

M

Malassezia　32
Mallassezia furfur　100
mastocytosis　188
mechanic's hand　88, 114
Methicillin-resistant
　Staphylococcus aureus
　（MRSA）　42, 76
Microsporum canis　244
mixed connective tissue disease
　（MCTD）　258
moderate temperature burn
　　56, 228
moist wound healing　56, 126
multinucleated epithelial giant
　cell　22, 54
Mycobacterium bovis BCG　144
Mycobacterium chelonae　10
Mycobacterium marinum　10

N

neurofibromatosis I（NF I）　96,
　　158, 192
Nikolsky 現象　218
nodular elastosis with cysts and
　comedones　260
non-palpable purpura　124
non-steroidal anti-inflammatory
　drugs（NSAIDs）　60, 234,
　　236, 238, 250

O

occlusive dressing technique
　（ODT）　66
oral allergy syndrome（OAS）
　　34, 140
over the counter drug（OTC）　36

P

palmar hyperlinearity　80
palmoplantar pustulotic arthro-
　osteitis（PAO）　48

palpable purpura 124, 196	six spots criterion 158	Touton 型巨細胞 192
palpitation 196	skin tear 202	toxic epidermal necrolysis
paper money skin 210	soak and smear 106	（TEN） 18, 116, 218
pearly nail 80	solubule interleukin-2 receptor	transepidermal water loss
pemphigus foliaceus（PF） 93,	（sIL-2R） 176	（TEWL） 106
168, 254, 256	squamous cell carcinoma（SCC）	Trichophyton mentagrophytes
pemphigus vulgaris（PV） 10,	108, 246	244
242, 256	staphylococcal scaled skin	Trichophyton rubrum 244
plasminogen activator inhibitor	syndrome（SSSS） 76	Trichophyton tonsurans 244
（PAI-1） 186	Staphylococcus aureus 43,	T-SPOT 98, 234
pollen-food allergy syndrome	90, 122	Tzanck 試験 18, 22, 54,
（PFAS） 140	Stevens-Johnson 症候群（SJS）	110, 122, 182, 254
prednisolone（PSL） 16,	18, 116, 218	
93, 150, 254	Stewart-Treves 症候群 172	**U**
primary biliary cirrhosis（PBC）	sun protection factor（SPF） 170	urticaria pigmentosa 188
180	superficial dermal burn（SDB）	UVB 遮断率 170
pseudocyst of the auricle 84, 85	28, 56, 126	UVB 透過率 170
Pseudomonas aeruginosa 68	Sweet 病 78	
pseudoxanthoma elasticum	syrup 132	**V・W**
（PXE） 96	systemic lupus erythematosus	V ネックサイン 114
psoriatic march 186	（SLE） 52, 88, 114,	varicella zoster virus（VZV） 148
	176, 180, 222	verrucous carcinoma 164
Q・R	Systemic Lupus International	verrucous skin lesions on the feet
Q スイッチ付ルビーレーザー 80	Collaborating Clinics（SLICC）	in diabetic neuropathy
Ramsay Hunt 症候群 182, 214	診断基準 180	（VSLDN） 164
repeated open application test	systemic sclerosis（SSc）88, 114	von Kossa 染色 96, 258
（ROAT） 184		von Recklinghausen 病 158, 192
resistin 186	**T**	Weber-Christian 病 152
	thymus and activation-regulated	World Health Organization
S	chemokine（TARC） 20, 122,	（WHO） 144
scratch dermatitis 16, 72	135, 137, 150, 204, 216, 252	
sIL-2R 176	Tmax 50	**数字**
Sister Mary Joseph's Nodule	TNF- α阻害薬 13, 130, 186	II 度熱傷 22, 28, 56, 126
（SMJN） 142	Toluidine blue 染色 187, 188	III 度熱傷 56, 228

著者略歴

岸本和裕

1996 年：福島県立医科大学卒業，同皮膚科入局
　　　　　太田西の内病院臨床研修（内科，救急麻酔科，形成外科）
1997 年：福島県立医科大学附属病院皮膚科
1998 年：竹田綜合病院皮膚科
1999 年：福島県立医科大学附属病院皮膚科
2001 年：法務省福島刑務所法務技官，日本皮膚科学会認定専門医取得
2003 年：竹田綜合病院皮膚科科長，学位取得，福島県立医科大学博士研究員
2009 年：福島県立医科大学臨床准教授・非常勤講師
2015 年：福島県立医科大学臨床教授，富山大学非常勤講師

執筆活動

- 臨床論文・臨床研究論文：102 編（筆頭著者）
- 書籍：「アトピー卒業ブック」，「アトピー実戦テキスト」，「ほんまもん」（出版社：健康ジャーナル社）
* 2007 年優秀論文賞受賞（皮膚科の臨床）
* 「現代日本執筆者大辞典」第 5 期，第 1 巻 p.661 に掲載
* 全国の病院小児科看護師などへ書籍「アトピー卒業ブック」を 1400 部寄贈
　全国の医療施設・教育機関などへ書籍「ほんまもん」を 2300 部寄贈

講演活動

- 「ほんまもん」への道：「最初のペンギン」＆「知行合一」〜「人間学」を「仕事」にリンクさせる〜
- 目からウロコ間違いなし！ "ほんまもん" のスキンケアを知れば百戦殆うからず！
- 楽しく学ぶ「身近な皮膚疾患」
* 謝金は頂かず，講演終了後に謝金相当額で書籍をプレゼントしています
* セミナー，勉強会，研究会などの講演や座長のご依頼は一切お断りしております

皮膚疾患クエスチョン 100 プラス α　　©

発　行	2018 年 10 月 10 日　初版 1 刷
著　者	岸　本　和　裕
発行者	株式会社　中外医学社
	代表取締役　青　木　　滋

〒162-0805　東京都新宿区矢来町 62
電　話　　(03)3268-2701(代)
振替口座　　00190-1-98814 番

印刷・製本/三和印刷(株)　　　　　＜KS・HO＞
ISBN978-4-498-06368-6　　　　Printed in Japan

JCOPY ＜(株)出版者著作権管理機構 委託出版物＞

本書の無断複写は著作権法上での例外を除き禁じられています.
複写される場合は, そのつど事前に, (社)出版者著作権管理機構
(電話 03-3513-6969, FAX 03-3513-6979, e-mail: info@jcopy.
or. jp) の許諾を得てください.